Jayadev Jaerschky

YOGA DES YOGANANDA

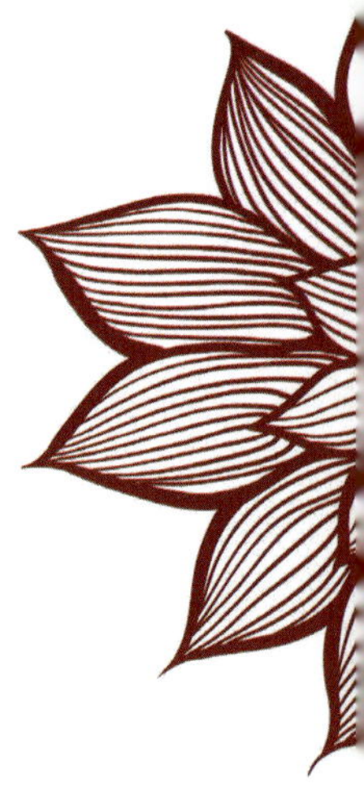

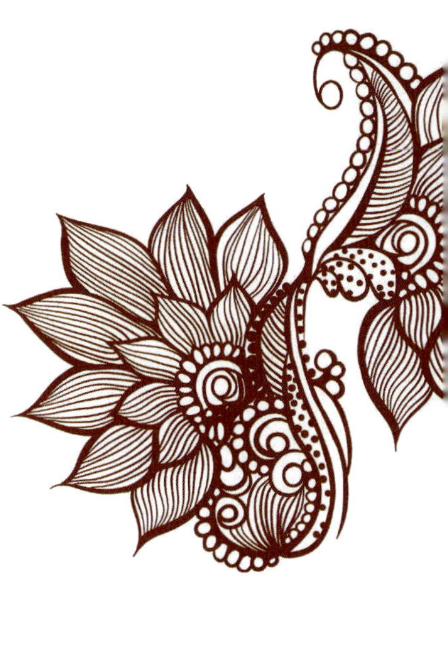

Jayadev Jaerschky

YOGA DES YOGANANDA

Klassische Texte und Übungen für heute

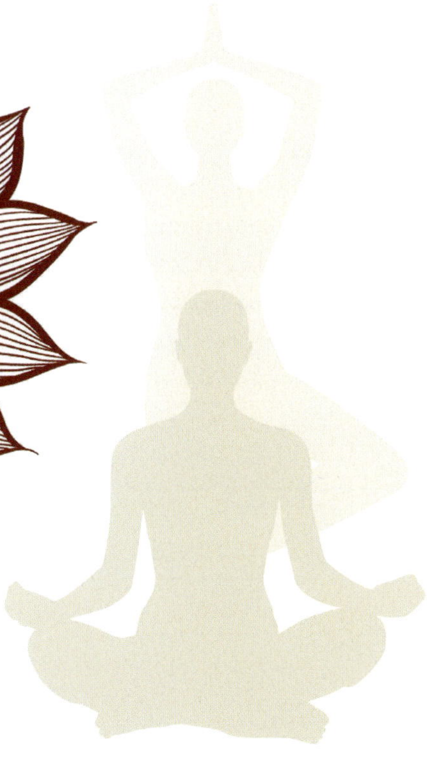

Übersetzung aus dem Englischen:
Evelyn Horsch-Ihle

Originaltitel:
The Yoga of Yogananda by Jayadev Jaerschky
Crystal Clarity, Publishers, c/o Ananda Edizioni, Morano Madonnuccia, 7,
06023 Gualdo Tadino (PG) Italy; Phone: +39-075-9148375;
www.anandaedizioni.it

---

1. Auflage 2019
Verlag Via Nova, Alte Landstr. 12, 36100 Petersberg
Telefon: (06 61) 6 29 73
Fax: (06 61) 96 79 560
E-Mail: info@verlag-vianova.de
Internet: www.verlag-vianova.de
Umschlaggestaltung: Guter Punkt, München
Satz: Sebastian Carl, Amerang
Druck und Verarbeitung: Appel und Klinger, 96277 Schneckenlohe

ISBN 978-3-86616-442-0

Gewidmet den

großen **Yogis,**
die in den Yogapositionen die äußeren Ausdrucksformen
innerer Seelenbewegungen erkannten.
Mögen sie unsere Praxis inspirieren.

Gewidmet auch **Swami Kriyananda**,
einem hochentwickelten Yogi, meinem Lehrer,
der das Stadium der Atemfreiheit erreichte,
der *amrita* schmeckte, jenen inneren Nektar der Unsterblichkeit,
der den kosmischen Klang des **OM** hörte
und der in den Fluss der Seligkeit eingetaucht war.
Aus diesem hohen Stadium der Erleuchtung
schenkte er uns die Lehren des Yoga.

Das Wesen seiner Seele kann durch die
folgenden Worte erahnt werden, die
geschrieben wurden, als er ins Krankenhaus kam,
wo er eine lebensbedrohliche Operation
durchstehen musste:

„Liebe Menschen in aller Welt,
heute ist der große Tag.
Ich spüre keine Angst, nur Seligkeit.
In meinem Herzen ist nur Liebe für jeden,
ohne jede Ausnahme,
keine Verletzung, nur allertiefste Dankbarkeit.
Ich wünsche jedem auf dieser Erde
Frieden, Liebe, Seligkeit und Freiheit."

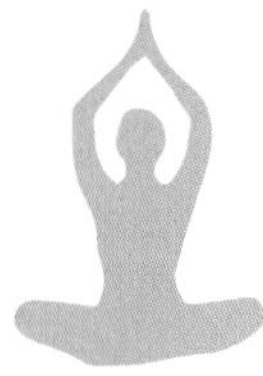

Devika Alessia Camedda ist an dem Abschnitt **„Wie du zu deiner Affirmation kommst“** im Kapitel 6 beteiligt gewesen.

Indien hat der Welt viel zu geben, ebenso jedoch auch umgekehrt unsere westliche Kultur. Es war die lebenslange Bestrebung Yoganandas, die westliche und die östliche Kultur zur Einheit zu bringen. In einem seiner elf „Ziele und Ideale“, der „Bestätigung seiner Mission“, kann man lesen: „Ich möchte das kulturelle und spirituelle Verständnis zwischen Ost und West vertiefen und einen Austausch ihrer besten und tiefsten Werte fördern.“

Inhaltsverzeichnis

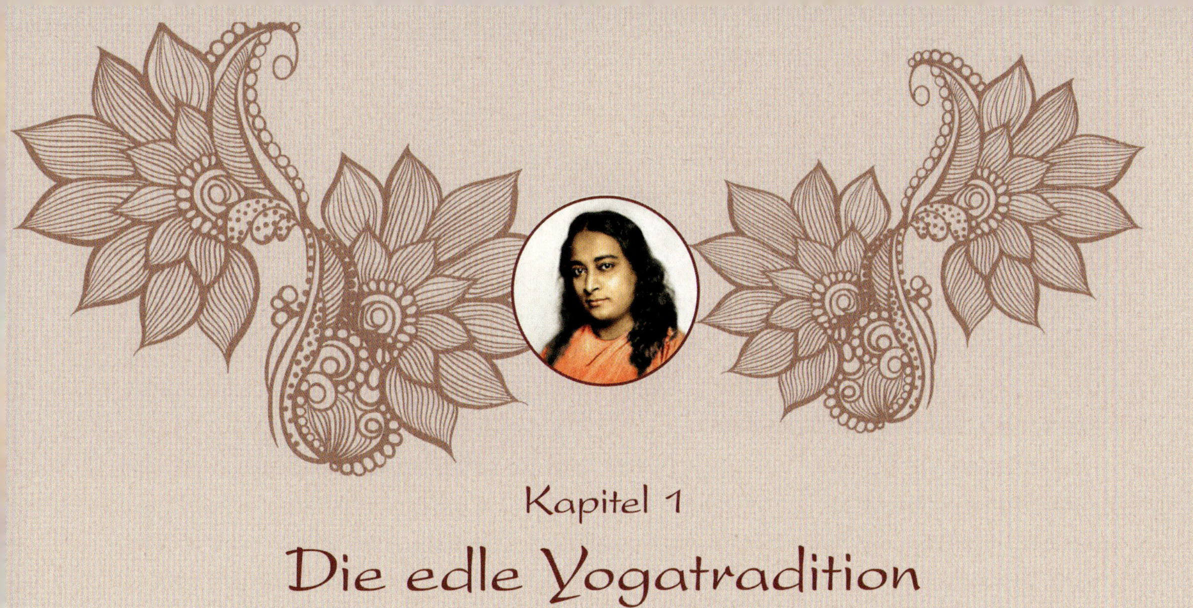

Kapitel 1

Die edle Yogatradition

> Moderne Gelehrte, die fest daran glauben, dass vor 10 000 Jahren das ganze Menschengeschlecht im barbarischen Steinzeitalter versunken war, tun damit summarisch alle Traditionen und Aufzeichnungen der antiken Zivilisationen Indiens, Chinas, Ägyptens und anderer Kulturen schlicht als Mythen ab.
>
> Autobiografie eines Yogi

Namaste, strahlende Seele!

Willkommen zu diesem Buch über Ananda-Yoga, einer besonderen Form des Hatha-Yoga, der Wissenschaft der *asanas* – der Yogahaltungen. Die folgenden Kapitel sind voll von Schätzen, reich an yogischem Wissen und genug für ein ganzes Leben, das der inneren Erkundung gewidmet ist. Es ist ein Geschenk an Yogis aller Entwicklungsstadien, dargeboten von einem ganz besonderen Yogi, der inzwischen in die höhere Welt eingegangen ist: Swami Kriyananda, einem hochentwickelten Schüler von Paramhansa Yogananda. Obwohl er selbst kein Wort in diesem Buch geschrieben hat, wirst du merken, lieber Leser, dass jedes Lehrstück von ihm stammt.

Wenn du neu im Yoga bist, dann lasse dieses Buch wie eine Landkarte für dich sein, die dir wirksame Schritte beibringt, mit denen du dein Leben voll Spaß und Freude transformieren kannst. Yoga wird dich stärker machen, entspannter und von innen heraus glücklicher. Und das ist erst der Anfang.

Wenn du schon viel Erfahrung mit Yoga hast, dann hoffen wir, dass du auf diesen Seiten eine Menge neuer Inspirationen findest, die dich dazu anregen, deine Praxis um einen weiteren Schritt weiterzubringen. Mögest du damit über deine gewohnte Welt hinaus neue Bereiche entdecken, indem du deine Asanas von einem ganz neuen Blickwinkel aus praktizierst und sie mit ganz neuen Worten erklärt bekommst.

Jede Tradition des Yoga besitzt ein besonderes Geschenk, das sie der Welt macht. Die besondere Absicht des Ananda-Yoga besteht darin, dir einen Weg des Glücklichseins anzubieten, mit dem du zur Verwirklichung deines wahren Selbst gelangen kannst. Sie wendet dabei die Lehren von Paramhansa Yogananda für Körper, Geist und Seele an. Jeder Schritt wird dir eine Belohnung und tiefe Erfüllung schenken und dich auf deinem Entwicklungsweg weiterbringen.

Aber bevor ich anfange, Ananda-Yoga zu beschreiben, lasst uns zunächst einen Blick auf den größeren Hintergrund des Yoga werfen. Das ist sinnvoll, um die Praxis in ihren richtigen Zusammenhang einordnen zu können. Woher also kommt Yoga überhaupt, was ist es eigentlich und warum wird es seit Jahrhunderten unterrichtet?

Yoga, die Wissenschaft der Einheit

Yoga ist eine uralte Wissenschaft, sie ist Tausende von Jahren alt und man sagt, sie sei im sogenannten Goldenen Zeitalter (*Satya Yuga* genannt) in Indien entstanden und durch die verschiedenen Zeitalter hindurch immer weitergegeben worden. Das typische Charakteristikum der indischen Kultur hat schon immer darin bestanden, die höchste Wahrheit zu suchen. Diese Suche hatte die Entwicklung von sechs vedischen Philosophierichtungen zur Folge, die man „*Darshana*“ oder „Visionen“ nennt. Eine von ihnen ist die Wissenschaft des Yoga, die besondere Praktiken enthält, mit denen es möglich ist, die „Vision“ der Einheit, „*Samadhi*“ zu erreichen.

Yoga bedeutet wörtlich „Einheit“. Auf der höchsten Ebene meint dies die Einheit mit der Absoluten Wahrheit. Auf einer unmittelbar spürbaren Ebene bedeutet es die vollkommene Harmonie von Körper, Geist und Seele, ohne die wahres Glück unmöglich ist. Swami Kriyananda schreibt: „Vor vielen tausend Jahren wurde diese Wissenschaft in Indien unter der Bezeichnung Yoga entwickelt. Yoga bedeutet ‚Einheit', was bedeutet, die vollständige Integration von Körper, Geist und Seele, die zu einer Einheit mit der bewusst erfahrenen Seligkeit führen kann."(1)

Die Yogalehren wurden von erleuchteten *„Rishis"* (Heiligen) empfangen und niemals von irgendeiner Kirche oder Institution weitergegeben, sondern immer nur auf ganz persönliche und liebevolle Weise von einem Yogameister an seine Schüler – von einer Generation zur nächsten, durch alle Zeitalter hindurch, bis zum heutigen Tag. Auf diese Weise wurde dafür gesorgt, dass das Licht des Yoga bis heute unverändert scheinen kann.

Eine der wichtigsten heiligen Schriften, die *Bhagavad Gita*, lehrt uns die vier wichtigsten Wege des Yoga:

- *Karma-Yoga*, das Yoga der Tat,
- *Gyana-Yoga*, das Yoga der Unterscheidungsfähigkeit,
- *Bhakti-Yoga*, das Yoga der Hingabe
- *Raja-Yoga*, das Yoga der Meditation

Raja-Yoga bedeutet, wörtlich genommen, das „Königliche Yoga". Die Hauptschrift, auf die es sich bezieht, ist die Sammlung der *Yogasutras* von *Patanjali*, die als wichtigstes Handbuch für Yogis angesehen wird. Patanjali definierte Yoga mit den Worten *„Yogas chitta vritti nirodha"*, was bedeutet, dass Yoga praktiziert wird, um völlige Ruhe und Stille zu erreichen. Unser Herz und unsere Gedanken müssen still sein, wenn wir die allertiefste Wirklichkeit wahrnehmen wollen: das Einssein, die Einheit allen Seins. Sonst nimmt man alles auf einer oberflächlichen Ebene wahr, scheinbar getrennt voneinander, was eine Illusion ist. Wenn man dagegen das Einssein wahrnimmt, wird dies begleitet von Glücksgefühlen (*ananda*), während das Getrenntsein die Isloation des Ego *(ahamkara)* und Unwissenheit (*avidya)* zur Folge hat – die Quelle allen Leids.

Hatha-Yoga

Hatha-Yoga, die Wissenschaft von den Yogahaltungen, ist der Yogabereich, der im Westen am bekanntesten geworden ist. Es handelt sich um den körperlichen Teil des Raja-Yoga (des Yoga der Meditation). Die klassische Schrift des Hatha-Yoga, die *Hatha Yoga Pradipika* (2), betont diesen Punkt in ihrem allerersten Satz:

„Hatha-Yoga führt den Aspiranten wie eine Treppe zum höchsten Gipfel des Raja-Yoga". Bezeichnenderweise bezieht sich nur das erste Kapitel auf die Haltungen (*Asanas*). Die folgenden drei Kapitel führen den Yogi in tiefere Bereiche: *Pranayama* (die Kontrolle der Energie), *Mudra* (Siegel, mit denen man die Kundalini-Energie wecken kann) und *Samadhi* (die Erfahrung der Einheit). Samadhi bedeutet die innere Erfahrung der Einheit in einem Zustand erweiterten Bewusstseins.

Hatha-Yoga wirkt dieser Schrift zufolge auf verschiedenen Ebenen:

- Durch die *Asanas* wirkt Hatha-Yoga auf den Körper, um Gesundheit und Reinigung zu erzielen.
- Durch *Bandhas, Mudras* und *Pranayamas,* die die feinstofflichen Nervenbahnen (*Nadis*) reinigen und den Fluss des *Prana* (der Energie, der Lebenskraft) lenken und ausrichten, wirkt Hatha-Yoga auf das *Prana,* die Lebensenergie, ein.
- Das höchste Ziel des Hatha-Yoga jedoch besteht, wie gesagt, darin, *Samadhi* zu erreichen, die Einheit der Seele mit *Brahma* (dem göttlichen Geist). Dies wird möglich, wenn man die innere Energie in den Zentralkanal (*Shushumna*) in der Wirbelsäule und von dort zum obersten Punkt des Kopfes lenkt, sodass die *Kundalini*-Energie erweckt wird.

Geschichtlich betrachtet hat das Hatha-Yoga seine Ursprünge im Tantrismus. Nein, Tantra bedeutet nicht, dass man dadurch seine sexuellen Genüsse steigern kann, was der Autor Georg Feuerstein (3) scherzhaft mit dem Begriff „Kalifornisches Tantra" umschrieb. Tantra bedeutet einfach, dass man den menschlichen Körper auf der Suche nach der höchsten Wahrheit nicht asketisch kasteien und so überwinden sollte, sondern bewusst mit ihm arbeiten kann. Tantra schätzt den Körper als Tempel und versucht, seine inneren Kräfte (*Kundalini*) zu erwecken, wobei auch die Kräfte des Universums (*Shakti*) dazu eingeladen werden. Der Gründer des Hatha-Yoga unserer Zeit ist angeblich *Gorakshna* (oder *Gorakschnath*), der aus der *Natha*-Tradition stammt. Das höchste Ziel all dieser Praktiken war immer schon die Erleuchtung. Eine rein körperlich ausgerichtete Hatha-Yoga-Praxis ohne jeden spirituellen Hintergrund ist lediglich der erste Schritt, aus dem sich dann hoffentlich die nächsten ergeben.

Ein Mensch, der Hatha-Yoga mit rein körperlicher Absicht betreibt, ist wie jemand, der zu einem Flamenco-Gitarren-Kurs geht und zum Lehrer sagt: „Ich habe mich hier eingeschrieben, weil ich gehört habe, dass Gitarrespielen gut für die Fingergelenke sein soll." Der Flamenco-Lehrer lächelt dann und sagt: „Okay." Innerlich denkt er: „Vielleicht wird auch dieser Schüler irgendwann die Schönheit und Tiefe des echten Flamenco kennenlernen."

Yoga ist relativ neu im Westen, eine Art Kleinkind, das erst im Laufe des vergangenen Jahrhunderts, in den 1950er und 1960er Jahren dort ankam. Aber es wächst voller Kraft weiter, stimuliert von einigen sehr enthusiastischen Yogaschulen. Die einflussreichsten Lehrer im Westen waren die Schüler von Krishnamacharya (B.K.S. Iyengar und Pattabhi Jois) sowie von Swami Shivananda (Víshnudevananda, Satchidananda, Satyananda, André van Lysebeth). Eine weitere starke Richtung nahm das Kundalini-Yoga, das von Yogi Bhajan in den Westen gebracht wurde.

Ananda-Yoga

Auch andere Traditionen sind an die westlichen Ufer geschwemmt worden. Sie wurden von großartigen Lehrern und Gurus vermittelt. Eine von ihnen ist das Ananda-Yoga. Es bezieht sich auf die Lehren von Paramhansa Yogananda, dem Autor des Buches „*Autobiografie eines Yogi*". Yogananda lehrte Meditation, Kriya-Yoga und Selbstverwirklichung. Hatha-Yoga wurde als Teil dieses umfassenderen Ansatzes unterrichtet. Swami Kriyananda, ein direkter Schüler von Swami Yogananda, entwickelte daraus das System, das heute unter dem Begriff Ananda-Yoga bekannt ist.

Ananda-Yoga ist eine der ältesten Hatha-Yoga-Schulen im Westen: Kriyananda unterrichtete dieses System von 1965 an, als Yoga in unserer Kultur noch relativ unbekannt war. Er hatte enormen Erfolg damit: Etwa 300 Schüler kamen Woche für Woche zu seinen Yogaklassen. Das ist unglaublich, vor allem in jenen Pioniertagen des westlichen Yoga.

Das System des Ananda-Yoga, arbeitet, wie wir sehen werden, bewusst am Körper, am Geist und an der Seele des Menschen. Schritt für Schritt begleitet es den Yogaübenden auf seiner Reise zur Selbstverwirklichung. Jeder Schritt ist anregend und stimulierend.

Im Laufe der Zeit wird der Yogapraktizierende auf ganz natürliche Weise in Kontakt mit den tieferen Lehren jener uralten Wissenschaft gebracht: mit der Energiekontrolle (*Pranayama*), mit dem Rückzug nach innen (*Pratyahara*), mit der Konzentration in Stille (*Dharana*), mit der Meditation (*Dhyana*) und mit der Einheit (*Samadhi*).

Die Prinzipien des Ananda-Yoga sind universell und können auch in anderen Traditionen wiedergefunden werden. Wahre Prinzipien verlieren ihre Gültigkeit nicht und gehören nicht nur einem Einzigen. „Copyright“ ist ein Phänomen, das es im Yoga nicht gibt. Dennoch wirst du merken, dass sich Ananda-Yoga in einigen Aspekten von anderen Traditionen unterscheidet, und jeder Aspekt ist in gewisser Hinsicht einzigartig.

Warum auch nicht? „Einheit in Vielfalt“ ist ein typisch indisches Konzept, das Liebe und Toleranz gegenüber anderen spirituellen Wegen, Unterrichtsstilen und Methoden beinhaltet. Kein Yogastil ist für alle Menschen der einzig richtige. Yoga sollte immer an die Bedürfnisse der Menschen angepasst werden, denen es dient, und unterschiedliche Menschen (wie auch Kulturen) brauchen unterschiedliche Praktiken und Techniken. Kurz gesagt: Jede Yogarichtung erfüllt bestimmte Bedürfnisse und das ist genau richtig. Eine Wiese ist wunderschön, weil in ihr eine Vielzahl von Blumen wachsen.

Der brüderliche Geist unter den authentischen Yogarichtungen ist beispielsweise sichtbar in der online errichteten Yogaschule *www.yogare.eu*, wo bekannte Yogalehrer sich zusammengetan haben, um nebeneinander die verschiedenen Yogaansätze anzubieten.

Alle wahren Traditionen beschreiben unser Selbst als göttlich: Unsere Aufgabe besteht darin, dies wiederzuentdecken. Lasst uns darum anfangen, unsere wahre Identität zu erkunden. Lasst uns unser Selbst zum Scheinen bringen, Tag für Tag, und dann unseren inneren Reichtum mit unseren Freunden, Kollegen, Familien und Fremden teilen.

Affirmiere jetzt mit Yogananda:

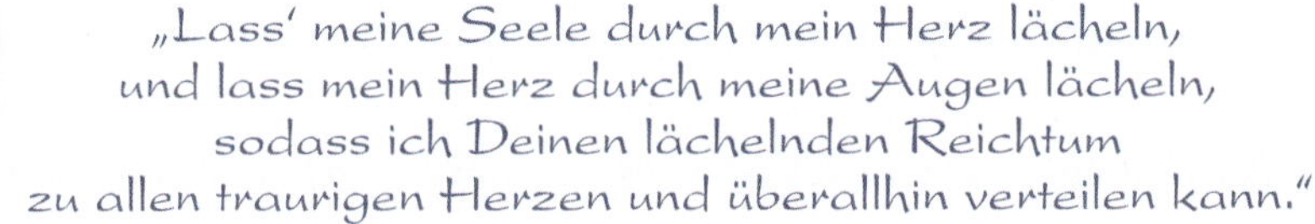

„Lass' meine Seele durch mein Herz lächeln,
und lass mein Herz durch meine Augen lächeln,
sodass ich Deinen lächelnden Reichtum
zu allen traurigen Herzen und überallhin verteilen kann.“

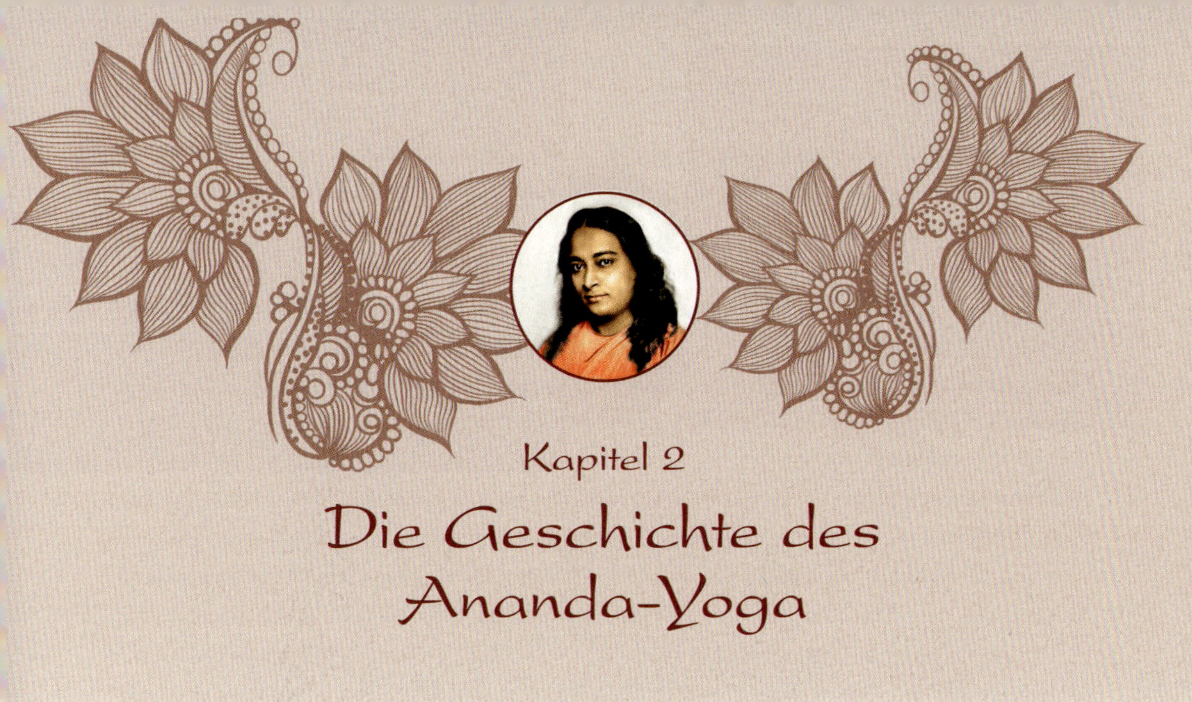

Kapitel 2

Die Geschichte des Ananda-Yoga

„Die Jungen reagierten wunderbar auf dieses Training und sie entwickelten eine außergewöhnliche Begabung darin, ihre Lebensenergie von einem Körperteil in den anderen zu verlagern und auch schwierige Körperpositionen in vollkommener Haltung auszuführen."

Autobiografie eines Yogi

Die Ursprünge in Indien

Ananda-Yoga hat tiefe und starke Wurzeln: Es entwickelte sich aus der uralten Tradition des Kriya-Yoga (einer fortgeschrittenen Meditationstechnik), die von Paramhansa Yogananda (1893 – 1952) erstmals in den Westen gebracht wurde.

Yoganandas zentrale Ausrichtung war das Kriya-Yoga, Meditation und seine *Energie-Aufladeübungen*. Zusätzlich dazu empfahl er Körperhaltungen. Seine Organisation, die SRF (Self-Realization Fellowship), erläutert dies auf ihrer Webseite: *„Während die Lektionen der SRF keine Asanas (Haltungen) des Hatha-Yoga beinhalten, animierte Paramhansa Yogananda seine Schüler dazu, sie auszuführen, weil sie nach seinen Worten äußerst heilsam seien."*

Als er noch in Indien war, wurden Asanas in der Yogaschule gelehrt, die Yogananda in Ranchi gegründet hatte, wie man in seiner „*Autobiografie*" lesen kann. Sein jüngerer Bruder, Bishnu Gosh, meldete sich 1917 im Alter von 14 Jahren in dieser Schule an und berichtete, dass Yogananda damals 84 Asanas in ein System brachte. (4)

Bishnus Geschichte ist sehr interessant. Seine Mutter starb, als er erst zehn Monate alt war. Da ihm die Liebe und auch die Milch der Mutter fehlte, war er ein sehr schwächliches Kind. Seine Gesundheit verbesserte sich dramatisch, als er von Yogananda unterrichtet wurde. Im Laufe der Zeit wurde er zu einem der stärksten Männer Indiens. (5)

Sein zweiter Bruder Sananda schreibt in seinem Buch „*Mejda*": „Von Mejda (das war der Name, mit dem Yogananda in seiner Familie gerufen wurde) lernte Bishnu die Yogaübungen." Yoganandas 84 Yogahaltungen (6) wurden dann zur Grundlage des „*College for Physical Education*" (Hochschule für körperliche Ausbildung), die Bishnu 1923 gründete. Er verband darin die Anleitungen von Yogananda mit westlichen Praktiken und wurde ein berühmter Hatha-Yogi. Obwohl er Yogananda als seinen Guru bezeichnete, blieben seine eigenen Lehren leider eher weltlich orientiert und bezogen sich ausschließlich auf Gesundheit und Fitness. Seine Demonstrationen unglaublicher Leistungen durch seine Kraft und Stärke zogen Tausende in seinen Bann, von denen viele zu seinen Schülern wurden.

Bevor er 1970 starb, wies Bishnu einen seiner Schüler, Bikram Choudhury, an, seine eigene Schule in Indien und anderen Ländern zu gründen. Bikram-Yoga (das „heiße" Yoga) wurde äußerst erfolgreich. Es behielt die körperliche Ausrichtung von Bishnu bei, der sich jedoch weit von Yoganandas ursprünglicher Lehre wegbewegt hatte.

Bishnu hatte einen weiteren hervorragenden Schüler, Buddha Bose, der der ursprünglichen Quelle näher verbunden blieb und eine Initiation in den Kriya-Yoga durch Yogananda selbst erhielt. Buddha unterrichtete also einerseits therapeutisches Hatha-Yoga in seinem Yoga-Institut für Heilung in Kalkutta, andererseits unterrichtete er Kriya-Yoga, da Yogananda ihn autorisiert hatte, solche Initiationen zu leiten. Buddha schrieb ein Buch mit dem Titel: *Key to the Kingdom of Health: The Buddha Bose Collection of 84 Asanas* (Schlüssel zum Reich der Gesundheit: Die Buddha-Bose-Sammlung von 84 Asanas).

Bishnu und Buddha begleiteten 1935 Yogananda auf seiner Tournee durch Südindien, die in der „*Autobiografie eines Yogi*" beschrieben wird. Vor seinen Vorträgen führten sie dem Publikum die *Yogoda-Übungen der Energetisierung* und andere erstaunliche körperliche Kunststücke vor, wie man in Yoganandas Zeitschrift „*Inner Culture*" (Innere Kultur) lesen kann. Ein Foto zeigt sie alle zusammen in Mysore, wo Yogananda Vorträge vor Tausenden von Zuhörern hielt. (7)

Yoganandas Ansatz der Asanas für den Westen

Als Yogananda sich in den USA niederließ, empfahl er, immer noch die Haltungen zu üben – nicht so sehr für irgendeine besondere körperliche Entwicklung, sondern begleitend zum Raja-Yoga (Meditation). Hatha-Yoga, so erklärte er, diszipliniert den Körper, hält ihn gesund und bereitet ihn darauf vor, den spirituellen Fortschritt des Raja-Yoga zu unterstützen: die Meditation zur Kommunion mit Gott werden zu lassen. (8)

In seinen „*Praecepta-Lektionen*" schreibt Yogananda:

„Hatha-Yoga lehrt verschiedene Körperübungen, um den Körper fit für die Meditation sowie für eine höhere Erfahrung der Ekstase zu machen sowie die höhere Spannung der kosmischen Energie aufzunehmen, die von Gott ausgeht. Dennoch ist es nicht unbedingt nötig, all die verschiedenen quälenden Körperverdrehungen des Hatha-Yoga zu beherrschen. Die 84 oder mehr Körperhaltungen, die vom Hatha-Yoga empfohlen werden, sind am effektivsten, wenn sie von jungen Menschen geübt werden. Männer und Frauen über 40 sollten nicht die schwierigen Haltungen des Hatha-Yoga üben, da ihre Knochen, Muskeln und Nerven nicht mehr biegsam genug sind.

Es gibt Menschen, die Hatha-Yoga als Ganzes verurteilen – aus dem einfachen Grund, dass ältere Menschen, die versucht haben, die schwierigen Haltungen durchzuführen, ihre unbiegsamen Knochen und Sehnen verletzt haben. Es ist jedoch eine Tatsache, dass Meditation nicht möglich ist, ohne dass man wenigstens eine geringe Kontrolle über seinen Körper besitzt. Gewisse Ernährungsgesetze und einige Haltungen des Hatha-Yoga sind in jedem Fall sehr gut und sie können praktiziert werden, damit man seine Gesundheit verbessert.

Man sollte sich jedoch immer daran erinnern, dass Hatha-Yoga nicht das ganze Leben lang praktiziert werden sollte (ohne dass man danach Meditation übt), denn sonst hält man seine Seele ausschließlich mit der Körperdisziplin beschäftigt und vergisst den wahren Zweck des Yoga, die Einheit von Seele und göttlichem Geist zu erlangen. Die Körperdisziplin des Hatha-Yoga ist nur dazu da, um das Körperfahrzeug auf den Beginn des spirituellen Wachstums vorzubereiten. Die Hatha-Yoga-Methoden sind kein Selbstzweck. Die Körperdisziplin ist dazu da, eine spirituelle Kultur vorzubereiten und spirituellen Frieden zu verkörpern, nicht nur dazu, eine gute Gesundheit zu erlangen. Deshalb verurteilt Hatha-Yoga nicht als Ganzes, aber lasst euch auch nicht von einigen seiner Methoden einnehmen, die nur dazu da sind, die Aufmerksamkeit der Öffentlichkeit zu fesseln. Sucht mehr in der Tiefe."

Yogananda wies darauf hin, dass die Haltungen vor allem von jungen Menschen geübt werden sollten, da „ältere Menschen, wenn sie noch nicht die Unterscheidungsfähigkeit besitzen, sich beim Versuch, die Asanas zu praktizieren, verletzen könnten." Er betonte, dass die Asanas einem zu außergewöhnlicher Jugendlichkeit und Gesundheit verhelfen könnten, „wie man es bei den jungen Männern und bei den jungen Mönchen und Nonnen beobachten kann, die unsere Ashrams bewohnen." (9)

Natürlich gibt es eine passende Art und Weise für das Üben der Asanas für jede Altersgruppe und für jedes Stadium körperlicher Voraussetzungen, um sie praktizieren zu können. Denn in Wirklichkeit praktizierten nicht nur junge Schüler Yoganandas die Yogahaltungen: Seine beiden Schüler, die am weitesten fortgeschritten waren – Rajarshi Janakananda und Oliver Black, die in Yoganandas Alters waren – praktizierten beide sowohl Raja-Yoga als auch Hatha-Yoga. Es gibt ein Foto, auf dem man Rajashis Vorführung der schwierigen Pfauenhaltung (*Pincha Mayurasana*) bewundern kann. Oliver Black gründete 1970 eine spirituelle Gemeinschaft, die er „Morgenlied-Ranch" nannte und in der er neben Meditation auch unter der Bezeichnung „Selbstverwirklichungs-Yoga" seine eigene Hatha-Yoga-Richtung lehrte.

Yogananda erläuterte, dass es neben dem Gesundheitsaspekt auch noch andere, spirituelle Aspekte der Asanas gebe. Sie seien, so sagte er, auch eine Methode innerer Energiekontrolle, die dazu diene, seine Energie nach innen zu ziehen. Hier seine interessante Definition, wie aus einer Asana ein *Mudra* wird: „*Mudras*, die man im Yoga einsetzt, sind Haltungen, kombiniert mit Atemkontrolle, um die Lebensenergie von den Sinnen abzuziehen und ins Gehirn zu lenken." (10)

In seiner Zeitschrift „*Selbst-Verwirklichung*" schrieb Yogananda Artikel über die verschiedenen Haltungen. Er bat auch seine Schüler, seinen Besuchern im Ashram Yogahaltungen vorzuführen. Dasselbe tat er auch, wenn er Vorträge hielt oder wichtige öffentliche Auftritte hatte.

Der Anfang von Ananda-Yoga

Swami Kriyanda war einer der Mönche, den Yogananda manchmal bat, die Asanas vorzuführen. Er lernte die Kunst und die Tiefe der Haltungen kennen, als er in Gegenwart des Meisters übte. Allerdings geschah diese Art des Lernens in einer eher ungewöhnlichen Art und Weise: nicht durch Lernen im herkömmlichen Sinn („lege das Knie hierher, lenke den Atem dorthin…"), sondern von innen, durch eine Art innerer Einstimmung auf den Meister, wenn er die Haltungen vor Yogananda einnahm.

Die Segnungen, die er so von Yogananda empfing, waren ganz offensichtlich, wie Kriyananda in seinem Buch „*The New Path*“ beschrieb:

„Im Herbst 1949 bat mich der Meister, Yogahaltungen zusammen mit anderen Mönchen vor Swami Premananda vorzuführen. Ich war damals ein höchstens mittelmäßiger Hatha-Yogi, viele der Haltungen konnte ich nicht einnehmen, da ich mich nicht so verdrehen konnte. An diesem Abend jedoch, in Gegenwart des Meisters, fiel es mir plötzlich ganz leicht, sogar die schwersten Positionen einzunehmen. Tatsächlich wurde ich von jenem Abend an zu einer Art Hatha-Yoga-„Experten“ der SRF. Ich demonstrierte die Haltungen für die Fotos, die in einer Artikelserie im „*Self Realization Magazine*“ erschienen. Und wenn jemand gesucht wurde, der für Besucher die Yogapositionen vorführen sollte, war ich meist derjenige, der ausgewählt wurde. Der Meister bat mich oft, das Mittagessen zu servieren, wenn Besucher da waren, und danach musste ich oft die Yogahaltungen vorführen. Würde Expertenwissen bloß öfter auf diese mühelose Weise erworben werden!“ (11)

Aus diesem profunden Wissen heraus erschuf Swami Kriyananda dann den Yogastil des Ananda-Yoga, wobei er konsequent alle Lehren von Yogananda, die er empfangen hatte, in diese Yogarichtung einfließen ließ. Er schreibt: „Ich weiß, dass das System, das ich entwickelt habe, im Einklang mit allem steht, was er vermittelt hat, und ich glaube aus vollem Herzen sagen zu können, dass ich hier *seinen* Yogastil vermittle und nicht meinen eigenen.“ (12)

Der Hauptzweck des Ananda-Yoga besteht darin, den Yogaübenden in das Bewusstsein seines Selbst bzw. in seine Selbstverwirklichung zu begleiten. Dies ist ein Zustand anhaltender innerer Freude und Glückseligkeit (*ananda*). Eins der Grundprinzipien des Ananda-Yoga ist: „Die Freude ist in dir!“ *Ananda* bedeutet die ganz natürliche, uns innewohnende Freude des reinen Selbst.

Samenkörner und Blüten

In seinem Einführungsbuch „*Ananda Yoga for Self-Awareness*“ (1967) umriss Swami Kriyananda die Grundprinzipen dieser neuen Yogarichtung. Andere wichtige Elemente verteilte er wie Samenkörper in seinen Studienlektionen „*14 Steps to Perfect Joy*“ (14 Schritte zu vollkommener Freude) (1969), die zweimal monatlich an seine Schüler verschickt wurden. (13)

Dann überließ er es anderen, Ananda-Yoga weiterzuentwickeln, damit die Samenkörner wachsen und blühen konnten. Das war die Art und Weise, in der Swami Kriyananda handelte. Er säte alle Arten von Samen und bat dann andere, dafür zu sorgen, dass sie blühen konnten: bei seinen Bildungskonzepten, in seiner Musik, bei spirituellen Unternehmungen, in der Astrologie, in der Kunst, Heilung, Beratung und in seinen Büchern. Einer seiner Schüler, Gyandev McCord, wurde der Verantwortliche für die Entwicklung der Yogarichtung des Ananda-Yoga und brachte es auf seinen derzeitigen Standard.

Die Struktur

Swami Kriyananda hinterließ, wie gesagt, viele grundlegende „Samenkörner" zur Wissenschaft von den Asanas, auf allen Ebenen. Das vorliegende Buch nun bringt alle diese Lehren zusammen und gibt ihnen eine didaktische Struktur, was dem Leser hilft, sie alle nach und nach systematisch aufzunehmen. Die Struktur, die wir dazu gewählt haben, besteht aus drei Ausbildungsphasen, die uns Schritt für Schritt der höchsten Freude der Selbstverwirklichung näherbringen. Jeder kann so weit gehen, wie er möchte.

Jede Stufe ist voll von inspirierenden Zitaten (den „Samenkörnern") von Swami Kriyananda, die beinahe alle aus den beiden Schriften stammen, die ich oben zitiert habe. (14). Sie erscheinen in der Typographie wie folgt:

„Wir müssen zu dem zurückkehren, was die großen Meister getan und gelehrt haben. Diese Meister verstanden den menschlichen Körper von der Seelenebene aus. Sie wussten, dass gewisse Haltungen natürliche Ausdrucksformen bestimmter Bewusstseinszustände sind."

Diese Zitate kannst du als kurze Weisheitssprüche nehmen, über die du meditieren kannst, um die Wissenschaft des Yoga tief in dein Bewusstsein aufzunehmen. Schon dieses hier ist reich an Weisheit und Inspiration. Es benennt nämlich das Kernstück des Ananda-Yoga: dass Asanas natürliche Ausdrucksformen von erweiterten Bewusstseinszuständen sind.

Innere Führung und regelmäßige Praxis

Das obenstehende Zitat weist auch auf einen weiteren, uralten und wichtigen Schlüssel zum Erfolg im Yoga hin: sich auf einen großen Meister oder Guru innerlich einzustimmen. Wenn dich das inspiriert, dann kannst du dich einmal innerlich für die Führung von Yogananda öffnen, während du übst. Dann könnte es sein, dass plötzlich, wie „aus dem Nichts" heraus, sich in dir ein neues Verständnis für deine Praxis ergibt. Eine solche Einstimmung auf einen wahren Meister kann deine Yogaerfahrung deutlich vertiefen.

Dieses Prinzip der Einstimmung gilt nicht nur für die Entwicklung im Yoga, sondern ist ein universelles Mittel, um sein Lernen in jedem Bereich zu beschleunigen: Wenn du beispielsweise gerne Klavier spielen lernen möchtest, dann wird eine sensible innere Einstimmung auf einen wirklich großartigen Pianisten deine eigene Entwicklung deutlich beschleunigen.

Yoga basiert auf Praxis und auf persönlicher innerer Erfahrung. Diejenigen unter euch, die wirklich tief gehen wollen, sollten regelmäßig, wenn möglich täglich, praktizieren. Wir möchten dich hier einladen, dich mit den drei Phasen der yogischen Ausbildung zu beschäftigen und sie dann, im „Labor" der eigenen Matte, eine nach der anderen sorgsam zu erforschen.

Während du dich weiterentwickelst, wird dein Yoga sich zusammen mit dir entwickeln. Es beginnt mit dir, genau an der Stelle, wo du gerade bist, und wird ständig tiefer werden, weiter entwickelt und verfeinerter. „Hört die Weiterentwicklung irgendwo auf?", wurde Yogananda einst gefragt. Der Meister antwortete: „Es gibt keinen Endpunkt. Du machst weiter, bis du selbst endlos geworden bist."

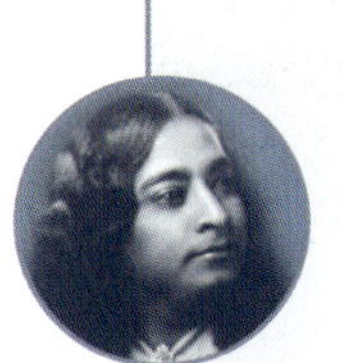

Affirmiere jetzt mit Yogananda:

„Unsere Erfahrungen werden alle gemessen
mit der Schale unserer Empfänglichkeit.
Ich will meine Entwicklung beschleunigen,
indem ich alle meine Erfahrungen
durch meine Konzentrationskraft
bewusst verdichte."

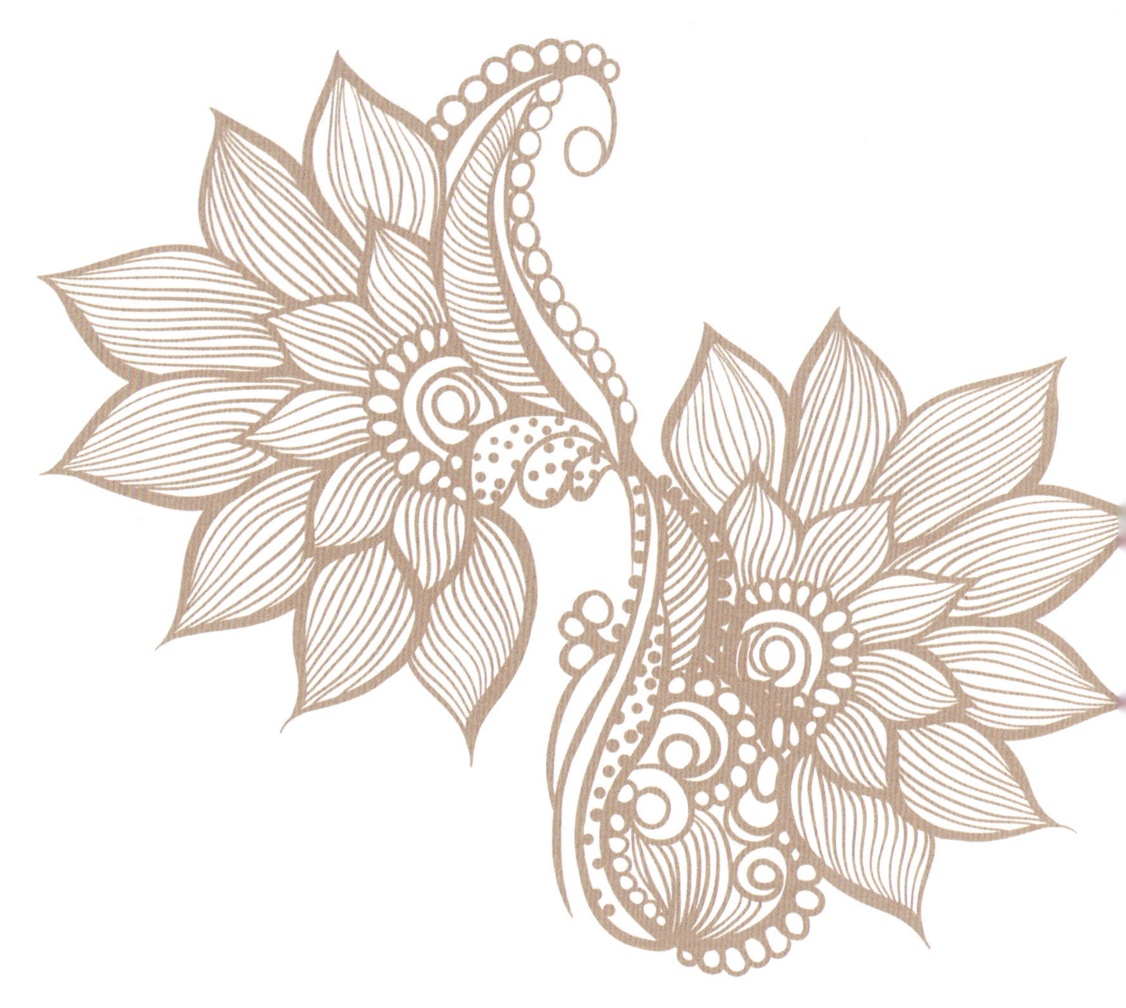

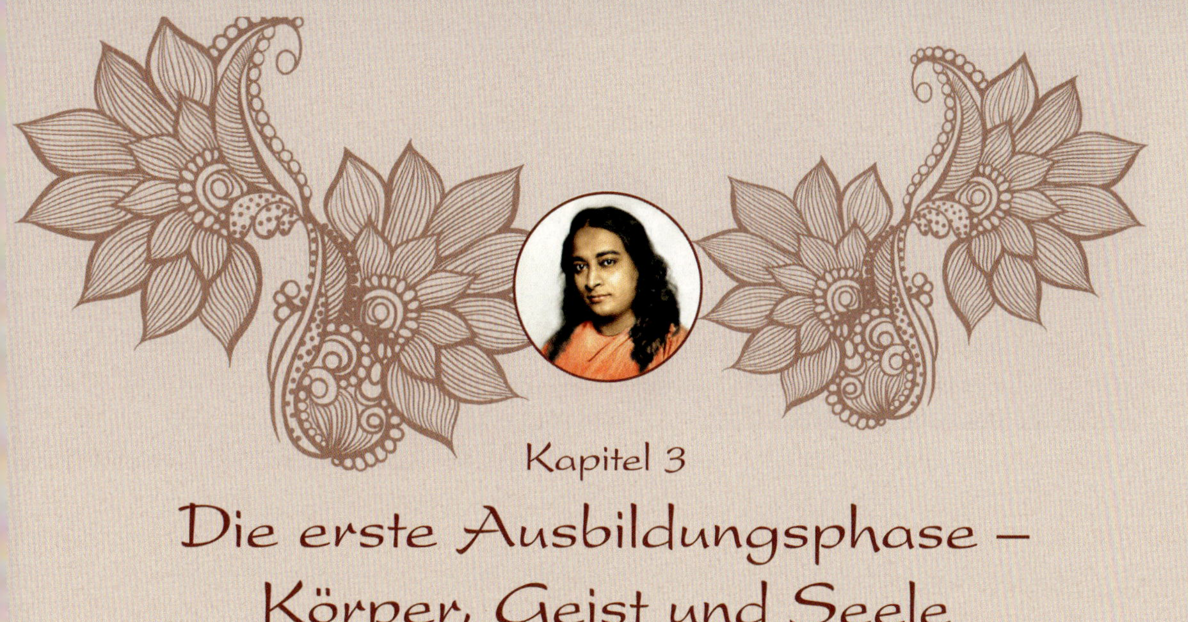

Kapitel 3

Die erste Ausbildungsphase – Körper, Geist und Seele

„Das Land der Heilung liegt in dir,
es strahlt voller Glückseligkeit,
die du so oft gesucht hast –
nur blind und auf tausend falschen Wegen."

Autobiografie eines Yogi

Wir sind ein dreifaltiges Wesen

Die Art und Weise, wie Hatha-Yoga unterrichtet wird, unterscheidet sich, je nachdem, welcher Tradition du folgst. Das ist ganz richtig so: Jede Richtung folgt den Lehren ihres Guru. Ananda-Yoga stellt da keine Ausnahme dar: Wenn wir uns mit einer Asana beschäftigen, wenden wir dabei bewusst die Philosophie Yoganandas an. Deshalb könnte man Ananda-Yoga auch „Yogananda-Yoga" nennen, genau wie man von „Shivananda-Yoga" oder „Iyengar-Yoga" spricht.

Worin aber besteht die Philosophie Yoganandas? Im Kern umfassen seine Lehren alle Aspekte des Lebens, denn sie soll uns körperlich, geistig und spirituell weiterbringen. Er sprach deshalb in drei seiner elf grundlegenden „*Ziele und Ideale*" (seinen Aussagen zu seiner Aufgabe auf dieser Erde) von drei Dimensionen des Seins: Körper, Geist und Seele.

Er sei hier, so sagte er,

- „um den Menschen von seinem dreifachen Leid zu heilen und zu befreien: von seinen körperlichen Krankheiten, von seinen geistigen Disharmonien und von seiner spirituellen Unwissenheit." (15)
- „um eine dreifache, vollkommene Entwicklung des Menschen zu erreichen: körperlich, geistig und spirituell"
- „um die Überlegenheit des Geistes über den Körper zu beweisen und der Seele über den Geist."

Yogananda erläuterte darüberhinaus, dass Yoga eine „vollständige, umfassende Wissenschaft" sei, „die jeden Aspekt der dreifaltigen Natur des Menschen umfasst: Körper, Geist und Seele." (16) Das wichtigste Training, so fügte er hinzu, „besteht in einer wissenschaftlichen, ausbalancierten Disziplin von Körper, Geist und Seele." (17)

Auch die heiligen Schriften, meint Yogananda, wenden sich an Körper, Geist und Seele, da diese die Ebenen des Lebens sind, mit denen die Menschen sich auseinandersetzen müssten: „Alle heiligen Schriften, wie die Bibel, die *Bhagavad Gita* (die Hindu-Bibel) und andere, kann man auf drei verschiedene Arten deuten. Mit anderen Worten, die heiligen Schriften beschäftigen sich mit den drei grundsätzlichen Bereichen der menschlichen Existenz, nämlich der materiellen, der mentalen und der spirituellen. Deshalb sind alle wahren Schriften so geschrieben worden, dass sie dem Körper, dem Geist und der Seele des Menschen nützlich sind. Wahre Schriften sind wie Brunnen göttlichen Wassers, die den dreifachen Durst des Menschen stillen können: seinen körperlichen, seinen geistigen und seinen spirituellen." (18)

Ananda-Yoga übernimmt seine Lehren und entwickelt in vollem Bewusstsein Körper, Geist und Seele, um Glücklichsein auf allen Ebenen erreichbar zu machen.

„Wenn du die Yogahaltungen einnimmst,
dann solltest du dich nicht nur als Körper wahrnehmen.
Wir sind dreifaltige Wesen.
Körper, Geist und Seele sind keine getrennten Einheiten:
Sie durchdringen einander und sind miteinander verbunden."

Alle unsere Teile wollen glücklich sein und benötigen sorgsame Pflege. Mit Yoga können wir ihnen unsere liebevolle Aufmerksamkeit schenken – jedem von ihnen. Unser Ziel besteht darin, sie alle zum Lächeln zu bringen.

Yoga, was ja Einheit bedeutet,
beinhaltet die vollkommene Harmonie
von Körper, Geist und Seele.
Auf körperlicher Ebene bedeutet Yoga
strahlende Gesundheit.
Auf geistiger Ebene bedeutet Yoga
die harmonische Integration der Persönlichkeit
und, damit verbunden, die Auslöschung psychischer „Komplexe".
Auf der Seelenebene bedeutet Yoga
die Einheit des kleinen, persönlichen Selbst
mit dem großen, göttlichen Selbst,
des Egos mit der Weite kosmischen Bewusstseins,
der individuellen Seele mit ihrem endlosen Ursprung: Gott.

Ananda-Yoga zielt in der Tat nicht nur darauf ab, uns körperlich zu verwandeln. Die Haltungen zielen darauf ab, unser gesamtes Sein zu transformieren, wie Swami Kriyananda oben erläutert hat. Lasst uns darum erforschen, in welcher Weise Ananda-Yoga die Lehren Yoganandas über Körper, Geist und Seele anwendet, indem wir sie, eine nach der anderen, betrachten.

Unser Ausgangspunkt wird der Körper sein. Der Yogaschüler muss am Anfang die korrekte körperliche Ausrichtung lernen. Damit beginnt unsere Reise zu den Asanas.

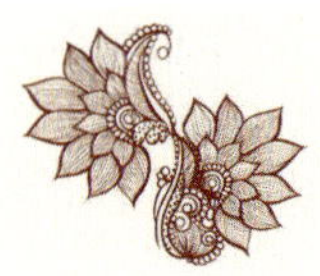

A) Der Körper

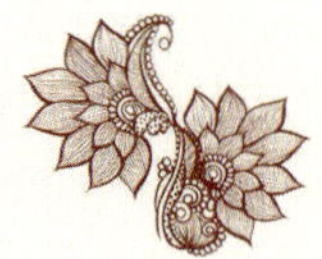

Strahlende Gesundheit

Strahlende Gesundheit und Heilung sind zentrale Elemente in den Lehren von Yogananda: „Wir wollen in jeder Hinsicht frei von Krankheiten sein und aus diesem Grund sollte unsere gesamte Konzentration darauf ausgerichtet sein, körperliche, geistige und spirituelle Krankheiten zu verhindern." (19) Die Asanas sind ein hervorragendes Mittel dafür.

Im Hinblick auf die Yogahaltungen erklärte er: „Die Vorstellung dahinter ist folgende: Krankheit ist ein großes Hindernis." (20) Deshalb haben die Meister Hatha-Yoga entwickelt. Denn diese Übungen tragen dazu bei, den Körper gesund zu erhalten. Viele Menschen jedoch fingen an, sich für Hatha-Yoga zu interessieren, wobei sie den eigentlichen Sinn dahinter vergaßen – den Körper gesund zu erhalten, um Gott zu finden. Wenn man diese Haltungen perfektioniert, dann wird man seinen Körper in einen vollkommenen Zustand bringen." (21)

In Wahrheit ist Gesundheit der natürliche Zustand des Körpers. Aber wer kann das wirklich von sich sagen? Nur wenige. Die Asanas sind großartig, weil sie den Körper zu seinem angeborenen Zustand strahlenden Wohlbefindens zurückführen. Diejenigen, die sie korrekt praktizieren, wissen, dass der Körper anfängt, sich leichter zu fühlen. Überall im Körper gehen Anspannungen zurück, was uns wirklich Freude bringt. Die Muskulatur wird tonisiert. Der Atem fließt freier. Und der ganze Körper fühlt sich einfach glücklicher. Die Wirbelsäule wird beweglicher und richtet sich auf, während unsere körperliche Empfänglichkeit zunimmt. Und stimmt es nicht, dass Menschen, die Hatha-Yoga praktizieren, oft viel jünger aussehen, als sie in Wirklichkeit sind?

Es gibt verschiedene Möglichkeiten, mit den Asanas umzugehen, dynamisch oder langsam. Ananda-Yoga ist eine Richtung des Hatha-Yoga, die mehr den „langsamen" Ansatz, verbunden mit einer tiefen Achtsamkeit, betont. Es ist eine sanfte Richtung, die natürliche Bewegungen einsetzt, um den Körper so wenig wie möglich zu belasten und ihm den größtmöglichen Nutzen zu schenken. Es ist sicher für jeden, der es mit einem Mindestmaß an gesundem Menschenverstand praktiziert.

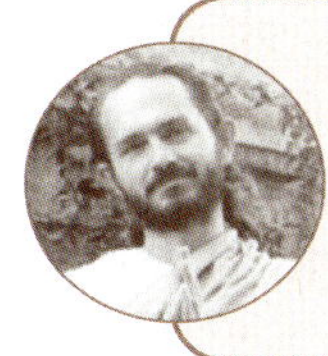

„Hatha-Yoga ist eins der besten Systeme,
das der Mensch kennt,
um seine körperlichen Beeinträchtigungen zu heilen."

Wie Hatha-Yoga arbeitet

Es ist nicht übertrieben zu sagen, dass Hatha-Yoga manchmal wie Zauberei funktioniert: Frauen, die nicht in der Lage waren, ein Kind zu empfangen, werden plötzlich schwanger, chronische Rückenschmerzen oder Kopfschmerzen verschwinden wie von Zauberhand, Müdigkeit löst sich wie von selbst auf, Menschen, die schon jahrelang nicht in der Lage waren, gut zu schlafen, erfreuen sich plötzlich eines friedvollen Schlummers. „Ich brauche keine Tabletten mehr" ist etwas, was man nicht selten von Yogastudenten hört. Viele Yogalehrer können unglaubliche Heilungsgeschichten erzählen.

Hatha-Yoga ist schlicht eine unglaubliche Therapie. In Deutschland bezahlen Krankenkassen ihren Mitgliedern inzwischen Yogakurse, weil sie wissen, dass diese dann wahrscheinlich seltener krank werden und deshalb weniger kosten. Und warum? Weil Yoga „ganzheitlich" wirkt, was bedeutet, dass es dem ganzen Körper mit all seinen Systemen nützt. Im Folgenden eine knapp zusammengefasste Darstellung, wie Hatha-Yoga dem Körper hilft:

- Im **Muskel-Skelett-System**: Yoga nährt die Bandscheiben und hält die Gelenke geschmeidig, es tonisiert, streckt und entspannt alle Muskeln und beugt Osteoporose vor.
- Im **Verdauungssystem**: Durch Druck/Absorption gibt Yoga allen dazugehörenden Organen eine belebende Massage. Ein weiterer, oft genannter Faktor ist die Reinigung des Körpers von Toxinen.
- Im **Nervensystem**: Yoga stimuliert das parasympathische Nervensystem (das für Entspannung verantwortlich ist) und gleicht das sympathische Nervensystem aus (das verantwortlich ist für Tätigkeiten).
- Im **Atmungssystem**: Yoga löst Spannungen, die den Atem blockieren, es lehrt, das Zwerchfell bewusst einzusetzen und vertieft so die Atmung.

- Im **Kreislaufsystem**: Yoga reguliert den Blutdruck und der Kreislauf wird verbessert.
- Im **Immunsystem**: Die Stimulation aller Lebenssysteme stärkt die natürliche Abwehrkraft des Körpers.
- Im **Drüsensystem**: Yoga stimuliert das gute Funktionieren der Hauptdrüsen, einschließlich derer, die das Gehirn regulieren, es hilft, den Stoffwechsel im Gleichgewicht zu halten.

Zahlreiche wissenschaftliche Studien haben die überraschende Heilweise der uralten Yogawissenschaft bestätigt. Natürlich muss ein Yogaschüler, der solche Wirkungen erzielen will, Yoga in der richtigen Art und Weise praktizieren:

- Er muss lernen, sich richtig auszurichten und dabei die Körpergesetze zu beachten.
- Er muss eine Körperbewusstheit lernen, also darauf zu achten, wie der Körper reagiert, und der Wirbelsäule, dem Nacken und den Knien besondere Achtung schenken.
- Er muss lernen, nicht zu viel und nicht zu wenig zu tun, sich weder zu sehr anzustrengen noch unterhalb seiner Grenzen zu bleiben.
- Er muss lernen, welche Körperteile er aktivieren und welche er gleichzeitig entspannen soll, denn nur *entspannte* Muskeln können gestreckt werden und nur *aktivierte* Muskeln können uns in die richtige Haltung bringen. In Kapitel 6 werden die Fotos dem Schüler zeigen, wie man die Haltungen genau einnimmt.

Ein Beispiel

Lasst uns als Beispiel *Ardha Matsyendrasana* nehmen, den Drehsitz: Wenn man ihn richtig ausführt, also mit aufrechter Wirbelsäule, mit gleich hohen Schultern, rechtwinkligen Hüften, sich nach oben verlängernd und mit einer Drehung durch die gesamte Wirbelsäule, hat diese Haltung folgende positive Wirkungen:

- Sie massiert und tonisiert die inneren Organe durch einen „Druck- und Saugeffekt".
- Sie nährt die Bandscheiben.
- Sie bringt die Wirbel in eine korrekte Ordnung und macht die Wirbelsäule elastisch.
- Sie erhöht die Flexibilität der Hüften.
- Sie löst körperliche Spannungen im Brustraum sowie in der Brust und löst damit auch emotionale Spannungen in diesem Bereich.

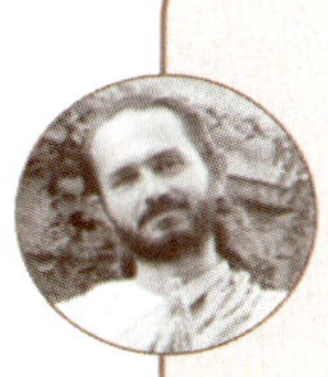

„Körperlich betrachtet, ist Hatha-Yoga ein einzigartiges, wundervolles System. Statt mit Gewalt auf den Körper einzuwirken, hilft er ihm auf wissenschaftliche Art und Weise… Du wirst mehr positive Wirkungen nach einer halben Stunde auf der Yogamatte erleben, als wenn du dieselbe Zeit auf dem Tennisplatz verbringst oder Fußball spielst."

Bewegung, verbunden mit Atem

Der bewusste Einsatz des Atems ist ein weiterer, wichtiger Grund, warum Yoga so gesund ist. Unser Atem ist für Körper, Geist und Seele wie ein guter Arzt.

Tatsächlich ist es fast unmöglich, echte Gesundheit ohne richtiges Atmen zu erzielen. Besonders der *Volle Yogaatem* ist ein Geschenk des Himmels für unser Wohlbefinden. Er setzt alle Atemmuskeln ein, die Mutter Natur uns geschenkt hat. Er versorgt alle Gewebe mit Sauerstoff, befreit unseren Atem und lässt unser Leben heller strahlen. Allein dieser Atem kann Wunder bewirken, wenn man ihn regelmäßig ausführt. Wir werden ihn in Kapitel 9 näher kennenlernen. Swami Kriyananda sagte einmal in einem informellen Gespräch über den Vollen Yogaatem: „Je mehr man auf diese Weise atmet, desto besser wird deine Gesundheit werden, und oft, wenn du deprimiert bist oder deine Energie niedrig ist, wirst du schon nach einigen Malen, in denen du mit dem Vollen Yogaatem geatmet hast, merken, dass dein Energieniveau steigt."

Gesundheit

Um es zusammenzufassen: Durch die Haltungen wird ein Gesundungsprozess in Gang gesetzt. Das Ergebnis ist strahlende Gesundheit. Wie schon Yogananda versprach: „Wenn man diese Haltungen öfter übt, wird man merken, wie der Körper in vollkommener Gesundheit erstrahlt." Dieser Aspekt des Hatha-Yoga allein ist ein Goldschatz und nicht wenige Lehrer machen ihn zu ihrem Hauptschwerpunkt.

> „Die Yogahaltungen dienen dazu,
> ein fröhliches Gefühl der Lebendigkeit
> und des Wohlbefindens zu erzeugen.
> Sie machen den Körper zu einem Verbündeten,
> nicht zu einem neutralen Nachbarn oder sogar zu einem Gegner
> der Seele bei ihrer Suche nach einer erweiterten Achtsamkeit."

Zunehmende Achtsamkeit

Die „erweiterte Achtsamkeit", die im obigen Zitat erwähnt wird, ist ein ausschlaggebendes Element des Hatha-Yoga. Sie ist es auch, die Yoga so sehr von Sport oder Gymnastik unterscheidet. Während der Asanas trainieren wir unsere Achtsamkeit, wir versuchen, unseren Körper zutiefst zu spüren, wir erforschen ihn, als wäre er ein fremdes Land, während wir auf einem Abenteuertrip in die Achtsamkeit sind:

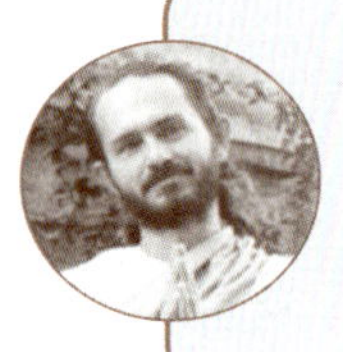

> „Die Haltungen sind ein Prozess schrittweiser
> Entdeckung der Potenziale des Körpers.
> Stelle sie dir vor wie eine
> „Abenteuerreise in die Achtsamkeit"."

Yogisch ausgedrückt, erzeugt eine minimale Achtsamkeit auch nur minimale Erfolge. Deshalb ist es besser, einige wenige Haltungen langsam und mit vollständiger Aufmerksamkeit auszuführen, als durch eine Serie von vielen Haltungen zu hetzen. Widerstehe auch stets der Versuchung, dich mit anderen zu vergleichen, wenn du in einer Gruppe übst. Konzentriere dich vielmehr auf deine innere Achtsamkeit sowie auf die Wirkung der Asanas auf deinen Körper und auf dein Leben.

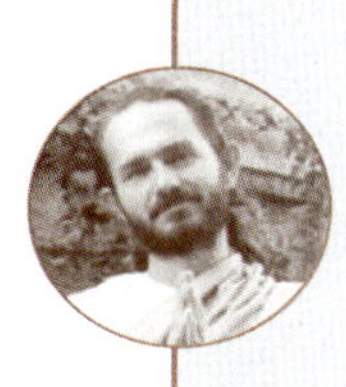

„Die Praxis jedes Einzelnen sollte nicht auf seine äußere Erscheinung und Darstellung ausgerichtet sein, sondern nach innen gelenkt werden, ins Zentrum seines eigenen Wesens".

Deshalb versuche friedlich und ruhig zu bleiben, während du übst. Wenn du ruhig bleibst, wird deine Wahrnehmungsfähigkeit größer. Yoga zielt ja geradezu darauf ab, die inneren Turbulenzen deiner Gefühle und Gedanken zu neutralisieren. Wie schon Patanjali lehrte: „*Yogas chitta vritti nirodha*", was bedeutet: „Yoga ist die Neutralisierung aller Strudel des Fühlens."

Um es zusammenzufassen: Im Yoga besteht das körperliche Training darin, die richtige Ausrichtung während der Asanas zu lernen. Gleichzeitig geht es darum, deine eigene innere Achtsamkeit zu vertiefen, angefangen mit den Wahrnehmungen deines Körpers. Wir lernen, ganz im Hier und Jetzt zu sein. Unsere eindringliche Achtsamkeit durchdringt den ganzen Körper, jeden Muskel und jede Bewegung:

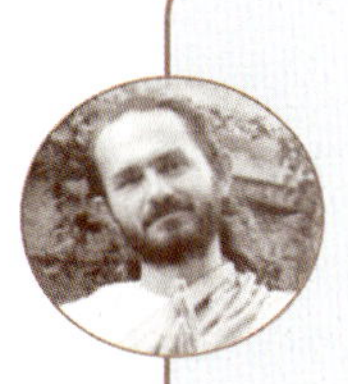

„Bei allen Yogahaltungen solltest du dir zutiefst jeder Körperbewegung und jedes Muskels bewusst sein, der hierbei eingesetzt wird."

Körperliche Achtsamkeit – der Muskeln, Bewegungen, der Ausrichtung, des Atems und der körperlichen Empfindungen – ist der natürliche Ausgangspunkt im Hatha-Yoga. Von hier aus wird unsere Wahrnehmungsfähigkeit nach und nach immer raffinierter und feinstofflicher werden.

Bleibe jedoch spielerisch, während du übst. Der Weg des Yoga ist einer der ganz natürlichen Freude. Lächele bei den Haltungen. Genieße jeden kostbaren Augenblick, während du Yoga übst.

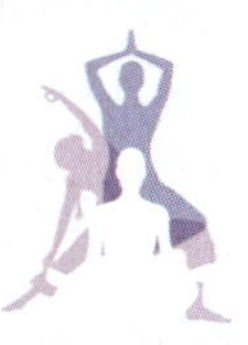

Hab' Spaß!

Spüre deinen Körper wie ein unbekanntes Land,
das du gerne und voll Freude erforschen willst.
Lerne seine besondere „Kultur" kennen,
seine Gewohnheiten, seine Art, sich zu verhalten.
Verletze keinen einzigen Teil dieses Landes,
sondern schenke ihm Liebe, Genuss und Respekt.

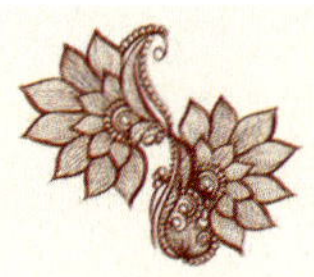

B) Der Geist

Die Körper-Geist-Verbundenheit

Der wahrnehmende Yogi entdeckt bald, dass Körper und Geist miteinander verbunden sind. Versuche einmal, deine Wirbelsäule zu beugen und zu sagen: „Ich bin so glücklich!" Das funktioniert einfach nicht. Strecke dann deine Arme hoch in die Luft und sage: „Ich bin so deprimiert!" Das funktioniert auch nicht. Körper und Geist beeinflussen sich unmittelbar und gegenseitig. Genauso ist es unmöglich, die Kriegerhaltung zu praktizieren und zu sagen: „Ich bin so entmutigt!", denn dein Körper bringt gerade reine Kraft zum Ausdruck. Jede Asana stimuliert auf ihre Weise in unserem Körper eine positive Haltung.

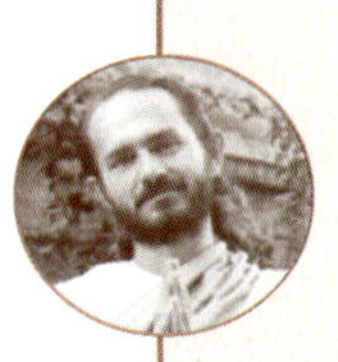

„Es gibt eine Verbindung zwischen
der körperlichen Haltung und der geistigen Einstellung.
Viele Haltungen im Hatha-Yoga sind mit
ganz spezifischen und ganzheitlichen
geistigen Einstellungen verbunden.
Alle Haltungen unterstützen, ganz allgemein,
die Wahrnehmung von innerem Frieden,
Ausgeglichenheit und spiritueller Harmonie".

Yoga ist darum wirklich ein Handwerkszeug auch für die psychische Transformation: Durch den Körper verändern wir auf positive Weise unseren Geist, unsere Gefühle und unsere Gedanken. Das ist keine Theorie, sondern die lebendige Erfahrung unzähliger Yogis überall auf diesem Planeten: Yogis, die Asanas praktizieren, werden lichtere Menschen, und sie entwickeln nach und nach eine positivere Lebenseinstellung.

> „Es ist schwer, die eigenen inneren Einstellungen zu verändern.
> Es ist schwer, sie auch nur objektiv zu betrachten...
> Sich jedoch selbst körperlich zu verändern,
> sodass man den Geist dazu bringen
> kann, sich auf ähnliche Weise
> umzugestalten, ist eine relativ einfache Aufgabe.
> Harmonisiere deinen Körper,
> und es wird leichter für dich sein,
> auch deinen Geist zu harmonisieren.
> Dieses Prinzip ist eins der Grundprinzipien des Hatha-Yoga
> und es lässt sich, in verschiedenen Abstufungen,
> auf alle Ebenen der Yogalehren anwenden."

Wenn wir die natürliche Harmonie im Körper wiederherstellen, dann reagiert unser Geist spontan darauf.

Spannungen auflösen

Eine ganz einfache Tatsache ist folgende: Körper und Geist sind miteinander verbunden. Spannungen im Körper beeinflussen beispielsweise den Geist auf ungute Art und Weise. Wenn man sie auflösen kann, spürt auch der Geist mehr Freude.

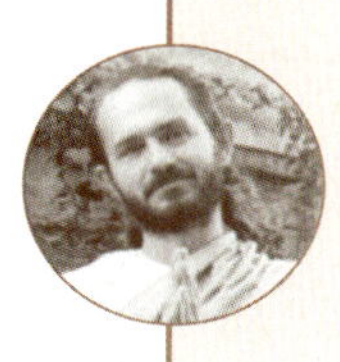

> „Genau wie die geistigen Einstellungen
> den Körper beeinflussen,
> so beeinflussen auch die Körperhaltungen den Geist.
> Nach vorn gezogene Schultern und eine gebeugte

Wirbelsäule können, bis zu einem gewissen Grad, eine depressive Stimmung erzeugen. Angespannte Magenmuskeln können einen Menschen – ebenfalls bis zu einem gewissen Grad – ängstlich machen. Diese einfache Tatsache, die für jedermann offensichtlich ist, wird von Yogis in einen wichtigen Schlüssel für Probleme mit der Selbstentwicklung verwandelt."

Unsere Ängste, unsere Wut und unsere Frustrationen (besonders, wenn es sich hierbei um starke Emotionen handelt) manifestieren sich in unserem Körper als Spannungen. Wenn es uns gelingt, diese Spannungen aufzulösen, dann lösen wir auch die Denkmuster auf, die wir im Körper gespeichert haben. Wenn nicht, dann tragen wir sie für immer in uns herum und sie beeinflussen uns auf negative Art und Weise.

Jedes Körperteil ist mit einem speziellen psychischen Thema verbunden. Beispielsweise:

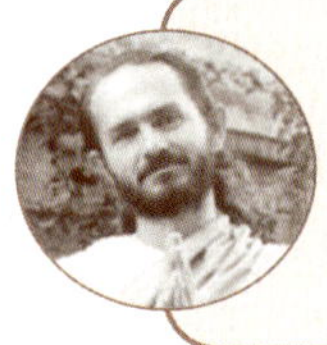

„Wenn man die Spannung hinter den Knien beseitigt, dann kann das helfen, ein Gefühl von Unsicherheit zu überwinden."

Auf ähnliche Weise wird uns die Entspannung der Magenregion weniger ängstlich machen, ebenso weniger wütend, die Entspannung der Hüftregion wird uns ein Gefühl von mehr Freiheit und Flexibilität geben, die Brust zu entspannen wird unsere emotionalen Spannungen vermindern, und die Schultern zu entspannen, wird uns dabei helfen, unsere Angst zu vermindern und die schweren Lasten, die wir tragen, zu erleichtern. Das Gesicht und die Stirn zu entspannen, kann unseren Geist auflockern und uns leichter zum Lächeln bringen.

Natürlich ist diese Art von „Psychotherapie" nur bis zu einem gewissen Grad wirksam. Auch ein vollkommen flexibler Yogi (wie auch ein Tänzer oder ein Akrobat) kann immer noch voll von Ängsten sein, von Ego oder von Emotionen – einfach, weil unsere psychischen Themen nicht in unserem Körper verwurzelt sind, sondern tief in unseren Chakren und in unserem Gehirn. Sie *manifestieren* sich lediglich in unserem Körper. Wenn wir also Spannungen auflösen, dann behandeln wir ein unglückseliges Symptom und wir fühlen uns danach besser. Aber wahre Heilung entsteht, wenn wir uns mit den *Ursachen* beschäftigen und diese verändern, und dabei geht es um geistige *Muster*. Nur dann werden wir einen anhaltenden Effekt erzielen können.

Der Einsatz von Affirmationen

Dies bringt uns zu einem wichtigen Werkzeug des Ananda-Yoga: den Affirmationen. Wenn wir Affirmationen mit den Yogahaltungen verbinden, dann wird unsere Transformation tiefer, denn wir arbeiten dann nicht nur am Körper, sondern auch an unserem Geist. Der Geist aber ist Yogananda zufolge „höher als der Körper". Für diese Behauptung gibt es eine Erklärung.

In unserem Universum, so erläutert er, folgt alles einer bestimmten Struktur: Das Denken (die Kausalwelt) ist die primäre Ursache von allem. Sie manifestiert sich als Energie (als Astralwelt), die sich wiederum materiell manifestiert (als die materielle Welt). Unser Leben folgt demselben Muster. Unser Geist formt unseren Körper, mit Hilfe von Prana. Mit einfachen Worten: Der Geist erschafft.

Deshalb legt Yogananda in seinen Lehren eine starke Betonung auf den Geist und auf seinen großen Einfluss auf unser Leben, auf unsere Gesundheit und auf unser Glück: „Der Geist ist die Quelle all unserer Probleme und all unseres Glücks." Tatsächlich kann die Macht des Geistes kaum überbewertet werden, wie auch die moderne Quantenphysik deutlich zeigt. Um unsere negativen geistigen Muster, die „Rillen in unserem Gehirn", zu verändern, lehrt Yogananda Affirmationen und beschreibt sie als „hochexplosive Schwingungsbomben".

Ananda-Yoga wendet diese Lehren bewusst an. Jede Asana bringt eine besondere Qualität, eine Eigenschaft, zum Ausdruck. Der Körper hat eine Sprache und jede Haltung ist ein besonderes „Wort" in dieser Sprache, die wortreich eine Eigenschaft zum Ausdruck bringt. Wenn die Haltung sprechen könnte, dann würde sie eine Affirmation sprechen. Die Affirmationen, die wir im Ananda-Yoga benutzen, übersetzen lediglich die Haltung in Sprache. Körper und Geist arbeiten dann bewusst zusammen und bringen dieselbe innere Eigenschaft zum Ausdruck. Auf diese Weise wird die Körper-Geist-Verbindung in der bestmöglichen Weise eingesetzt.

Swami Kriyananda erklärt: „Als ich das Ananda-Yoga als System entwickelt habe, meditierte ich darüber, wie man die Affirmationen und die Yogahaltungen zusammenbringen könnte. Wenn es gelänge, so erkannte ich, den Geist mit dem Körper durch wiederholte geeignete Affirmationen zusammenarbeiten zu lassen, dann würden die Haltungen wesentlich wirksamer sein, als wenn man sie allein körperlich einnehmen würde. Daraufhin meditierte ich über die Haltungen, um zu erkennen, welcher Geisteszustand sowohl psychisch als auch spirituell durch die verschiedenen Haltungen verstärkt und manifestiert wurde. … Die Affirmationen, die ich benutzt habe, kamen als Ergebnis der Gnade Yoganandas zu mir." (22)

Kurz gesagt: Im Ananda-Yoga wird bei jeder Yogahaltung still eine spezielle Affirmation wiederholt, die die besondere Eigenschaft dieser Haltung zum Ausdruck bringt. Auf diese Weise wird ihre Wirkung auf unser Leben vergrößert, einfach dadurch, dass unser Geist sich wie ein Resonanzboden auf die Haltung einstimmt, sodass die affirmierte Eigenschaft lauter schwingt.

„Jede Haltung wird mit besonderen geistigen und spirituellen Zuständen verbunden, die – wenn man auf sie meditiert, während man die Positionen hält – sich in einem leichter manifestieren, als wenn man geistesabwesend durch die Positionen geht oder nur an ihren körperlichen Nutzen denkt."

Die Baumhaltung (*Vrikasana*) beispielsweise bringt auf natürliche Weise die Eigenschaft der Ruhe und der Gelassenheit sowie des Gleichgewichts und der Zentriertheit zum Ausdruck. Perfekt! Wenn wir dieser Asana jedoch die Affirmation „Ich bin ruhig, ich bin gelassen" hinzufügen, dann wird der Ausdruck der Ruhe, des Gleichgewichts und der Zentriertheit intensiver sein. Nach und nach werden wir ein anderer, positiv ausgerichteter Mensch werden.

Durch die Affirmationen werden wir während der Herausforderungen des Lebens ruhiger, entwickeln lebensbejahende Einstellungen und pflegen während des Tages freundliche Gedanken, sowohl gegenüber anderen als auch gegenüber uns selbst. Und plötzlich, während wir arbeiten, vielleicht beim Umgang mit Stress, erscheint dann vielleicht eine Affirmation, die wir während des Yoga praktiziert haben, in unserem Geist: „Inmitten aller Lebensstürme stehe ich gelassen." Langsam werden wir dadurch zu einem anderen, positiveren Menschen.

Mit anderen Worten: Wenn wir unsere innere Schönheit mit Körper und Geist affirmieren, dann wird diese Schönheit in uns zunehmen. Wenn wir inneren Frieden affirmieren, dann wird dieser in unserem Herzen wachsen. Und wenn wir Freude affirmieren, dann wird diese nach und nach in uns Wirklichkeit werden. Auf diese Weise lenken wir unseren Geist dahin, dass er sich bewusst mit den höheren „Klängen“ unseres Bewusstseins identifiziert. Das ist ein sehr wichtiger Schritt in Richtung auf die Selbsverwirklichung. Der Geist wird auf diese Weise zu unserem wichtigsten Verbündeten.

Durch die Affirmationen arbeitet der Geist unmittelbar mit den Asanas zusammen und deshalb geschieht unsere innere Transformation schneller. Als Folge davon wird unser Leben heller und fröhlicher.

Der Atem: Ein natürlicher Psychotherapeut

Neben den Affirmationen und der Möglichkeit, körperliche Spannungen aufzulösen, gibt es ein weiteres Instrument, das unsere Psyche während der Asanas transformieren kann: den Atem. Unser Atem kann tatsächlich zu einem echten Psychotherapeuten werden, der lebensverändernd für uns wirkt. Der Grund hierfür ist, dass Atmung und Geist eng miteinander verknüpft sind, wobei einer den anderen beeinflusst. Wenn man den Atem bewusst einsetzt, wie man dies im Yoga tut, dann wird er zu einem Werkzeug, das den Geist positiv beeinflusst.

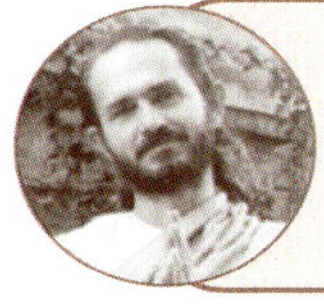

„Richtiges Atmen ist tatsächlich eine der wirkungsvollsten Arten von Psychotherapie.“

Im Folgenden nun einige der Arten und Weisen, wie unser „Psychotherapeut“, der Atem, arbeitet (23):

- Alle klassischen Pranayamas haben eine Wirkung auf unsere Psyche – die einen wirken aufmunternd, die anderen beruhigend. Es gibt Formen, die energetisieren, andere harmonisieren, wieder andere bringen die Aufmerksamkeit nach innen.
- *Sitali* und *Sitkari* Pranayama beispielsweise kühlen das Gehirn und das Nervensystem, was unserer Psyche hilft, besser mit Stress und Unruhe umgehen zu können.
- Ruhiger Zwerchfellatem vermindert Angst und Ängstlichkeit.
- In die seitlichen Rippenbögen zu atmen (was man in der zweiten Phase des *Vollen Yogaatems* tut) kann helfen, Schüchternheit zu überwinden.

- Tief in den Brustraum hinein zu atmen (was man in der dritten Phase des *Vollen Yogaatems* tut) und ihn dabei zu öffnen, löst emotionale Blockaden auf und unterstützt dabei, seine Gefühle angemessen zum Ausdruck zu bringen.
- Ruhiges, tiefes, rhythmisches Atmen entspannt den Geist und hilft, Ängste zu überwinden.
- Beim Einatmen kann man jede gewünschte positive Eigenschaft in sich aufnehmen, mit dem Ausatmen kann man jede negative Eigenschaft vertreiben. Swami Kriyananda nannte diese Art zu atmen, die wir bewusst praktizieren können, die „geistige Lunge".
- Das Einatmen zu betonen, hat einen energetisierenden Effekt; das Ausatmen zu betonen, hat eine beruhigende Wirkung und bringt den Übenden nach innen.
- Langes, tiefes, vollständiges Atmen schenkt dem Übenden ein Gefühl von Vitalität. Psychologisch ausgedrückt, repräsentiert der Atem das Leben selbst.
- Den Atem zu vermindern, hat eine spirituelle Wirkung: Wenn wir danach streben, ohne Atem zu sein, dann führt dies zu innerer Stille und tiefen meditativen Zuständen.

Die korrekte körperliche Ausrichtung

Um auf die Körper-Geist-Verbindung zurückzukommen: Die korrekte körperliche Ausrichtung während der Asanas ist nicht nur für die Gesundheit wichtig, sondern auch, um die Eigenschaften auszubilden, die wir mit den Haltungen affirmieren. Stelle dir eine Kriegerposition mit krummem Rücken vor – würde sie dann immer noch Kraft und Macht zum Ausdruck bringen? Wahrscheinlich nicht. Und stelle dir eine gebeugte Wirbelsäule vor – würde sie Liebe ausstrahlen? Wohl kaum. Stelle dir verspannte Schultern vor – was meinst du, bringen sie Frieden zum Ausdruck? Nein. Nur Haltungen mit einer korrekten körperlichen Ausrichtung bringen wirklich unsere inneren Eigenschaften zum Ausdruck, die damit verbunden sind.

Das psychologische Ziel

Ein Psychologe fragte einmal Swami Kriyananda: „Welches ist die beste Yogahaltung?" Seine Antwort sollte man mehrmals lesen: „Diejenige, die dich fest auf deine Füße stellt." Was wollte er wohl damit sagen? Dass wir durch Yoga vor allem innerlich unabhängiger werden, stärker, ausgeglichener, harmonischer. Unsere Persönlichkeit wird in sich vollständiger, gereinigt von den Seiten, die uns schwächen oder verdunkeln. Auch das folgende Zitat sollte man öfter lesen:

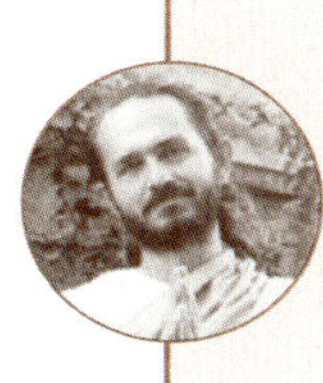

„Auf geistiger Ebene
bedeutet Yoga die harmonische Integration
der Persönlichkeit
und dadurch die Löschung aller
psychischer ‚Komplexe'."

Um es zusammenzufassen: Im Ananda-Yoga besteht das Training des Geistes darin, die natürliche Verbindung zwischen Zuständen des Geistes und Körper zu erforschen. Wir lernen, wie wir die Affirmationen korrekt einsetzen, die wiederum positive Eigenschaften in uns fördern.

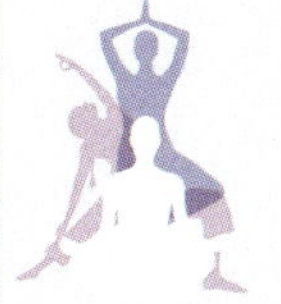

Hab' Spaß!

Spiele mit dem Körper.
Entdecke, wie er den Geist beeinflusst.
Spanne deine Schultern an und ziehe sie hoch
und nimm wahr, was das in dir bewirkt.
Entdecke deine Augen: Schaue nach oben und nach unten
und nimm wahr, wie dein Bewusstsein sich verändert.
Gehe in jede Asana und spüre, was sie zum Ausdruck bringt.
Spürst du dieselbe Botschaft, die Swami Kriyananda erhielt?
Er war in einem überbewussten Wahrnehmungszustand.
Deshalb versuche zu verstehen, was er in jeder Haltung fühlte,
um genau diese Affirmation, die er fand, zu entdecken.

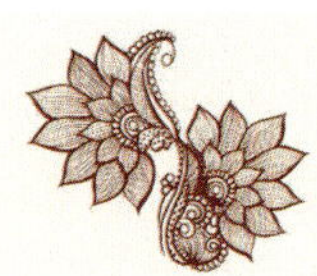

C) Die Seele

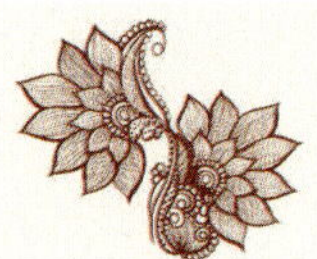

Selbstverwirklichung

Nachdem wir nun Körper und Geist diskutiert haben, lasst uns nun das dritte Element dazunehmen: die Seele.

Ja, unser Körper kann sich so entwickeln, dass er Freude zum Ausdruck bringt, und ja, unser Geist kann auch in einen Zustand der Freude kommen. Dennoch sind diese beiden eher wie Instrumente, die Freude erklingen lassen, während das Gefühl selbst seinen Ursprung anderswo hat: Freude hat ihren Ursprung in unserer Seele. Der Ursprung unserer allerschönsten, höchsten Eigenschaften liegt in deinem strahlenden Selbst.

Mit anderen Worten: Bei allen Haltungen, bei denen wir Frieden, Liebe oder Kraft affirmieren, bringen sowohl unser Körper als auch unser Geist nach außen unser Selbst zum Ausdruck, manifestieren es und finden Worte dafür. Das Selbst, unsere Seele, die tief in uns versteckt ist, wird so im Außen offenbar.

Dies bringt uns zum Zentrum der Lehren Yoganandas, in dem es um das alte vedische Konzept der Selbstverwirklichung geht. Unsere Seele ist danach göttlich, nach dem Bilde Gottes geschaffen. Der wahre Sinn des Lebens besteht darin, uns daran zu erinnern (*smritti*). „Ihr seid Gott", hat Jesus uns gelehrt. (24) Die Heiligen Schriften Indiens sagen mit etwas anderen Worten dasselbe: *Ayam Atma Brahma*, heißt es darin, was bedeutet: „Dieses Selbst ist Brahma." (25) Wir sind nicht dieses schwache, kleine Ego. Jeder von uns ist ein göttlicher Löwe, eine strahlende Seele.

Ananda-Yoga macht aus dieser uralten Lehre eine moderne Praxis. Die Positionen bringen durch Körper und Geist unsere Seele zum Ausdruck. Während jeder Asana konzentrieren wir uns mit voller Absicht auf einen besonderen Aspekt unseres wahren Selbst und bringen ihn zum Strahlen. Die Affirmationen, die wir im Ananda-Yoga benutzen, helfen uns dabei, sodass der Geist auf kraftvolle Weise diese Seeleneigenschaften stärken kann.

Diese Art der Asana-Praxis ist eine Form von *Swadhyaya* (des „Selbststudiums", eins der „Zehn Gebote" von Patanjali, der *yamas* und *niyamas*). Es ist das Studium der Seele: Jede Asana „studiert" eine besondere Facette unserer wahren inneren Identität.

Tatsächlich sind die Asanas, wie auch Swami Kriyananda betont, alles andere als nur gymnastische Übungen. Weit davon entfernt! Ihr Ursprung liegt in der

Erleuchtung, sie bringen tiefes Wissen und Wahrheit zum Ausdruck und sollten auch so verstanden werden. Sie drücken nicht nur harmonische Geisteshaltungen aus, sondern unser wahres Selbst.

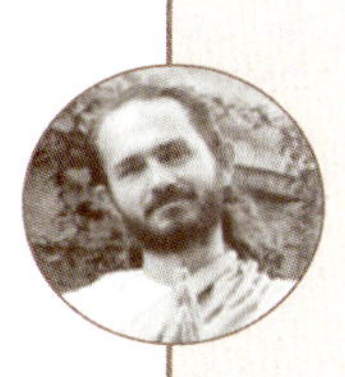

„Die Yogapositionen hatten ihren Ursprung nicht bei Fußball-Trainern oder Sportcoaches, sondern bei großartigen Weisen, die in den verschiedenen Körperhaltungen die äußeren Ausdrucksformen innerer Seelenbewegungen erkannten."

Seeleneigenschaften manifestieren

Wenn du also einmal in der richtigen körperlichen Ausrichtung in einer Asana angekommen bist, dann lasse deine geistige Konzentration sich auf dieses Ziel ausrichten: Erkenne in jeder Asana einen Strahl des Regenbogens deiner Seele. Die Seelenfarben, also die Farben des Regenbogens, sind Yoganandas Lehren zufolge acht:

- Liebe
- Freude
- Frieden
- Ruhe
- Weisheit
- Kraft/Macht
- Klang
- Licht

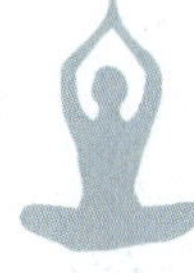

Bringe sie zum Strahlen, eine nach der anderen, Haltung nach Haltung. Mache sie zu deiner eigenen wahren Natur, zu deinen eigenen, angeborenen Eigenschaften.

„Die Haltungen sind so angelegt, dass sie dein ganzes Wesen verändern können. Und dieses Wesen ist eine Ausstrahlung von ganz innen. Was wir im Inneren sind, werden wir auch im Außen sein."

Asanas sind also Haltungen der Seele. Jede Asana bringt mit anderen Worten eine reine Seelenfacette zum Ausdruck, die ihren Ursprung in unserem Höheren Selbst hat. Die Asanas auf diese Weise zu praktizieren, wird langsam, nach und nach, dein Identitätsgefühl verändern, die Art und Weise, wie du dich spürst und was du von dir denkst, die Art und Weise, wie du mit der Außenwelt in Beziehung trittst: Zelle für Zelle werden wir zu Kindern des Lichts – denn das ist das, was wir in Wahrheit sind. Wie die Bibel in ihrer Weisheit sagt: „Denn ihr seid alle Kinder des Lichts und Kinder des Tages. Wir sind nicht von der Nacht noch von der Finsternis.“ (Erste Thessaloniker 5:5)

Swami Kriyananda übermittelt uns daher seine zentrale Richtlinie für unsere Asana-Praxis mit den Worten:

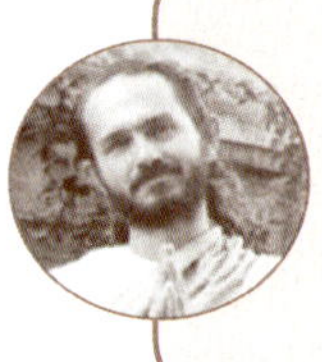

„Jede Haltung sollte eine Affirmation des göttlichen Selbsts im eigenen Inneren sein und auch nach der Asana solltest du dorthin zurückkehren.“

Meditiere zutiefst über diese Aussage, absorbiere sie in die Zellen deines Körpers und wende sie auf deiner Yogamatte an. Lass jede Yogahaltung eine Eigenschaft deiner Seele zum Ausdruck bringen. Was wir innen sind, nämlich ein vollkommenes Wesen, werden wir dann auch im Außen. Lass die Asanas von deinem göttlichen Geist durchstrahlt sein. Durchdringe jede einzelne mit den „Farben“ deiner Seele.

„Der Yogi sollte bei diesem Teil seines
göttlichen Selbst verweilen
und sich damit identifizieren.
Er sollte die Yogahaltungen in dieser Haltung praktizieren.
Das wird seinen Geist in Einklang mit
diesen höheren Zuständen bringen.
Wenn er die Yogahaltungen auf diese Weise ausführt,
dann werden sie hundertmal wirkungsvoller sein,
und zwar sowohl in körperlicher Hinsicht,
im Hinblick auf seine Gesundheit,
aber natürlich und vor allem im Hinblick auch
auf sein spirituelles Wachstum.“

Hierfür ein konkretes Beispiel: Die Krieger-2-Haltung, *Virabhadrasana* 2. Wenn du sie gut aktivierst, indem du deine Füße in den Boden drückst, deine Arme dynamisch zu den Seiten verlängerst und dich von dem obersten Punkt deines Kopfes aus nach oben ziehst – dann wirst du ganz spontan ein Gefühl der Kraft spüren. Was du fühlst, ist eine deiner natürlichen Seeleneigenschaften, die von innen in dir aufsteigt. Unser Geist arbeitet dann damit zusammen und affirmiert: „Voller Freude drücke ich die göttliche Kraft aus."

Ein weiteres Beispiel hierfür ist *Salabhasana*, die Heuschrecke. Hierbei werden die Beckenknochen gegen den Boden gedrückt, denn dies ist der einzige Teil des Körpers, der den Boden berührt. Der übrige Körper befindet sich in der Luft, so, als ob man fliegen würde. Diese Haltung bringt auf ganz natürliche Weise die Freude der Seele zum Ausdruck, deren Wesen darin besteht, in voller Glückseligkeit zu fliegen. Der Geist richtet sich erneut auf diese Eigenschaft aus und affirmiert: „Ich erhebe mich auf Schwingen der Freude."

Auf diese Weise praktizieren wir und entwickeln in uns die unterschiedlichen „Seelenqualitäten".

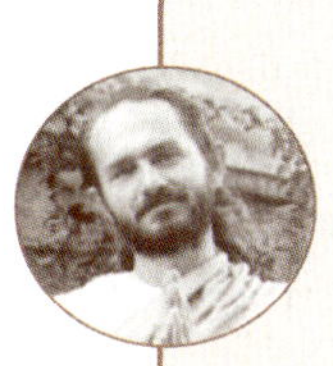

„Die Yogahaltungen mit einem spirituellen
Gefühl zu praktizieren,
bedeutet zu entdecken, wie sie einem helfen,
dieses Gefühl in sich zu entwickeln.
Die Yogapositionen können so
als bedeutsames Werkzeug für die spirituelle
Entfaltung gesehen werden."

Ein spiritueller Tanz

Yoga wird so zu einem bewussten Seelenausdruck, der von innen nach außen fließt. Swami Kriyananda ermutigt uns, diesen Ausdruck zu etwas werden zu lassen, das sich fast wie „ein spiritueller Tanz“ anfühlt. In einem Vortrag über Hatha-Yoga beschreibt er diese fröhliche Stimmung, die im indischen Sanskrit „*bhav*“ heißt:

> „Tanz ist ein wichtiger Teil spiritueller Manifestation. Als ich während der Weihnachtsmeditation „Joy, joy, joy“ gesungen habe, hätte ich gern mehr als alles andere mein Harmonium einfach zur Seite gestellt, wäre aufgesprungen und hätte getanzt. Es fühlte sich so an, als wäre es genau die richtige Stimmung und der richtige Ausdruck dafür. Diese Art Denken sollten wir auch haben, wenn wir Hatha-Yoga praktizieren, es also als eine Art Tanz verstehen.“

Er erläuterte weiter, dass anmutige Bewegungen, ein Gefühl von Leichtigkeit und davon, sich in seiner eigenen Aura zu bewegen, alles Aspekte dieses Tanzes sind. Ein guter Tanz, so sagt er weiter, bringe *ida* und *pingala* (Erläuterung in Kapitel 9) zum Ausdruck: Jede Bewegung in jede Richtung bringt unmittelbar eine Gegenbewegung in die entgegengesetzte Richtung hervor, sodass wir wieder in unserem Zentrum ankommen. Die Art und Weise, wie wir in eine Haltung kommen, und die Art, wie wir sie wieder verlassen, sind deshalb beinahe ebenso wichtig wie die Haltung selbst.

Vorbereitung für die Meditation

Unsere letztliche Selbstverwirklichung ebenso wie die höchste Freude stellen sich jedoch nicht durch Bewegung, sondern in der *Abwesenheit* jeder Bewegung ein. Tiefste innere Stille in der Meditation ist der Altar für die Selbstverwirklichung. Yogananda lehrte ja auch in erster Linie Raja-Yoga, die Wissenschaft der Meditation. Hatha-Yoga wurde lediglich als körperliche Unterstützung dafür gesehen. Er sagte: „Hatha-Yoga ist der körperliche Zweig des Raja-Yoga, der wahren Yogawissenschaft. Raja-Yoga ist ein System von Meditationstechniken, die den Praktizierenden dabei unterstützen, sein menschliches Bewusstsein mit dem göttlichen Bewusstsein in Einklang zu bringen.“

Ein zentrales Anliegen des Ananda-Yoga besteht deshalb darin, den Körper und den Geist für die Meditation vorzubereiten. Deshalb beginnt und endet jede Ananda-Yogasitzung mit wenigstens einer kurzen Meditationseinheit. Die Asanas selbst werden als eine Art „Bewegungsmeditation" geübt. Kurz gesagt:

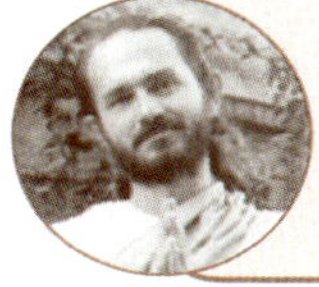

„Eins der Hauptanliegen des Hatha-Yoga besteht darin, den Körper auf die Meditation vorzubereiten."

Yogananda betont, dass es nicht notwendig sei, „sich körperlich verdrehen oder verrenken zu müssen oder Übungen zu praktizieren, die außergewöhnliche körperliche Durchhaltefähigkeit und Gelenkigkeit erfordern, wie dies (manchmal) im Hatha-Yoga empfohlen wird. Das Ziel ist Gott und sich Seiner Gegenwart bewusst zu sein ist das, was wir anstreben sollten." Ananda-Yoga ist deshalb eine Praxis, an der alle teilhaben können. Es versucht immer, eine erhebende Atmosphäre herzustellen, und zielt darauf ab, unsere innere Achtsamkeit zu stärken.

Gleichgewicht

Die andere Seite der Medaille ist folgende: Manche Yogis sind so fasziniert von der spirituellen Seite des Yoga, dass ihre Asanas die dynamische Seite vermissen lassen. Ihr Geist ist dann nicht mehr darauf ausgerichtet, sich dem Leben zuzuwenden und es zu bestätigen. Einseitigkeit jedoch ist nie gut, auch im Yoga nicht. Man braucht Ausgewogenheit, Balance. Menschen dieser Art würde es guttun, einmal über folgendes Zitat nachzusinnen:

„Derjenige, der nur die spirituelle Seite betont, und Körper und Geist vernachlässigt, wird merken, dass er gegen sein körperliches Wesen anarbeitet. Betone also den spirituellen Aspekt des Hatha-Yoga nicht bis zu dem Punkt, dass du seine körperlichen Vorzüge ganz vergisst, denn dann wirst du es einseitig sehen und das wird dich vom Hatha-Yoga ganz wegführen. Denn warum solltest du dann nicht einfach nur meditieren? Aber so ist es nicht. Es liegt eine Menge Wert in allen Aspekten dieser Praxis."

Die dreifache Ausrichtung

Um dieses Kapitel zusammenzufassen: Im Ananda-Yoga praktizieren wir einen dreifachen Ansatz:

1) Als Erstes richten wir unseren **Körper** auf richtige Weise aus, um die wundervollen körperlichen Vorzüge einer Asana-Praxis zu erfahren, die uns Gesundheit und Vitalität schenkt. Wir tun dies auch für unsere eigene körperliche Sicherheit, denn Asanas, die man falsch übt, können dem Körper sogar schaden. Außerdem ermöglicht uns die korrekte körperliche Ausrichtung, dass wir die dazugehörenden Eigenschaften unserer Seele besser zum Ausdruck bringen können.
2) Zweitens richten wir unseren **Geist** auf die richtige Weise aus: Jede Affirmation, die wir während einer Asana sprechen, ist eine Ausrichtung unseres Denkens auf das strahlende, lichtvolle Selbst und seine Eigenschaften.
3) Drittens richten wir unsere **Seele** aus, indem wir ihre edlen Eigenschaften zum Ausdruck bringen.

Die Lehren in diesem Kapitel stellen die Basis des Ananda-Yoga dar: Wir lassen Körper, Geist und Seele blühen, alle gemeinsam, Hand in Hand. Durch diese Praxis werden wir als Menschen glücklicher werden, unsere Lebensqualität wird sich auf allen Ebenen verbessern, weil wir unser Wohlbefinden, unser Gleichgewicht und unsere Harmonie gestärkt haben. Wir sind so auf dem Weg zur Selbstverwirklichung und lassen unser Höheres Selbst bewusst blühen, indem wir seine Schönheit affirmieren und zum Ausdruck bringen.

Hab Spaß!

Sei ein Künstler, wenn du die Haltungen ausführst!
Lass deine Seele sich
durch die körperlichen Symbole ausdrücken!
Mache aus deinem Yoga einen Akt der Kreativität,
mit der du anmutig dein Höheres Selbst verkörperst.

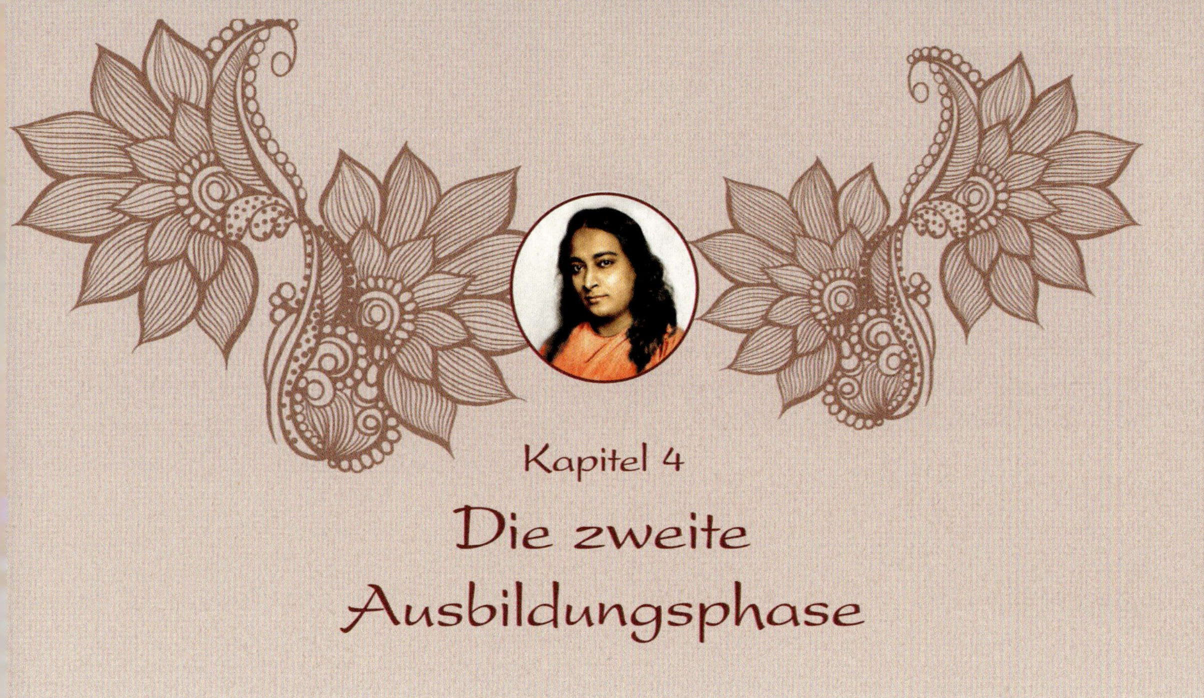

Kapitel 4

Die zweite Ausbildungsphase

Mit Prana arbeiten

„Ich habe deshalb den Schülern der Ranchi-Schule
meine einfachen ‚Yogoda'-Techniken beigebracht,
durch die die Lebensenergie, die im Menschen
in der Medulla oblongata ihr Zentrum hat,
bewusst und unmittelbar aus dem grenzenlosen Speicher
kosmischer Energie aufgeladen werden kann."

Autobiografie eines Yogi

Ein neuer Fokus

Für einen Yoga-Anfänger wäre es am besten, wenn er die erste Ausbildungsphase für einige Zeit aufnehmen und üben und damit seine Achtsamkeit für Körper, Geist und Seele erweitern würde. Schon darin gibt es so viel, was verinnerlicht werden kann und was die Grundlage für alles Weitere ist: **Körperlich** lernen wir, wie man die Asanas korrekt ausführt und wie wir so unser Wohlbefinden vergrößern. **Geistig** lernen wir, wie man die Affirmationen anwendet und wie wir dabei auf konstruktive Weise unser Denken einsetzen. **Spirituell** erleben wir, wie wir in jeder Haltung eine Ausdrucksform unserer Seele erkennen können. Danach meditieren wir ein wenig. Alles zusammen ist ein wundervolles Training, eine in sich vollständige und transformierende Praxis. Unser Leben fängt an, sich auf allen Ebenen zu verändern.

Wenn diese Elemente *der ersten Phase* sorgsam und vollständig verinnerlicht worden sind, dann ist der Ananada-Yogi vorbereitet für die *zweite Phase*: die Arbeit mit Prana. Es ist ein wichtiger und großer Schritt vorwärts. Energie (Prana) kontrollieren zu können, ist das Herzstück des uralten Yoga, sein Lebenselixier und seine Essenz.

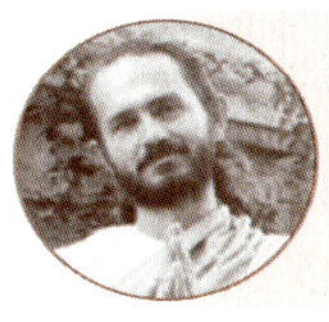

„Energiekontrolle ist der Gundpfeiler aller Yogalehren."

Mit anderen Worten: Wir betreten nun eine ganz neue Ebene der Praxis. Wir verschieben die Ausrichtung unserer Achtsamkeit und lassen sie tiefer gehen – dorthin, wo wir unsere innere Energie wahrnehmen und kontrollieren können. Das ist das wichtigste Training für einen Yogi und eine überaus aufregende Entdeckung.

Bitte erinnere dich: Die Arbeit mit dem Körper (Ausrichtung), dem Geist (Affirmationen) und der Seele (Eigenschaften zum Ausdruck bringen), die wir in der *ersten Ausbildungsphase* gelernt haben, wird weiterhin aufrechterhalten. Wir lassen Körper, Geist und Seele weiterhin blühen. Alles bleibt unverändert. Nur unser innerer Fokus verschiebt sich nun: Er wird mehr auf die Lebensenergie ausgerichtet, wir erhöhen den Fluss der Energie, um die Vitalität zu erhöhen, wir entdecken ihre Verbindung zu den Affirmationen und versuchen, die Energie als solche spüren zu lernen – ein Bemühen, das unsere ganze Praxis spiritualisiert.

Prana: Der große Heiler

Yogananda beschreibt Prana als den großen Heiler:

> „Was genau heilt eigentlich? Ist es die Medizin, ist es Röntgen, Massage oder der Geist? Wenn es irgendetwas davon wäre – warum kann es dann nicht alle Krankheiten heilen? Kann die Medizin, kann der Geist einen To-

ten auferwecken? Warum nicht? Weil die Lebenskraft (Prana) die einzige, die höchste, die unersetzliche Kraft ist, mit deren Hilfe alle beschriebenen Heilmethoden letztlich wirken können. Eine Heilmethode ist besser oder schlechter insoweit, als sie in der Lage ist, die inaktive Lebenskraft in einem kranken Körperteil aufzuwecken oder zu stimulieren und die Krankheit so durch einen Stromschlag abzutöten. Deswegen sind alle Heilmethoden in Wahrheit indirekte Wege, um die Lebensenergie zu erwecken, denn diese ist der einzig wahre und unmittelbare Heiler aller Krankheiten." (26)

Aus diesem Grund lehrte Yogananda 39 *Energie-Aufladeübungen*, mit denen es möglich ist, Körper, Geist und Seele mit Prana aufzuladen. Es ist sehr nützlich, die ganze Folge dieser Übungen zu lernen (man benötigt dazu nur 10 – 15 Minuten), da sie die Grundlage von allem sind, das nun folgt. (27)

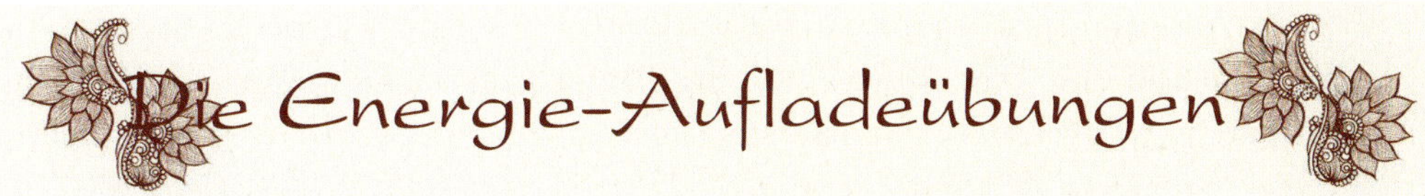

Die Energie-Aufladeübungen

Um Yoganandas *Energie-Aufladeübungen* zu verstehen, brauchen wir einen kleinen Rückblick in den philosophischen Hintergrund, auf dem sie aufbauen:

Der göttliche Geist erzeugte einen Laut, eine kosmische Schwingung, das OM, aus dem das Universum wurde, das mit diesem Klang am Leben erhalten wird. Auch unser Körper lebt nicht nur durch Nahrung, Trinken, Luft und Sonne, sondern wird ebenfalls durch diesen unsichtbaren Klangstrom belebt. Yogananda zufolge betritt er unseren Körper durch die *Medulla oblongata*, den „*Mund Gottes*", der diese göttliche Speise zu sich nimmt. Der Strom, der unseren Körper betritt, teilt sich dann auf in fünf *Pranas* (*vajus*): Man nennt sie *prana*, *apana*, *vyana*, *samana* und *udana*. Jeder von ihnen erfüllt eine ganz besondere Funktion in unserem Körper und ist ausschlaggebend für unsere Gesundheit und unser Wohlbefinden.

Die *Energie-Aufladeübungen* (die Yogananda ursprünglich „Yogoda" nannte) lehren, wie man die kosmische Schwingung OM durch die Medulla oblongata anzieht und sie dann mit Hilfe seines Willens und der Imagination in verschiedene Körperteile schickt, wo sie Gesundheit und Vitalität verbreiten und die *fünf pranas* stärken. Mit den Worten Yoganandas:

„Yogoda lehrt, wie man jede einzelne Körperzelle mit einem Ring superaufgeladener elektrischer Lebensenergie umgeben und sie dadurch vor jedem Verfall oder bakteriellen Angriff bewahren kann. Yogoda hält deshalb nicht nur die Muskulatur, sondern auch den Körper als Ganzes, die Knochen, das Innerste, die Zellen und das Gehirn in vollkommener Gesundheit." … „Zusammengefasst kann man sagen, dass Yogoda das Resultat von Jahren der Forschung und des Experimentierens ist. Es ist ganz einfach und praktikabel, man kann es schnell lernen und schnell anwenden. Wenn man es einmal gelernt hat, vergisst man es nie wieder. Menschen aller Altersstufen können es erlernen, Kinder von fünf Jahren ebenso wie Greise. Seine Wirkungen sind äußerst belebend und aufbauend – in einem Maße, das bisher unbekannt war. Wenn es einmal bekannt geworden und angewandt werden wird, dann wird es mit Sicherheit eine der größten Wohltaten werden, die der Mensch je bekommen hat."

Die *Energie-Aufladeübungen* sind Yoganandas besonderer Beitrag zur Welt des Yoga. Sie sind eine besondere Form des Pranayama, der Energiekontrolle. Ihre Einzigartigkeit besteht darin, wie man kosmisches Prana durch die Medulla oblongata in den Körper ziehen kann, wobei man dazu seinen Willen, seine Imaginationskraft und körperliche Anspannung einsetzt. Ihr Sinn besteht darin, den Fluss des Prana im Körper deutlich zu erhöhen.

An dieser Stelle lehren wir jetzt nur eine einzige zentrale Praxis dieser Energie-Aufladeübungen, die als die *20 Aufladeübungen für die Körperteile* in vier Teilen bekannt ist. Bitte, folge den Anleitungen ganz genau.

Technik: 20 Aufladeübungen in vier Teilen
(aus dem Buch: Kriya-Yoga)

Halte deine Augen geschlossen und richte deine Aufmerksamkeit nach innen, auf deine Energie. Wende die beiden folgenden Grundprinzipien an: „Spanne mit deinem Willen an, entspanne dann und spüre nach" und „Je stärker der Wille, umso stärker der Energiefluss."

1. Stehe aufrecht. Atme langsam und tief ein und spanne nach und nach den ganzen Körper an (leicht, mittel, stark) bis zu einem Punkt, wo er anfängt zu vibrieren. Schaue nach oben zum Punkt zwischen den Augenbrauen und spüre mit deiner ganzen Konzentration, wie die Energie durch die Medulla oblongata in deinen Körper fließt. Halte die Spannung einen Augenblick lang und fülle deinen ganzen Körper bewusst mit Energie. Dann atme aus und entspanne dich langsam (mittel, niedrig, vollständig) und spüre, wie die Energie sich aus den Körperbereichen wieder zurückzieht. Spanne immer mit deinem ganzen Willen an, dann entspanne und spüre nach.
2. Wende nun dieselben Prinzipien an (schaue auf dein Drittes Auge, spüre, wie die Energie durch deine Medulla oblongata eintritt, fülle die Körperteile bewusst mit Energie), während du dich auf die folgenden 20 Körperbereiche konzentrierst. Spanne sie zunächst mit leichter, dann mit mittlerer, dann mit starker Spannung an, bis der jeweilige Muskel vibriert. Dann entspanne mit mittlerer, niedriger Entspannung, dann mit vollständiger Entspannung. Spüre, wie die Energie sich zurückzieht: linker Fuß, rechter Fuß, linker Unterschenkel, rechter Unterschenkel, linker Oberschenkel, rechter Oberschenkel, linke Gesäß-Seite, rechte Gesäß-Seite, Unterbauch, Magen, linker Unterarm, rechter Unterarm, linker Oberarm, rechter Oberarm, linke Brustseite, rechte Brustseite, linke Nackenseite, rechte Nackenseite, Kehle, Nacken (spanne diesen nicht zu stark an, mittlere Anspannung ist ausreichend).
3. Wiederhole nun die Anspannung dieser Körperteile, einen nach dem anderen, aber spanne sie nur bis zu einer mittleren Spannung an. Stelle dir erneut vor, wie sie sich aus der Medulla oblongata mit kosmischer Schwingung aufladen. Wenn alle Muskeln angespannt sind (mit Energie gefüllt), dann entspanne einen Muskel nach dem anderen, in umgekehrter Reihenfolge. Dann spanne alle 20 Muskeln zusammen mit einem einzigen Einatmen an und entspanne sie dann wieder mit einem einzigen langen Ausatmen.
4. Wiederhole Übung 1. Bringe dabei dein Kinn zur Brust.

Diese Übungen korrekt auszuführen und dabei die Energie wahrzunehmen und zu kontrollieren, ist nicht einfach. Swami Kriyananda schlägt deswegen ein Training in mehreren Etappen vor, das aus drei Schritten besteht:

- „Konzentriere dich anfangs nur auf die Anspannung im Körper.
- Dann werde dir der Energie hinter der Anspannung bewusst.
- Dann werde dir bewusst, wie du die Energie anziehen und lenken kannst.“

Die Energie-Aufladeübungen auf die Asanas anwenden

Yogananda erklärt in seinen Originallektionen, dass man *Yogoda* „mit großem Nutzen auf alle Formen körperlicher Übungen sowie auf Konzentrationsübungen und Meditationspraktiken anwenden kann“. Das genau tat Swami Kriyananda: Er wandte *Yogoda* auf die Asana-Praxis an und erklärte, dass die *Energie-Aufladeübungen* „unschätzbar für ein tieferes Verständnis und das Meistern der Wissenschaft des Hatha-Yoga“ seien.

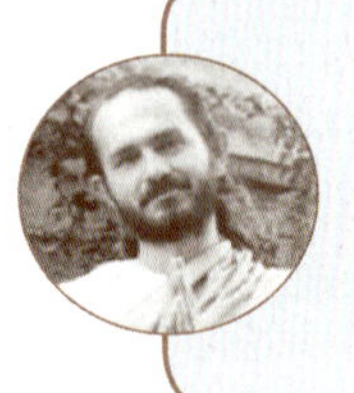

„Die Prinzipien, die den Energie-Aufladeübungen zugrunde liegen, können und sollten bei der Praxis der Yogapositionen angewendet und buchstäblich verkörpert werden.“

Lasst uns deshalb diese Prinzipien betrachten, eins nach dem anderen. Alle unterstützen uns dabei, unsere Praxis der Yogahaltungen auf eine neue, tiefere und spannende Ebene zu bringen.

1. Die Aufmerksamkeit auf den Fluss des Prana richten

Während der *Energie-Aufladeübungen* spannen und entspannen wir bewusst bestimmte Körperteile. Unsere Aufmerksamkeit wird dabei jedoch nicht auf die Muskeln gerichtet, sondern auf die Energie, die hinter ihnen liegt. Die *Yogoda*-Lektionen verdeutlichen diesen Punkt auf ganz eindeutige Weise: „Mechanische Übungen bringen einem im Allgemeinen bei, sich auf die Muskeln zu konzentrieren und sich ausschließlich als ein muskuläres Wesen wahrzunehmen. Auf diese Weise unterstützen sie die animalische Seite des Menschen und nicht sein feinstoffliches Wesen. … *Yogoda* (die Energie-Aufladeübungen) bringen den Schülern bei, sich auf ihren Lebensstrom und ihren Willen zu konzentrieren, und erwecken so das Bewusstsein ihrer feinstofflichen, spirituellen Natur."

Dasselbe geschieht während des Ananda-Yoga: Wir verlängern und strecken den Körper energetisch, wir aktivieren ihn dynamisch, während wir uns auf die Energie im Inneren konzentrieren. Jede Haltung setzt in uns einen besonderen Pranafluss in Gang. Versuche darum, während deiner Praxis diese Energie zu fühlen, klarer und klarer, sie wahrzunehmen und dir ihrer bewusst zu werden. Das ist ein Langzeit-Training.

„Die Yogapositionen sind dazu ausgerichtet, den
Energiefluss im Körper zu harmonisieren und zu stärken.
Der wahrnehmungsfähige Hatha-Yogi,
der diese Wahrheit erkennt,
wird versuchen, sich dieser Energie bewusstzuwerden.
Er wird die Haltungen und die Atemübungen
als Mittel begreifen, die in erster Linie
seine Bewusstheit erweitern sollen.
Denn Bewusstheit ist das erste und wichtigste Stadium
einer vollkommenen Energiekontrolle."

Wie schon früher gesagt, begreift Swami Kriyananda das Yoga als eine „Abenteuerreise in die Bewusstheit". Diese Abenteuerreise wird besonders spannend, wenn wir anfangen, uns des Energieflusses durch unseren Körper bewusst zu werden. Die gute Nachricht ist: Sich auf den Pranafluss zu konzentrieren, wird unser Bewusstsein ganz natürlich in die Spiritualität lenken. So bewegen wir uns auf ganz natürliche Weise in Richtung unserer Selbstverwirklichung.

„Hilfe, ich fühle diese Energie nicht!"

Wenn du dagegen diese Energie überhaupt nicht spüren kannst, dann mache dir keine Sorgen! Es ist besser, die Wahrheit zu sagen und auszusprechen: „Ich kann sie einfach nicht fühlen!", als dich in eine Fantasie zu flüchten. Die Wahrnehmung dieser Energie wird schon kommen, *wenn du einfach weitermachst.* Stelle sie dir einfach nicht als einen so schwierigen Prozess vor. Mentale Barrieren sind unsere schlimmsten Blockaden. Denke stattdessen: „Es ist ganz natürlich." Sei geduldig und richte deine Antennen weiter aus. Ja, *visualisiere* anfangs den Fluss des Prana, wenn dir das hilft, und dann, Stück für Stück, achte darauf, ob du ihn *wahrnehmen kannst.* Unterscheide immer zwischen Imagination und Wahrnehmung. Wenn du erst einmal ein klein wenig wahr-nehmen kannst, dann freue dich und mach weiter!

Ein neuer Zugang zu den Affirmationen

Wenn du die Affirmationen mit den Haltungen verbindest, versuche jetzt nachzuvollziehen, dass es der Energiefluss ist, der das Gefühl in der Yogahaltung und auch in der Affirmation erzeugt.

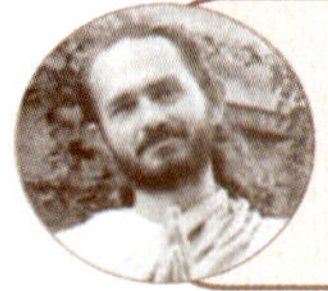

„Die Verbindung zwischen Körper und Geist
ist die Energie (prana) im Körper."

Ein Beispiel: In der *ersten Ausbildungsphase* haben wir vielleicht in *Vrikasana* (der Baumposition) gespürt: „Ich kann körperlich im Gleichgewicht auf einem Bein stehen und das bringt mich in Ruhe und in meine Mitte und deswegen affirmiere ich: Ich bin ruhig, ich bin gelassen." Jetzt aber gehen wir die Affirmation von einer Energieerfahrung aus an: „In der Baumposition spüre ich, wie meine Energie sich in meiner Wirbelsäule zentriert. Diese Energiewahrnehmung bringt mich zu der Affirmation: Ich bin ruhig, ich bin gelassen."

Die Inder sagen: Es ist dasselbe, aber ganz etwas anderes!

Ein weiteres Beispiel, *Adho Mukha Shvanasana* (Der herabschauende Hund): In der *ersten Phase* spüren wir, wenn wir die Hände und Füße auf den Boden drücken, eine starke erdende Wirkung, die uns mit Mutter Erde in Verbindung bringt und uns ein Gefühl von Stabilität vermittelt. Damit können wir affirmieren: „Ruhe strahlt aus meinem ganzen Wesen aus." In der *zweiten Phase* versuchen wir, den Energiefluss aus unserem Inneren nach außen in die Arme und Beine, Hände und Füße fließen zu lassen und verwurzeln sie tief im Boden. Diese energetische Verwurzelung schenkt uns auf ganz natürliche Weise ein Gefühl der Stabilität und Ruhe. Man kann die Energie der Ruhe spüren, wie sie aus der Wirbelsäule (den Chakren) heraus in den Körper und nach außen strahlt. Mit dieser Energiewahrnehmung können wir affirmieren: „Ruhe strahlt aus meinem ganzen Wesen aus."

Um es noch einmal zu sagen: Die gesamte Asana-Praxis bleibt dieselbe – Körper, Geist und Seele –, aber unsere Achtsamkeit verschiebt sich auf die Wahrnehmung der Energie und darauf, wie dadurch alle drei Ebenen beeinflusst werden.

„Spüre deinen Körper als spirituelle Energie, die sich durch unterschiedliche meditative Haltungen bewegt und dabei jene tiefen Stadien des Friedens und der inneren Erfüllung zum Ausdruck bringt, die du mit deiner täglichen Praxis dieser heiligen Wissenschaft zu erreichen gehofft hast."

Das Prana-Bewusstsein bei den Pranayama-Übungen

Wie wir in dem obigen Zitat lesen können, konzentrieren wir uns auch während der Atemübungen auf den Fluss des Prana. Wenn du also Pranayama übst, dann konzentriere dich nun auf den inneren Energiefluss, wie dies im Kapitel 9 beschrieben werden wird. Versuche, den Fluss des Prana wahrzunehmen, während du atmest. Die Lehre dahinter ist die folgende: „Achtsamkeit ist das erste und wichtigste Stadium bei der Energiekontrolle."

Mit anderen Worten: Pranayama ist Energiekontrolle. Aber der erste Schritt besteht darin, diese *Energie wahrnehmen zu lernen*. Nur dann können wir hoffen, dass wir sie irgendwann kontrollieren können.

Hier eine weitere, wunderbare **Übung**: Jedes Mal, wenn du tief atmest, spüre, dass du nicht Luft, sondern Energie einatmest. Nimm ganz bewusst die Lebensenergie aus der Luft auf. Die folgende Aussage gilt ganz besonders, wenn du den Vollen Yogaatem übst:

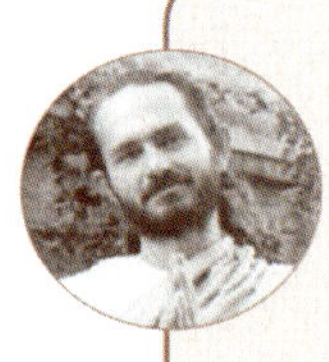

„Die Luft ist voll von Prana, der Energie. Wenn du sehr langsam und bewusst atmest und dich auf die Energie in der Luft konzentrierst, wie sie in deinen Körper kommt und ihn von deinen Zehen hoch bis zu deinem Kopf erfüllt, dann wirst du entdecken, dass du eine unglaubliche Vitalität in dir entwickeln kannst – Einfach dadurch, dass du atmest."

Achtsamkeit für die Aura

Wenn wir in unserer Energiewahrnehmung weiter wachsen, können zahlreiche feinstoffliche Wahrnehmungen geschehen. Eine Erfahrung besteht beispielsweise darin, dass wir nach und nach das Prana (als Licht) nicht nur *in* unserem Körper spüren, sondern auch *um* ihn *herum*. Damit werden wir uns unserer Aura bewusst, des Magnetfeldes um uns herum.

„Wir können dann wahrnehmen, dass wir uns in einer Aura aus Licht bewegen. Wenn du dann deine Arme in einer Yogahaltung nach oben nimmst, dann nutze deine Hände, um zu spüren, wie du deine Aura stärkst... Die innere Energie wird das Licht in uns vergrößern. Und während dieses Licht mehr und mehr zunimmt, wirst du in der Lage sein, dich auszustrecken zur Quelle dieses Lichts, dem Göttlichen. Bewusst in dieser Aura zu leben, ist eine der wichtigsten Funktionen des Hatha-Yoga."

Versuche es. Spiele damit. Mache dich mit dieser Art von Training vertraut.

Die besten Haltungen für diesen Zweck sind alle Haltungen, in denen du deine Arme nach oben um deinen Körper herumführst: *Vrikasana*, *Ardha-Chandrasana*, *Virabhadrasana* 1, *Muktasana* usw.

„Wenn du deine Hände in Vrikasana (dem Baum) oder in Ardha Chandrasana (dem Halbmond) über deinem Kopf zusammenbringst, dann spüre, wie du mit deinem Körper eine Lichtaura um deinen Körper herum erzeugst. Diese Aura ist dein Magnetfeld. Es kann dich vor allen schädlichen Einflüssen schützen. Es kann gute Gesundheit zu dir ziehen, wahre Freunde und gute Gelegenheiten."

Achtsamkeit für deine Chakren

Beginne in dieser zweiten Ausbildungsphase deine Achtsamkeit bewusst auf deine Chakren zu richten, die Energiezentren in der Wirbelsäule. Sie werden immer wichtiger für dich werden, je weiter du dich in deiner Yogapraxis entwickelst. Während du also weiter mit der Energiewahrnehmung in deiner Wirbelsäule arbeitest, während du deine Asanas übst, lass deine Absicht dahin gehen, dass du deine Chakren, die „Energieräder", wahrnehmen willst. Sie sind für jeden Yogi lebenswichtig.

2. Wie du Prana in deinen Körper lenken kannst

Die wichtigste Aufgabe der *Yogoda*-Übungen besteht darin, „geistig und bewusst Energie in jeden beliebigen Körperteil zu lenken." Die Muskeln werden stark aktiviert, aber mit dem Willen und mit der Imagination ist es möglich, Energie in sie hineinzuprojizieren. Wende dasselbe Prinzip auf die Asanas an:

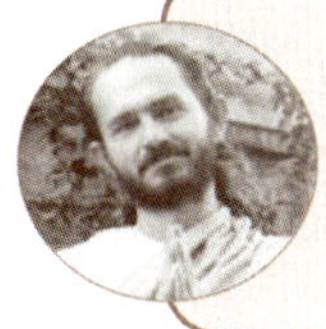

„Wenn du die Haltungen praktizierst, besonders diejenigen, die den Körper dehnen und strecken, dann sende Energie zu den davon betroffenen Bereichen."

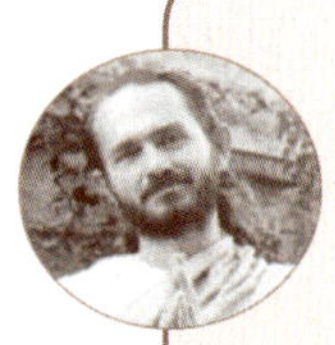

„Der Energiefluss im Körper kann durch dein eigenes Bemühen auf zweierlei Arten und Weisen gestärkt werden: Blockaden in den Nerven können eliminiert werden und der Energiefluss selbst kann gestärkt werden. Beide Ziele können erreicht werden, wenn du gewissenhaft Yoga praktizierst. Das ist vielleicht der wichtigste Grund dafür, dass Yoga eine Wissenschaft genannt wird und keine Kunst."

„Wenn du die Haltungen übst, dann spüre bei jeder Bewegung, dass du den Energiefluss in deinem Körper und um ihn herum vergrößerst."

Die besten Haltungen, um diesen lebensspendenden Fluss der Energie nach außen in den Körper wahrnehmen zu können, sind stehende Positionen, besonders, wenn die Arme und Beine dabei ausgestreckt werden und so etwas wie einen Stern bilden, wie beispielsweise *Virabhadrasana* 2, *Trikonasana*, *Tola Trikonasana*, *Virabhadrasana* 1, *Parsvakonasana* und andere.

Es kann dir vielleicht helfen, dir Prana als Licht vorzustellen, denn Prana ist leuchtend. Lenke immer mehr Licht in deinen Körper. Sei eine Glühbirne, die in den verschiedenen Seelenfarben scheint. Aktiviere die Haltungen gut, denn nur dann kannst du das strahlende Prana spüren. Eine „faul" ausgeführte Asana ist wie eine nur matt scheinende Glühbirne, die keine Seelenqualität zum Ausdruck bringt. „Niedrige Energie" ist ungefähr das Gegenteil von Yoganandas Lehre und Persönlichkeit.

Yogahaltungen sollten, wenn möglich, im Freien geübt werden, oder wenigstens in der Nähe eines offenen Fensters (aber achte darauf, dass dir nicht kalt wird!) Es ist nicht so gut, sie in einem geschlossenen Raum zu praktizieren oder wenn die Luft verbraucht ist. Frische Luft enthält mehr Prana, mehr Energie.

3. Wie du deine Energie zurückziehen lernst: nach innen und hoch

Ein weiterer, wichtiger Aspekt der *Energie-Aufladeübungen* besteht darin, dass sie uns beibringen, nicht nur dem Körper Energie zu *senden*, sondern auch, sie wieder *zurückzuziehen*. Yogananda schreibt: „*Yogoda* (die *Energie-Aufladeübungen*) lehren uns, wie wir den Körper spiritualisieren können, denn das ist die Widerspiegelung Gottes (in uns). Sie bringen uns bei, uns selbst als Lebensenergie wahrzunehmen und nicht nur als Körper, der aus Knochen und Muskeln besteht, die ein bestimmtes Gewicht haben. Sie zeigen uns, wie wir durch Spannung Energie im Körper erzeugen können und sie bei Entspannung wieder zurückziehen."

Dasselbe Prinzip wenden wir im Ananda-Yoga ebenfalls an. Während der Haltungen strahlen wir bewusst Energie und Licht aus unserem Körper und aus unserer Wirbelsäule nach außen aus. Nach jeder Asana kehren wir zurück und entspannen uns und ziehen bewusst diesen Fluss des Lichts zurück in unser Zentrum, in unsere Wirbelsäule und nach oben, zum Dritten Auge. Was dadurch geschieht, ist wie ein ständiger Tanz der Energien: Zuerst fließt die Energie nach außen, dann ziehen wir sie in uns selbst zurück.

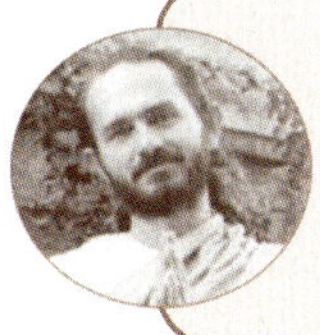

„Wir haben einen Weg, in dem wir kontinuierlich zurückkommen in unser Zentrum, in unsere Wirbelsäule. Das ist unser Kernstück."

Im Ananda-Yoga wird die Energie in den Pausen zwischen den Asanas nicht nur nach innen, sondern auch nach oben gebracht:

„Eine überaus wichtige Funktion der Yogahaltungen – und eigentlich aller Yogaübungen – besteht darin, die Lenkung der inneren Energie in den oberen Körperbereich und besonders in das Gehirn zu unterstützen. Ebenso wie eine ruhige, entspannte Haltung einen ruhigen, entspannten Geist hervorbringen kann, so kann der einfache Prozess der

Umwandlung der inneren Energieebene eine unglaublich starke Wirkung auf die Bewusstseinsqualität haben. Indem wir die Energie nach oben lenken, wird es relativ einfach für den Übenden, eine positive geistige Haltung zu entwickeln, freundlich zu werden, bereitwillig, energetisch und fröhlich. Denn weder unsere Tugenden noch unsere Laster sind wirklich wir, sie sind Widerspiegelungen, die zeigen, auf welcher Bewusstseinsebene wir leben. Wenn wir diese Bewusstseinsebene ändern, dann ändern sich auch unsere Persönlichkeitszüge."

4. Sich selbst als Energie wahrnehmen

Die *Energie-Aufladeübungen* lehren uns zunächst, Energie als solche überhaupt wahrzunehmen: „Ich kann die Energie **spüren**!" Aber dann tun sie sogar noch mehr für uns, denn sie bringen uns bei, dass wir selbst Energie- und Lichtwesen sind und nicht nur Fleisch und Knochen: „Ich **BIN** Energie!" Yogananda lehrt uns in der Tat, dass „Yogoda euch beibringen wird, zu spüren, dass ihr nicht der Körper seid, sondern dass der Körper lediglich euer Diener ist, und dass ihr selbst unsterbliche Lebensenergie seid!"

Dasselbe transformierende Prinzip wird im Ananda-Yoga auch angewandt:

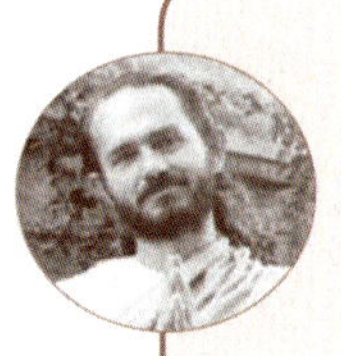

„Es könnte euch helfen, das Bewusstsein der materiellen Gebundenheit eures Körpers zu verändern, ihn mit dem Gedanken zu beleben, dass er in Wirklichkeit ein Lichtkörper ist. Das ist eine der Aufgaben von Hatha-Yoga: Sich bewusst zu werden, dass der Körper nicht aus Materie gemacht ist, sondern aus Licht."

Diese Art Praxis verändert nach und nach dein Identitätsgefühl, und zwar in Richtung auf das, was wir wirklich sind: Kinder des Lichts.

Körperlich schwierigere Asanas

Hier nun ein abschließender Gedanke für die *zweite Ausbildungsphase*: Wenn du weiter übst, dann versuche dich nicht nur spirituell weiterzuentwickeln, indem du mit Energie beginnst zu arbeiten, sondern auch körperlich. Verweile ein wenig länger in den Haltungen. Nach und nach übe auch schwierigere Asanas oder Variationen. Wie wir gesehen haben, ist auch das Teil von Ananda-Yoga – es gibt fantastische Fotos, die Yogananda mit seinen Schülern zeigen, wie sie *Mayurasana*, *Sirshasana* im Lotus, oder *Matsyasana* im Lotus üben. Auf einem Foto können wir Rajarsi Janakananda bewundern, den fortgeschrittensten Schüler Yoganandas, wie er *Pincha Mayurasana* übt. Warum sich also nicht auch mit solchen Haltungen anfreunden? Kurz gesagt: Schenke dir selbst auch manchmal eine Herausforderung!

Gleichzeitig aber achte auf dich! Eine weit verbreitete Versuchung im Hatha-Yoga besteht darin, dass wir, da wir mit dem Körper arbeiten, diesem zu viel Aufmerksamkeit schenken. Unser Ehrgeiz treibt uns dahin, immer schwierigere Asanas ausführen zu können, und wir denken, dass wir auf diese Weise schneller weiterkommen. Aber solch eine Ausrichtung kann in Wirklichkeit einen echten Yogi, dessen Ziel in der inneren Entwicklung liegt, eher behindern. Patanjali nennt diese Haltung *avirati* (28), die Yogananda erklärt als „einen Mangel des Festhaltens an spirituellen Dingen“. Sie ist, wie Patanjali erklärt, einer der „Gründe für Ablenkungen“ und damit ein „Hindernis“. Deshalb ist es auch so wichtig, die Schriften von erleuchteten Meistern zu lesen, die unsere Füße immer fest auf dem Weg zur wahren Bewusstseinserweiterung halten.

Fortschritt im Hatha-Yoga

Mit anderen Worten: Fortschritt im Hatha-Yoga ist eine innere Entwicklung! Swami Kriyananda besprach diesen Punkt in einem Vortrag über *Hatha-Yoga als Hilfe für spirituelles Wachstum*:

„Ihr mögt denken, je mehr ihr tut, desto mehr werdet ihr zum Experten bei den Haltungen und desto besser werdet ihr auch im Hatha-Yoga. Aber das ist nur bis zu einem gewissen Punkt wahr und danach stimmt es überhaupt nicht mehr.

Ich erinnere mich an einen Hatha-Yogi, der zu Anandamayi Ma kam. Er war in der Lage, alle schwierigen Haltungen auszuführen und zeigte ihr alles, was er konnte... Anandamayi Ma aber war davon überhaupt nicht beeindruckt. Er konnte seinen Körper in alle Richtungen verdrehen, aber es gibt Tiere, die das alles viel besser können. Der Gewinn, der darin liegt, all diese Asanas ausführen zu können, hat einen abnehmenden Nutzen. Wenn Menschen anfangen, stolz darauf zu sein, dass sie alle diese schwierigen Positionen ausführen können, dann muss man die Frage stellen: „Warum ist das so?" und: „Was soll's?" Es ist ein Fehler, zu denken, dass jemand im Hatha-Yoga weiter fortgeschritten ist, weil er schwierige Haltungen ausführen kann."

Unser Hauptziel besteht darin, vor allem Bewusstheit zu entwickeln: die eigene Tiefe zu vergrößern, die eigene Ausdehnung und die eigene Offenheit für höhere Wirklichkeiten!

Hab Spaß!

Spüre dich als Lichtkörper,
als Kind des Lichts!
Erkunde diese neue Identität,
so, als würdest du wiedergeboren werden!
Spiele mit der Energie als deiner neuen Wirklichkeit
in all ihren Ausdrucksformen.
Lächele dir zu, wenn du spürst, wie sie fröhlich fließt.

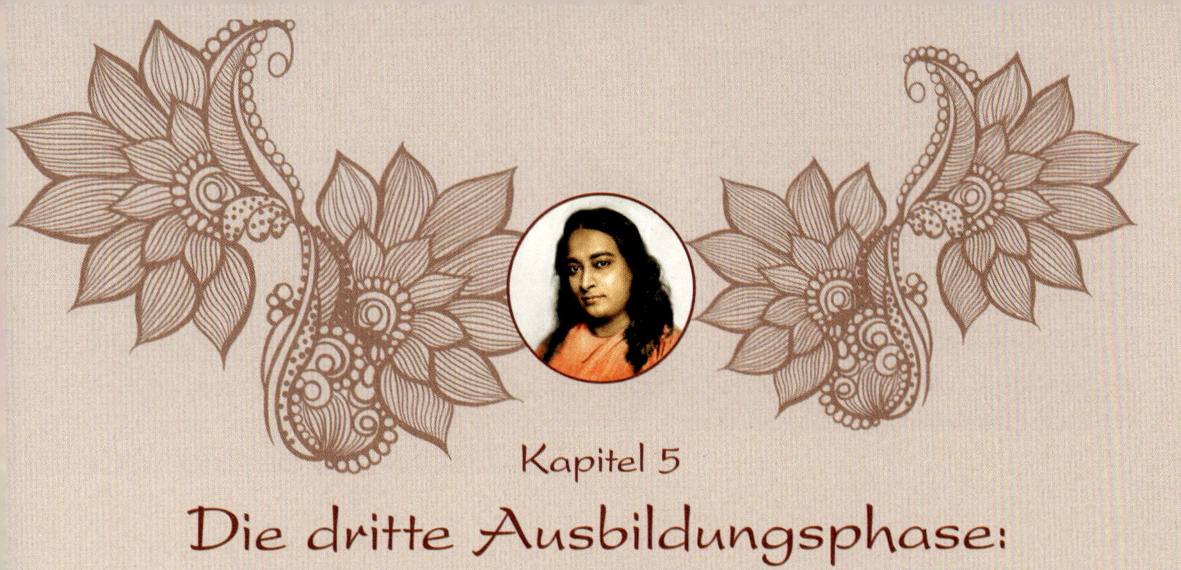

Kapitel 5
Die dritte Ausbildungsphase: Yoga und göttlicher Geist

„Obwohl die indische Zivilisation so alt wie kaum eine andere ist,
haben nur wenige Historiker bemerkt,
dass ihre größte Leistung, nämlich das Überleben als Nation,
keineswegs Zufall ist,
sondern die logische Folge ihrer Hingabe
an die ewigen Wahrheiten,
die Indien mit Hilfe ihrer besten Menschen in
jeder Generation anzubieten hatte".

Autobiografie eines Yogi

Mit der Gnade zusammenarbeiten

Um es zu rekapitulieren: In der *ersten Ausbildungsphase* lernen die Ananda-Yogis, die Asanas korrekt zu praktizieren und die Anleitungen für Körper, Geist und Seele in allen Lebensbereichen anzuwenden, wodurch ihr Leben auf allen Ebenen glücklicher wird.

In der *zweiten Ausbildungsphase* arbeiten wir bewusst mit Energie: Wir nehmen den Fluss des Prana jenseits des physischen Körpers wahr. Wir versuchen, unsere Aura zu spüren. Wir senden Prana aus und bringen es wieder zurück: „Nach innen und hoch!“ Und schließlich beginnen wir, uns selbst wahrzunehmen – nicht nur als einen Haufen Knochen und Muskeln, sondern als Lichtkörper. Das ist ein bedeutsames yogisches Training, wenn wir uns in Richtung auf Selbstverwirklichung weiterentwickeln wollen.

Wenn wir die *zweite Phase* einmal gründlich aufgenommen haben, sind wir bereit für einen weiteren, großen Schritt: Die *dritte Phase*. In dieser Phase nutzen wir die bereits erworbenen Fähigkeiten, mit unserer Energie zu arbeiten, für einen ganz besonderen Zweck: für die „wissenschaftliche“ Kommunikation mit dem göttlichen Geist. Wir setzen Techniken der Energiekontrolle ein, um den Kontakt mit dem Göttlichen zu etablieren.

Yoga, so erklärte Swami Kriyananda, bedeute, „mit der Gnade zusammenzuarbeiten“. Diese Zusammenarbeit wird nun zu unserem Training – und zu unserer Kunst – werden.

Es gibt zwei Strömungsrichtungen der göttlichen Gnade, mit denen wir zusammenarbeiten können:

1. Der Aufwärtsfluss der Gnade

In unserem Körper gibt es einen nach oben fließenden Fluss der Gnade, der als eine innere Erhebung zu Gott empfunden werden kann. Es ist dieser Strom, den wir erleben, wenn wir spontan nach oben schauen, weil wir von einem Augenblick der Inspiration und Andacht ergriffen werden. Wir können lernen, diesen erhebenden Strom willentlich anzuregen.

Von nun an nutze deine Asanas als Werkzeug, um deine Energie bewusst nach oben zum Dritten Auge zu lenken. Swami Kriyananda erläutert nämlich, dass „das grundlegende Ziel des Hatha-Yoga darin besteht, den Körper einzusetzen, um Energie nach oben zum Gehirn zu schieben oder sanft anzustoßen“. Und: „Ein überaus wichtiges Ziel der Yogahaltungen und eigentlich jeder Yogapraxis besteht darin, diese innere Energie in den oberen Teil des Körpers zu lenken, besonders zum Gehirn.“

Insbesondere heben wir diese Energie hoch zum Dritten Auge, dem Zentrum des Gottesbewusstseins. Jedes Mal, wenn wir diesen Punkt stimulieren, erheben wir uns selbst und spiritualisieren so unser Bewusstsein. Dadurch gelangen wir näher zur göttlichen Quelle, dem Gottesbewusstsein.

Beginne, diesen Hinweis auf deiner Matte auszuprobieren, Asana für Asana. Swami Kriyananda erklärt:

„In der Meditation versuche, deine Energie und dein Bewusstsein durch deine Wirbelsäule aufwärts zum Punkt zwischen den Augenbrauen zu lenken. Dieses Prinzip sollte auch beim Üben aller Yogahaltungen fortgeführt werden. **Versuche, durch die Haltungen die Körperenergie nach oben zum Gehirn zu lenken.** Lasse nicht zu, dass sie in körperlicher oder geistiger Spannung oder durch ruhelose Bewegung verschwendet wird."

Nach jeder Haltung nimm dir einen Augenblick der Ruhe und Stille und ziehe deine Aufmerksamkeit und dein Bewusstsein noch weiter von der Welt zurück, indem du es „nach innen und nach oben" zum Punkt zwischen den Augenbrauen lenkst, in Richtung auf die innere Verbindung mit dem göttlichen Geist. „Dies ist ein ausgeprägtes Merkmal des Hatha-Yoga."

„Hatha-Yoga setzt den Körper ein, um die Energie nach oben zum Gehirn zu schieben. Raja-Yoga erzeugt im Praktizierenden eine Art Magnet, eine Sehnsucht nach seiner höheren, spirituellen Natur, die die Energie nach oben ins Gehirn zieht. … Am besten ist eine Kombination aus beiden: ein Bestreben, den Körper dazu einsetzen, dass die Energie sanft nach oben geschoben wird, sowie tiefe, hingebungsvolle Meditation, die irgendwann alles, was noch darunterliegt, weiter und weiter nach oben zieht."

Technik: Wie man Asanas in Mudras verwandelt

Wie aber können wir die innere Energie während der Asanas nach oben schicken? Indem wir sie in *Mudras* verwandeln. Wie wir schon gehört haben, definiert Yogananda *Mudras* folgendermaßen: „*Mudras* im Yoga sind Körperhaltungen, die man mit Methoden der Atemkontrolle verbindet, um den Strom der Lebensenergie zu stimulieren, damit er von den Sinnen zurück wieder ins Gehirn fließt." (29)

Swami Kriyanandas Definition eines Mudras ist ganz ähnlich:

„Ein Mudra ist eine Haltung, die so entworfen worden ist, um das Bewusstsein des Energieflusses und den Fluss selbst im Körper zu stimulieren, besonders so, dass seine Energie nach oben gezogen wird, sodass eine tiefere Meditation möglich wird."

Er lehrt zum Beispiel: „Der Zungenverschluss (*Jihva Bandha*) in Verbindung mit *Viparita Karani* (der einfachen Umkehrstellung) macht aus dieser einfachen Position ein kraftvolles *Mudra*." Er gibt jedoch nur wenige Hinweise zu diesen Praktiken, da sie sehr kraftvoll sind.

Du kannst ja vorsichtig versuchen, die Asanas in *Mudras* zu verwandeln, indem du zusammen mit einer Körperhaltung ein bestimmtes *Pranayama* anwendest (meist *Ujjayi*), mit der Absicht, die innere Energie damit emporzuheben. (30)

Oder wende die Bandhas (besonders *Jihva Bandha*, der Zungenverschluss) zusammen mit bestimmten Asanas an und schiebe so die Energie sanft nach oben. Die Bandhas werden in Kapitel 9 näher erklärt.

Oder wende *Kechari Mudra* (was ebenfalls in Kapitel 9 erläutert wird) zusammen mit ausgewählten Asanas an – aber nicht mit solchen, die darauf abzielen, die Energie nach außen, in den Körper zu lenken („Kraft und Mut erfüllen meine Körperzellen", *Ardha Chandrasana*), sondern bei solchen, die auf ganz natürliche Weise die Energie nach oben zum Gehirn schicken. Swami Kriyananda erklärt: „Die Menschen wollen oft wissen, wie man seine Energie dazu bringt, nach oben durch die Wirbelsäule zum Dritten Auge zu fließen. *Kechari Mudra* ist eine gute Möglichkeit, das zu tun. Es zieht die Energie in die Wirbelsäule und beginnt damit, sie nach oben ins Gehirn zu ziehen."

Die folgenden Asanas eignen sich perfekt dafür, zu *Mudras* zu werden, da sie in sich den Sinn tragen, die Energie nach innen und nach oben in die Wirbelsäule zu lenken:

- alle Umkehrhaltungen, besonders *Viparita Karani* (die einfache Umkehrstellung)
- Das *Yoga Mudra* und auch seine „Zwillingshaltung", eine ähnliche körperliche Handhaltung, *Parsvotanasana* (die seitliche Streckung)
- *Maha Mudra*

- *Anjali Mudra*, die Gebetshaltung – eine Handhaltung (bei der die Handflächen aneinandergelegt werden und die Finger nach oben weisen), besonders, wenn die Hände über dem Kopf gehalten werden, wie in *Parvatasana* (dem sitzenden Berg), *Muktasana* (der Position der Freiheit) oder *Vrikasana* (dem Baum)
- Die meditativen Asanas, wie in *Padmasana* (dem Lotus), *Siddhasana* (der perfekten Stellung) oder *Vajrasana* (dem Fels).

Auch andere Positionen können in *Mudras* verwandelt werden: Alle Drehungen beispielsweise schieben auf ganz natürliche Weise die Energie nach oben in den Körper – eine Bewegung, die dadurch verstärkt werden kann, dass man zusätzlich ein *Bandha* oder ein *Pranayama* anwendet. Auch *Bhujangasana* (die Kobra) oder alle anderen Asanas, bei denen man sich nach oben aufrichtet, können in eine solche Praxis verwandelt werden. Swami Kriyanada wendet *Jihva Bandha* auch bei *Simhasana* (der Löwenposition) an.

Auf diese Weise transformierst du die Asanas in kraftvolle Mudras, die die Kundalini erwecken können. Allerdings: Mach langsam, bleibe in deiner vertieften Wahrnehmung und bleib weise. Meditiere auf den folgenden Rat von Swami Kriyananda:

„Ich habe im vorigen Abschnitt darauf hingewiesen, dass das allgemeine Ziel des Hatha-Yoga darin besteht, die Energie nach oben zum Gehirn zu schieben oder sanft anzustoßen. Allerdings gibt es dabei eine Gefahr, wenn man nämlich nicht sanft schiebt, sondern die Energie brutal stößt. Hatha-Yogis sind immer dazu aufgerufen, niemals Gewalt einzusetzen und auch die Positionen nicht allzu lange zu halten. Wenn du eine Million Volt durch ein 110-Volt-System jagst, dann fangen deine Kabel an zu brennen. Deshalb ist es notwendig, dein Nervensystem sanft vorzubereiten, damit es mit der Energie umgehen kann, wenn diese zunimmt."

Mit anderen Worten: Ja, vermehre den aufsteigenden Energiefluss, aber tue es so sanft und langsam, dass du mit „200 Volt" anfängst (ein bisschen mehr als dem

„normalen“ Strom), dann auf 300 gehst, dann erst auf 500 usw. Das ist nämlich wirklich eines des Ziele von Hatha-Yoga, wie Yogananda ausführt: „Hatha-Yoga lehrt verschiedene Körperübungen, um den Körper für die Meditation fit zu machen und ihn durchlässig werden zu lassen, damit er die hohe Erfahrung der Ekstase und die hohe Voltzahl der kosmischen Energie, die von Gott ausgeht, in sich aufnehmen kann.“

Die Herausforderung besteht darin, dies in ein Gleichgewicht zu bringen: Wenn deine Praxis eine Menge Energie „pumpt“, aber sie nicht nach innen, in die Entspannung, in die Stille und die Tiefe lenkt, dann kann eine solche Energie dein Leben aufblähen, vielleicht auch dein Ego, aber auf keinen Fall deine Erleuchtung. Dazu ist Stille nötig: „*Yoga chitta vrittis nirodha*.“

Andererseits, wenn deine Praxis dich in die innere Wahrnehmung und Stille bringt, aber den „Vogel des Prana“ niemals dazu bringt, aufzusteigen, wenn er also deine Shakti nicht erweckt, dann wird deine Praxis dich niemals zu den Sternen deines inneren Himmels tragen.

Diese beiden auf weise Art und Weise zu kombinieren (die Energie aufsteigen zu lassen und Ruhe und Entspannung) ist eine Kunst, die man erst entdecken muss. Eine solche ausbalancierte innere Praxis bringt auch dein äußeres Leben zum Blühen und schenkt dir Harmonie und Glück. Wenn das nicht der Fall ist, dann solltest du irgendetwas an deiner Praxis korrigieren.

2) Der Abwärtsfluss der Gnade

Die zweite Art zu lernen, mit der Gnade zusammenzuarbeiten, besteht darin, sich mit ihrem gesegneten *Abwärtsfluss* der Energie zu verbinden. Es ist derjenige Fluss der Gnade, den wir spüren, wenn wir spontan unsere Hände öffnen, um den Segen von oben zu empfangen.

Technik: Den göttlichen Geist empfangen

Während du die Asanas übst, spüre den göttlichen Geist als kosmische Energie, die deinen Körper durch „den Mund Gottes“, die Medulla oblongata, betritt. Wir empfangen bewusst den göttlichen Fluss, lassen ihn in unseren Körper strahlen, während wir die göttlichen Eigenschaften zum Ausdruck bringen. Auf diese Weise praktizieren wir „den höchsten Sinn“ der Asanas:

> „Der höchste Sinn des Yoga besteht einfach darin, sich in eine Haltung zu bringen, in der du vollständig den herabfließenden Segen des Göttlichen empfangen kannst. Wenn die Gnade Gottes im normalen menschlichen Leben nicht empfangen werden kann, dann liegt das nicht an der Gleichgültigkeit Gottes, sondern daran, dass die Energie und die Aufmerksamkeit des Menschen von irgendetwas abgelenkt sind."

Lasst uns diese zweite Technik ein wenig klarer beschreiben. Wir wenden hier ein besonderes Element der *Energie-Aufladeübungen* auf die Yogapositionen an. Die *Energie-Aufladeübungen* fangen immer damit an, dass man den göttlichen Geist anruft: „Oh, unendlicher göttlicher Geist, lade meinen Körper, meinen Geist und meine Seele erneut mit Energie auf!" Dann, während der Praxis, visualisiert man einen Strom kosmischer Energie, die von dem unendlichen, göttlichen Geist auf dich niederströmt, und den Körper durch die Medulla oblongata betritt. Dieser Fluss, so erklärt Yogananda, ist in Wahrheit die heilige Schwingung des OM.

Wende dieselbe Technik nun auch im Ananda-Yoga an. Wenn du eine Asana einnimmst und eine Eigenschaft deiner Seele damit zum Ausdruck bringst, öffne dich dem Pranafluss, der deinen Körper durch die Medulla oblongata betritt und der von Gott kommt. Öffne dich dem Kosmos, der universellen Kraft und dem Göttlichen.

Yogananda nennt die Medulla oblongata den „Mund Gottes", weil er „die ursprüngliche Quelle der Aufnahme der Lebenskraft ist, die von Gott kommt." Er beschreibt die Medulla oblongata auch als „das Zentrum aller Lebenszentren", als „Sitz des Lebens", als „Antenne, mit der du Energie aus dem Gottesbewusstsein aufnimmst", als den Punkt, wo „Gott selbst die Lebenskraft in dich atmet." Er nennt sie auch die „OM Medulla", das Zentrum der Intuition, den „Sitz des Gottesbewusstseins" und sogar des „Christusbewusstseins".

Die Arbeit mit der Medulla oblongata ist eine der echten Besonderheiten des Ansatzes von Paramhansa Yogananda. Er lehrt außerdem, sich auf diesen Punkt zu konzentrieren, beispielsweise während der Praxis der Affirmationen, bei energetischen Heilsitzungen und bei bestimmten Selbstheilungsübungen.

Während du die Haltungen übst, spüre, wie das kosmische Prana vom göttlichen Geist aus zu dir herabfließt, durch die Medulla oblongata. Praktiziere dann das, was Yogananda mit der folgenden Affirmation beschreibt:

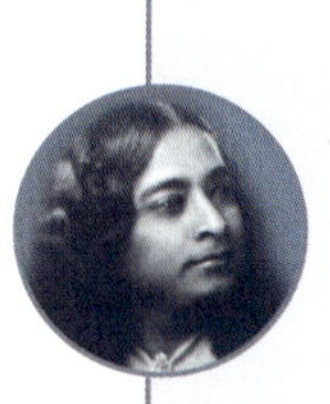

„Der kosmische Strom fließe in mir, fließe in mir,
durch meine Medulla fließe er in mir, fließe er in mir.
Ich lasse mit meinem Denken und meinem
Willen den Strom fließen,
lasse den Strom in meinem ganzen Körper fließen,
lasse den Strom in meinem ganzen Körper fließen.
Ich bin aufgeladen, ich bin geheilt.
Ich bin aufgeladen, ich bin geheilt.
Blitzstrahlen durchzucken mich.
Ich bin geheilt, ich bin geheilt."

Eine solche Praxis hat Heilkraft, aber sie ist noch viel mehr: Sie ist eine tiefgehende spirituelle Technik, da wir bewusst die Kraft Gottes in unserem Leben willkommen heißen. Yogananda lehrt: „Hadere nicht mit dir, wenn du keinen Kontakt mit Gott spürst. Du *bist* die grenzenlose Macht Gottes, du *bist* die kosmische Energie und diese Erkenntnis kommt zu dir, wenn du einen ständigen Fluss kosmischer Energie in deinem Körper aufrechterhältst."

Bringe dein Ego zum Opfer

Bisher haben wir über zwei Techniken gesprochen. In dieser *dritten Ausbildungsphase* jedoch brauchen wir noch mehr: Es wird immer wichtiger für uns, während unserer Asana-Praxis eine wahrhaft andächtige Haltung einzunehmen. Es ist wie eine Opfergabe, bei der das Selbst der Gegenwart Gottes überantwortet wird.

„Wir sollten wissen, dass jede spirituelle Mühe beinhaltet, sein Ego auf dem Altar Gottes, dem unendlichen Selbst zum Opfer zu bringen. Yogis sowohl der Schule des Hatha-Yoga wie auch des Raja-Yoga machen oft den Fehler, zu glauben, dass spirituelle Erleuchtung nur von den Bemühungen des spirituellen Schülers abhängt – als ob man sich allein mit Techniken das Unendliche zunutze machen könnte! Ein rechtes Verständnis der

Yogatechniken jedoch widerspricht in keiner Weise der Notwendigkeit von kripa (göttlicher Gnade) als sine qua non auf dem spirituellen Weg."

Liebe

Wie können wir lernen, uns während der Yogahaltungen *kripa* zu öffnen? Sicher ist das wichtigste Instrument hierfür die Andacht, die Liebe zum göttlichen Geist und die Entwicklung einer bewussten betenden Haltung. Yoga, das man auf diese Weise praktiziert, wird zu einem ganz natürlichen Gebet. (31) Liebe ist dabei die Hauptzutat:

„Manche Yogis, die sich zu viele Gedanken machen über Techniken, Haltungen und Pranayamas, über feinstoffliche Energien und übersinnliche Wahrnehmung, vergessen, dass ohne Liebe alle diese Bemühungen gleich null sind – wie ein Bergbach, der sich in eine Wüste ergießt. Liebe ist die wichtigste Zutat. Alle unsere Bemühungen im Yoga sollten von Liebe getragen sein und auf dem Altar der Andacht zum Opfer gebracht werden."

Mit anderen Worten: Während wir bei den Asanas weiterkommen, werden sie nach und nach zu einer bewussten Praxis innerer Kommunion, was auch bei Yogananda der Hauptfokus seiner Lehren ist. Unsere Asanas werden so zu einer Art Gebet, zu einem Akt der Anbetung. B.K.S. Iyengar brachte dies auf wunderbare Weise zum Ausdruck: „Mein Körper ist mein Tempel, meine Asanas sind mein Gebet."

Ram Dass, ein amerikanischer Schüler des großen Heiligen Neem Karoli Baba (auch Julia Roberts ist seine Schülerin), wurde einst gefragt: „Wie erfährt man durch Yoga Einheit?" Ram Dass antwortete: „Du kannst dein Yoga auf Gott ausrichten. Du kannst dich dafür entscheiden, es einfach zu einer Praxis zu machen, die eine rein körperliche Übung ist, du kannst es aber auch zu einer Gelegenheit machen, deinen Geist, dein Herz und deinen Körper zu Rama, Krishna oder Shiva zu lenken. Asanas bedeuten, Gott die Hand zu schütteln. Alle Asanas sind Kommunikationen mit dieser Präsenz, mit dem Einen."

Ram Dass spricht zwar von Rama, Krishna oder Shiva, aber eine so andächtige Praxis kann von Anhängern jeder Religion befolgt werden. Andacht ist ein universelles Gefühl und die größte Kraft, die uns zur Einheit, zum Yoga, ziehen kann.

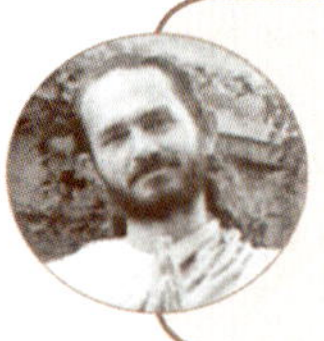

„Die Yogahaltungen sollten mit einem Gefühl der Andacht ausgeführt werden, wenn man den größten Nutzen aus ihnen ziehen will."

Und warum sollte man nicht den größten Nutzen aus seiner Yogapraxis ziehen?

Gott im Yoga

Das ist Hatha-Yoga auf höchster Ebene.

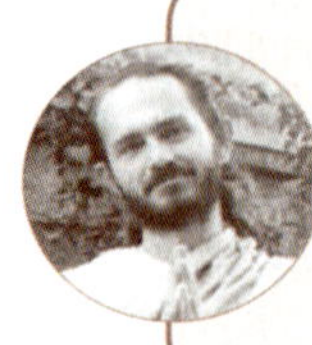

„Auf der Seelenebene bedeutet Yoga die Einheit des kleinen Selbst mit dem größeren Selbst, des Ego mit der Größe kosmischen Bewusstseins und der individuellen Seele mit ihrer unendlichen Quelle: Gott."

„Gott" oder „göttlicher Geist" ist Teil einer wahren Ananda-Yoga-Praxis. Und auch einige ihrer Affirmation beinhalten das Wort „Gott":

- „Voller Freude drücke ich die Göttliche Kraft aus." (*Virabhadrasana* 2 – Krieger 2)
- „Gottes Frieden durchströmt nun mein ganzes Sein." (*Sarvangasana* – Die Kerze)
- „Ich öffne mich dem Fluss des göttlichen Lebens in mir" (*Jathara Parivartanasana* – Die liegende Drehung)

Swami Kriyananda wurde einst von einem Ananda-Yogalehrer gefragt, ob er auch eine andere Folge von Affirmationen einsetzen könne, die das Wort „Gott“ nicht enthielten, da dieses Wort für einige Yogaschüler einen seltsamen Klang habe. Kriyananda antwortete: „Nein, keineswegs. Es gibt schon zu viel gottloses Yoga auf dieser Welt.“

Dennoch, erläuterte er, könne das Wort „Gott“ auf viele verschiedene Weisen interpretiert werden. Für einen Atheisten definierte er „Gott“ beispielsweise folgendermaßen: „Denke dir Gott als das höchste Potenzial, das du dir für dich selbst vorstellen kannst.“

Menschen, die nicht besonders mit Gott im Einklang sind, können vielleicht mit einer anderen Beschreibung Zugang dazu finden:

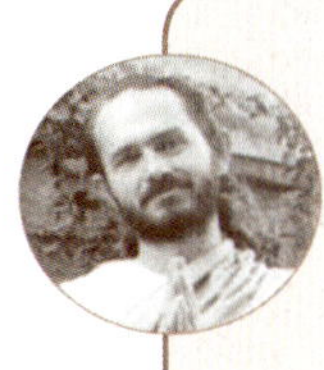

„Der wahre Sinn des Yoga besteht darin, einem Menschen Zugang zu seiner Selbsterkenntnis zu verschaffen. Nicht als eine Art Einfassung für das Selbst, sondern als Weg zu einem erweiterten Bewusstsein für das Universum, das uns umgibt, für die Wahrheit und für das Leben selbst.“

Ist Yoga eine Religion?

Yoga, und daran sollte man sich erinnern, ist keine Religion, sondern eine Wissenschaft mit einem starken spirituellen Aspekt: Es ist die Wissenschaft der Spiritualität. Es ist vollkommen universell und zugänglich für jeden: für einen Christen ebenso wie für einen Muslim, für einen Hindu ebenso wie für einen Juden oder für einen Atheisten. Die wichtigste Haltung im Hatha-Yoga besteht darin, dass es niemals versucht, irgendjemanden zu irgendetwas zu bekehren, außer zu seinem eigenen höheren Selbst. Ein Christ wird dadurch zu einem besseren Christen, ein Hindu zu einem besseren Hindu.

Anleitungen für die Praxis der dritten Phase

- **Arbeite mit der Gnade zusammen:** Nutze die Asanas als Werkzeug, die innere Energie nach oben zum Dritten Auge zu lenken. Oder spüre, wie die Gnade Gottes in Form von Energie in dich hineinströmt, durch die Medulla oblongata. Dann, wenn du zurückkommst, bringe die Energie und Aufmerksamkeit „nach innen und nach oben" zum Dritten Auge, zu einer inneren Kommunion mit dem Göttlichen. Lass deine Praxis von *bhakti* (Andacht) erfüllt sein.
- **Halte die Positionen länger:** Bleibe so lange in einer Haltung, wie du kannst, und versuche, eine tiefere innere Bewusstheit zu entwickeln.
- **Mache längere Pausen:** Versuche, die Länge deiner Pausen zwischen den Asanas zu vergrößern. Swami Kriyananda empfiehlt, sie wenigstens „so lange dauern zu lassen, wie du die Position gehalten hast." Trainiere dein Ego, seine Ruhelosigkeit zu überwinden. Während dieser Momente hebe deinen Blick zum Dritten Auge, bringe ihn in Kontakt mit dem göttlichen Geist, in innerer Stille. Erfreue dich an diesem Kontakt: „Sei still und wisse, dass ich Gott bin." (32)
- **Intensiviere dein Pranayama:** Lasse den letzten Teil deiner Yogasitzung immer ein langes Pranayama sein, wenigstens 5-10 Minuten. Im Kapitel 9 kannst du dazu verschiedene Übungen finden. Setze auch die *Bandhas* während deiner Pranayamas ein (vgl. Kapitel 9), um die Kundalini zu erwecken. Lerne *Kechari Mudra*, wenn möglich.
- **Verlängere deine Meditation:** Am Ende deiner Yogasitzung, nach dem Pranayama, sitze in einer Meditationshaltung und meditiere still für wenigstens 5-10 Minuten und praktiziere dabei die innere Kommunion. Schritt für Schritt verlängere diese Stille-Meditation. Lass deine Hatha-Yogahaltungen nach und nach zu Raja-Yoga (Meditation) werden.

Hab Spaß!

Reiche Gott die Hände!
Spiele mit Ihm während deiner Asanas,
befreunde dich mit Ihm, sei Ihm nah, sei ganz natürlich.
Lass diese Freundschaft zum höchsten Ausdruck
deiner Liebe, eurer Liebe werden.
Erforsche die höchste, die freieste,
die reinste Liebe, die möglich ist.

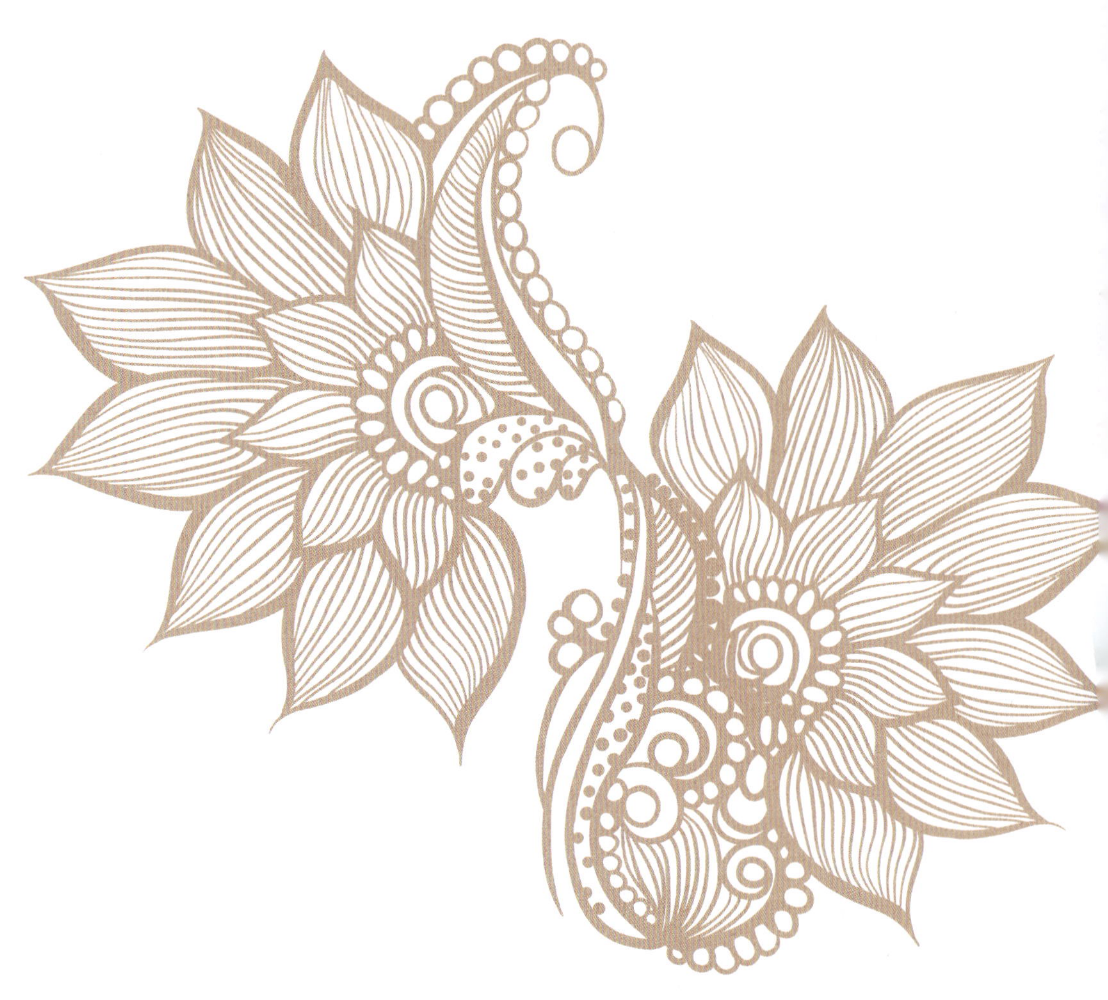

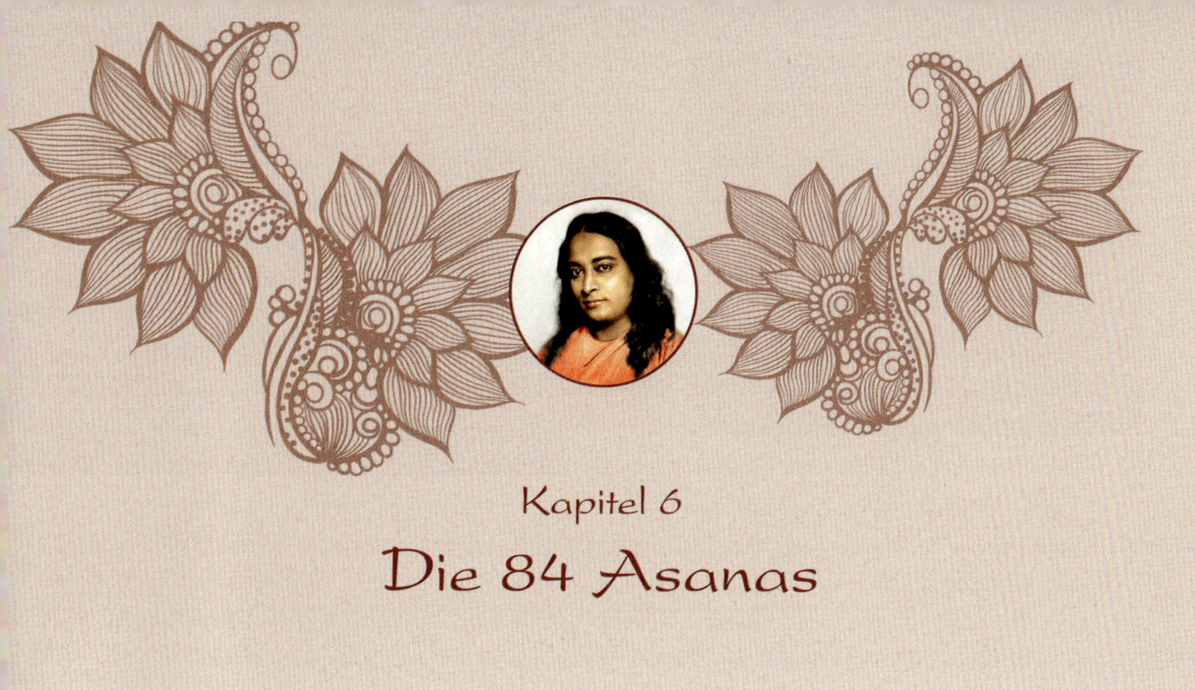

Kapitel 6

Die 84 Asanas

Der Meister achtete auf seinen Körper,
ohne allzu besorgt an ihm festzuhalten.
Das Unendliche, so erklärte er,
manifestiert sich durch völlige
körperliche und geistige Gesundheit.

Autobiografie eines Yogi

Lasst uns nun die 84 Asanas betrachten, eine nach der anderen. Es handelt sich dabei entweder um Haltungen, die Swami Kriyananda gelehrt oder freigegeben hat, oder sie wurden von Yogananda im Unterricht angewandt, wie man auch auf alten Fotos sehen kann. Vier Positionen wurden hinzugefügt, es sind alles Drehungen, die in besonderem Maße wohltuend sind: Ansonsten würde es nur zwei Drehungen im Ananda-Yoga geben. Die hinzugefügten Asanas sind: *Parivritta Parsvakonasana, Parivritta Trikonasana, Parivritta Utkatasana* und *Ardha Pasasana.*

Die 84 Yogahaltungen beinhalten nicht die extremeren Asanas, die man im Hatha-Yoga manchmal sehen kann – einfach aus dem Grunde, weil weder Yogananda noch Swami Kriyananda sie für gut hielten. Dennoch könnte es sein, dass es auch bei den hier vorgestellten Haltungen einige gibt, die du ziemlich herausfordernd findest.

Besonders, wenn du Anfänger bist, ist es nicht gut, diese Haltungen allein aus diesem Buch zu lernen, sondern immer von einem ausreichend qualifizierten Lehrer, der dich korrigieren kann. Außerdem sei dir bewusst, dass es zu jeder Haltung viel mehr zu sagen gibt, als du in den folgenden Beschreibungen der Asanas finden wirst: Technische Einzelheiten, Variationen der Asanas, nützliche Hinweise und Vorschläge, der Einsatz von Hilfsmitteln (Yogablöcken, Yogabändern, Wänden), Vorsichtsmaßnahmen (hier gebe ich nur die Kontraindikationen an) oder den Nutzen der Asanas auf allen Ebenen.

Wenn du die Haltungen intensiv lernen möchtest, schlage ich dir vor, an einem Yogakurs in der Ananda-Gemeinschaft bei Assisi, Italien teilzunehmen (allerdings informiere dich gut über die Bedingungen auf der Seite www.ananda.it). Viele Kurse werden ins Englische übersetzt, aber nicht alle. Einmal im Jahr wird auch ein rein deutscher wochenlanger Yogakurs angeboten. Italienisch sprechende Leser finden ein reichhaltiges Kursangebot. (33)

Wenn du irgendeine Krankheit hast, frage zunächst deinen Arzt, welche Haltungen du vielleicht besser auslassen solltest. Denke daran, dass es in erster Linie darum geht, dass du niemals Schmerzen haben solltest, während du die Asanas übst. Achte vor allem auf deinen Nacken, deine Knie und auf deine Wirbelsäule. Höre auf deinen Körper.

Erste Phase

Wenn du dich in der ersten Ausbildungsphase befindest, dann werden die Beschreibung der „**Technik**" und ein Foto dich so begleiten, dass du die Asana korrekt einnehmen kannst.

Du wirst immer auch drei der vielen *positiven Wirkungen* der Asanas beschrieben finden (aus Platzgründen… und damit du selbst auch noch etwas zu entdecken hast!) sowie die *Kontraindikationen*, die dir sagen, mit welcher Erkrankung du diese Asana besser nicht üben solltest.

Danach wirst du ein typisches Element der Ananda-Yoga-Praxis finden, die man oft als „die Brücke" bezeichnet und mit der dir der Übergang von der rein körperlichen Erfahrung zu der entsprechenden Affirmation erleichtert wird. Du wirst diese Leitlinie unter der Bezeichnung **„Wie du zu deiner Affirmation kommst"** finden.

Zweite Phase

Du wirst für die zweite Phase deiner Ausbildung eine weitere „Brücke" finden, ebenso eine weitere Hilfe für den Übergang zu deiner Affirmation, wobei es hier vor allem um die feinstoffliche Energiewahrnehmung in der Asana geht.

Oft werden hierbei die Chakren erwähnt. Wie wir schon gesagt haben, entwickeln wir während der zweiten Ausbildungsphase unsere Wahrnehmung der Chakren. Jede Haltung stimuliert alle Chakren, aber eins oder zwei ganz besonders. Denke daran, dass die Chakren nicht nur Energiezentren sind, sondern auch Bewusstseinszentren. Wenn du darauf achtest, wirst du bemerken, dass die Affirmationen sehr eng mit den Chakren verbunden sind. Mit anderen Worten: Wenn das stimulierte Chakra sprechen könnte, dann würde es die Affirmation sagen.

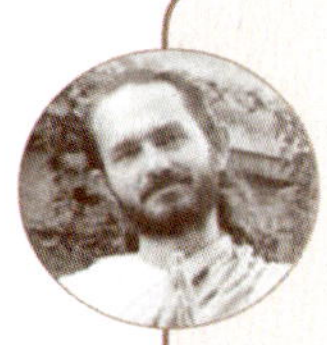

„Genauer gesagt, wäre es –soweit es die Yogapraxis betrifft – gut, daran zu denken, dass verschiedene Bewusstseinszustände ihren Sitz in Wirklichkeit in den korrespondierenden Zentren, den Chakren, in der Wirbelsäule haben."

Swami Kriyananda gab dafür ganz konkrete Beispiele wie *Ardha Matsyendrasana* (den Drehsitz):

„Wenn man sich in dieser Haltung entspannt, dann wird man auf der spirituellen Ebene merken, dass die Energie die Wirbelsäule hinaufgezwungen wird, und zwar in den Rücken, genau gegenüber dem Herzen. Dieser Bereich, den jeder kennt, der schon einmal tiefe, empfindungsreiche Liebe erlebt hat, ist dasjenige Körperzentrum, von dem Liebesgefühle ausstrahlen. Yogis sagen, dass man dieses Rückenzentrum, *anahata chakra*, stimulieren und seine Energiestrahlen ins Gehirn lenken muss. Dadurch wird im Menschen die göttliche Liebe erweckt."

Ein weiteres Beispiel ist *Sarvangasana* (die Kerze):

„Ein weiterer Nutzen von Sarvangasana besteht darin, dass durch diese Haltung das Nackenzentrum an der Wirbelsäulenbasis im Nacken stimuliert wird. Wenn dieses Zentrum harmonisch aktiviert wird, dann strahlt es tiefe Ruhe durch den ganzen Körper aus. Konzentriere dich deshalb auf dieses Zentrum, während du die Haltung übst, und affirmiere geistig: „Gottes Frieden durchströmt mein ganzes Sein.“

Wir gehen davon aus, dass der Leser mit den Chakren vertraut ist – wenn nicht, hier ein kleines Diagramm, das euch vielleicht unterstützen kann: (34)

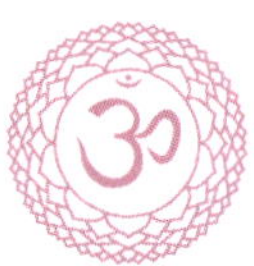

7. Chakra – Sahasrara Chakra – Kosmisches Bewusstsein

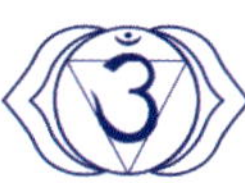

6a Chakra – Agya Chakra (positiver Pol, zwischen den Augenbrauen) – Christusbewusstsein

6b Chakra – Agya Chakra (aufnehmender Pol, an der Medulla oblongata) – kosmischer Fluss des Prana

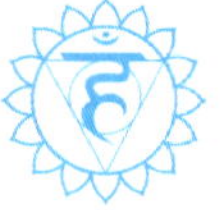

5. Chakra – Vishudda Chakra – Element Äther – Ruhe, Ausdehnung

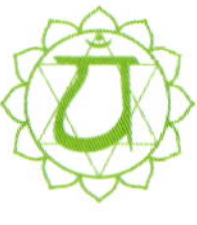

4. Chakra – Anahata Chakra – Element Luft – Liebe

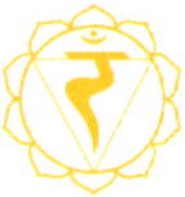

3. Chakra – Manipura Chakra – Element Feuer – Kraft, Macht

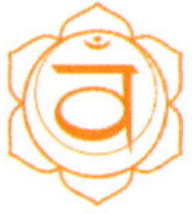

2. Chakra – Swadisthana Chakra – Element Wassser – Fließen

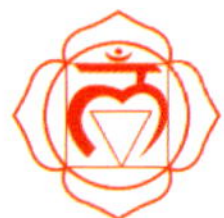

1. Chakra – Muladhara Chakra – Element Erde – Stabilität

Zusammen stellen die Chakren einen Weg zum Göttlichen dar, ebenso eine ihnen eigene, energetische Vollständigkeit. Poetisch ausgedrückt:

Der Mensch ähnelt einem vollkommenen Regenbogen
auf eindrucksvolle Weise, mit sieben wundervollen Farben.
Jede Farbe ist wesentlich für unser Leben,
jede einzelne macht uns ganz.
Yoga ist ein Licht, das sie alle zum Strahlen bringt –
eine perfekte Farb-Sinfonie.

Dritte Phase

Für die *dritte Ausbildungsphase* gibt es keine genaue Anleitung, da es hier immer um dasselbe geht: Nutze die Positionen, um die Energie nach oben zum Dritten Auge zu bringen, was dich zum göttlichen Geist zieht. Andersherum kannst du auch wahrnehmen, wie die göttliche Energie durch die Medulla oblongata in dich einströmt, die Wirbelsäule hinunterfließt und dann durch den ganzen Körper ausstrahlt. Lass jede Asana zu einem Gebet werden, zu einer Praxis der Andacht und Hingabe.

Die Asanas werden hier in alphabetischer Reihenfolge wiedergegeben, wobei es, wir ihr sehen werdet, dabei einige Ausnahmen gibt.

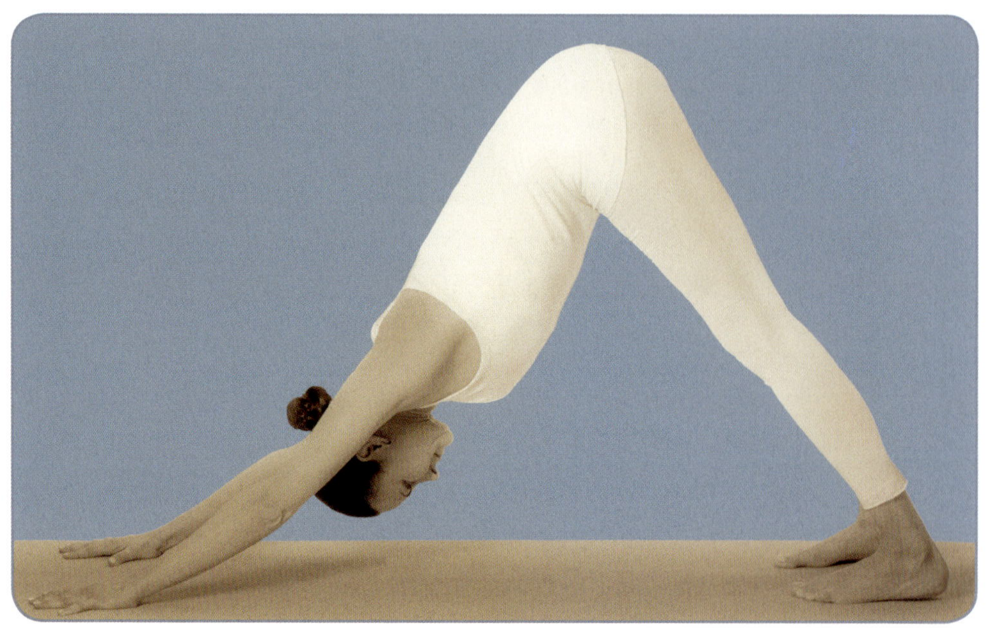

1) Adho Mukha Shvanasana
(Der herabschauende Hund)

Technik: Komme auf Hände und Knie, die Hände schulterbreit auseinander, unter dem obersten Punkt deines Kopfes. Die Knie sind unter den Hüften, die Wirbelsäule ist gerade. Ziehe die Zehen unter deine Füße und dann, beim nächsten Einatmen, bringe deine Sitzbeinhöcker nach oben. Drücke deine Handflächen und auch jeden einzelnen Finger fest in den Boden, während du deine Schultern von den Ohren entfernt hältst und die Arme gerade sein lässt. Bringe sie in eine Linie mit dem Oberkörper, die Oberarmmuskeln neben deinen Ohren. Strecke deine Knie so stark durch, wie es dir möglich ist, und behalte dabei deine gerade Wirbelsäule bei. Die Fersen bewegen sich in Richtung Boden. Halte auch deinen Nacken in einer Linie mit dem übrigen Oberkörper. Während die Hände und Füße sich nach unten drücken, sollte dein Gesäß nach oben geschoben werden.

Halte die Position mit natürlicher Atmung, spüre, affirmiere und verstärke ihre Eigenschaft. Um die Haltung zu verlassen, atme ein und komme beim Ausatmen ganz langsam nach unten in Balasana, die Position des Kindes. Nimm die Wirkung von Adho Mukha Shvanasana in dir auf und ziehe dich zurück in dein Höheres Selbst in deinem Zentrum.

Drei Pluspunkte für deinen Körper: Öffnet die Wirbelsäule; verlängert die rückseitige Oberschenkelmuskulatur; lässt das Blut ins Gehirn fließen, was die geistigen Funktionen verbessert.

Kontraindikationen: Schwangerschaft im ersten Trimester; Menstruation (nur ganz kurz halten, wenn es sich gut anfühlt)

Wie du zu deiner Affirmation kommst:

Phase 1: Körper, Geist und Seele

Verteile gleichmäßig die entgegengesetzten Schubkräfte dieser Asana und du wirst so ein Gefühl von Stabilität in dir spüren. Denke dabei an eine Waage, an den Moment, in dem die beiden Schalen aufhören zu schwingen und in ein vollkommenes Gleichgewicht kommen. Bringe dich in diesem Augenblick ganz zur Ruhe. Lebe sowohl mit deinem Körper wie auch mit deinem Geist diesen Augenblick, diesen Zustand der kraftvollen Ruhe in deinem Bewusstsein und affirmiere:

„Ruhe strahlt aus
meinem ganzen Wesen aus."

Wenn du keine Probleme mit einem hohen Blutdruck hast, dann beobachte die Wirkungen dieser Asana, die unglaublich ausgleichend wirkt, in Vajrasana, dem Fersensitz.

Phase 2: Mit Prana arbeiten

Strahle aus deiner Wirbelsäule Licht in deine Arme und Beine aus. Spüre diese Energie, wie sie dich gleichmäßig in der Erde verwurzelt und dir Stabilität und Ruhe vermittelt. Strahle sie auch um dich herum aus, sodass du eine strahlende Aura der Festigkeit um dich herum erzeugst. Affirmiere: *„Ruhe strahlt aus meinem ganzen Wesen aus."*

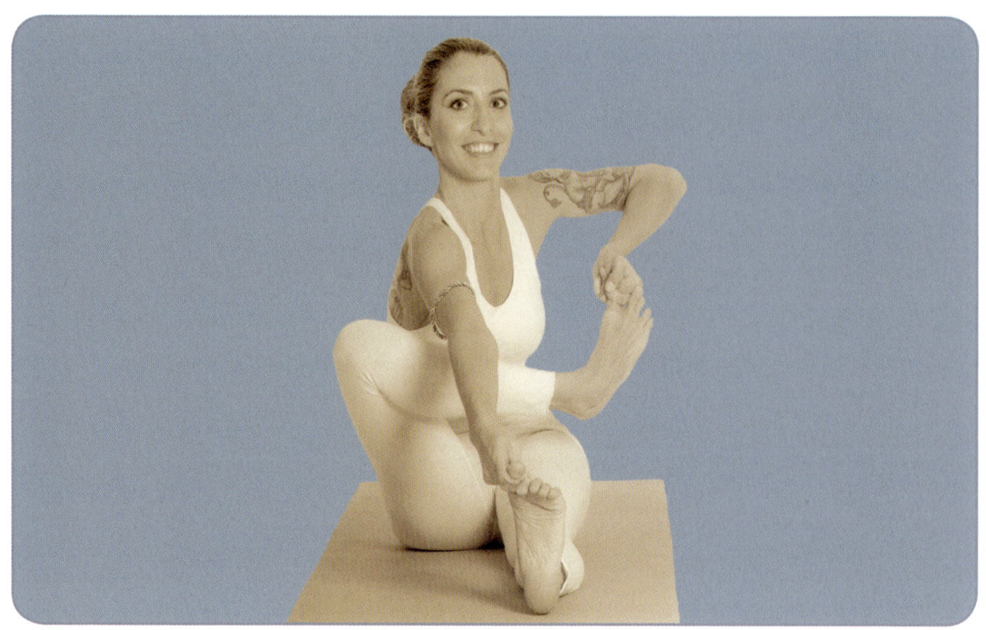

2) Akarshana Dhanurasana
(Pfeil und Bogen)

Technik: Aus *Dandasana* (der Stabposition) ziehe den rechten Fuß zu dir heran, das Knie bleibt oben. Indem es aus der Hüfte kreist, bringe dein Knie nach unten zum Boden. Setze deine linke Hand unter den rechten Knöchel und die rechte Hand unter das Knie. Indem du deine Wirbelsäule weiter aufrecht hältst, hebe das rechte Bein zum Oberkörper, wobei sich nur dein Hüftgelenk bewegen sollte. Greife den großen Zeh des rechten Fußes mit den ersten beiden Fingern deiner linken Hand.

Beuge dich nach vorn, gerade genug, um den linken großen Zeh mit den ersten beiden Fingern deiner rechten Hand zu greifen. Bringe deinen rechten Fuß so nah an deinen Kopf, wie es für dich möglich und bequem ist, und erlaube die Bewegung ausschließlich in deinem Hüftgelenk (drehe nicht das Knie!). Lasse die Wirbelsäule so gerade wie möglich sein.

Halte die Position mit natürlichem Atem, erlebe, affirmiere und verstärke ihre Eigenschaft. Um die Position wieder zu verlassen, komme langsam in *Dandasana*.

Nimm die Wirkungen dieser Übung ganz in dir auf und ziehe dich in dein Höheres Selbst in deinem Zentrum zurück.

Übe dann auf der anderen Seite.

Drei Pluspunkte für deinen Körper: öffnet die Hüften; energetisiert die Wirbelsäule; verbessert chronische Verstopfung

Kontraindikationen: keine, aber achte auf deine Knie, deine Knöchel und deine Wirbelsäule

Wie du zu deiner Affirmation kommst:

Phase 1: Körper, Geist und Seele

Behalte eine aufrechte und stolze Position bei und konzentriere vor allem deinen Blick auf den Daumen der Hand, die vorne ist. Werde zum Puppenspieler deines Geistes, zu demjenigen, der die Fäden zieht, und lasse nicht zu, dass deine Gedanken dich ablenken. Das einzige, das du siehst, ist dieser Daumen, wie der Krieger Arjuna (der Krieger, der in der Bhagavad Gita von Shiva selbst unterrichtet wird), der ein Krieger, ein Held ist. Fühle dich wie der Champion des Geistes. Affirmiere:

„Mit Pfeilen der Willenskraft durchstoße
ich den Kern der Sorgen."

Phase 2: Mit Prana arbeiten

Wenn du den großen Zeh des ausgestreckten Beines nach vorne drückst, wirst du merken, wie die Energie und die Kraft in deiner Wirbelsäule zunehmen. Konzentriere dich und lenke sie in dein Drittes Auge, das der Sitz der Willenskraft ist. Indem du dieses Zentrum stimulierst, affirmiere mit der Kraft eines Kriegers: *„Mit Pfeilen der Willenskraft durchstoße ich den Kern der Sorgen."*

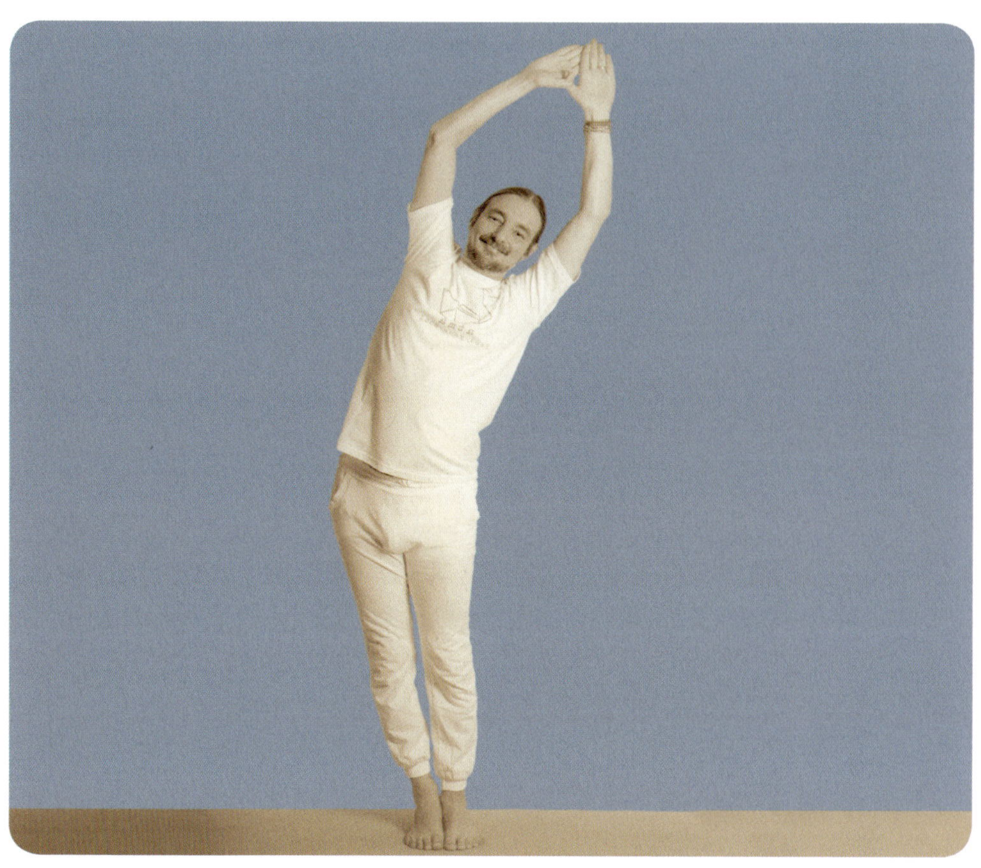

3) Ardha Chandrasana
(Der Halbmond)

Technik: Aus *Tadasana* (dem Stehenden Berg) bringe die Füße zusammen und lasse die Handflächen nach vorn zeigen. Halte die Muskeln deines Gesäßes leicht angespannt. Atme ein, nimm die Arme in einem Kreis nach oben und komme auf deine Fußballen. Verschränke die Daumen über deinem Kopf, die Handflächen zeigen weiter nach vorn, und strecke dich durch. Wenn du ausatmest, komme mit deiner linken Ferse nach unten, die rechte bleibt über dem Boden, beide Beine gestreckt. Bewege dann deine Hüften nach rechts und gleichzeitig die Arme nach links: Der ganze Körper bildet so einen dynamischen Seitwärtsbogen, wobei auf der linken Seite der untere Rippenbogen offen gehalten wird. Verlängere deine Wirbelsäule, aber halte deine Schultern unten, weg von den Ohren. Der Körper ist wie zweidimensional, wie ein Körper, der zwischen zwei Glasscheiben eingeschlossen ist: weder gedreht, noch nach vorne oder nach hinten gelehnt.

Halte die Position mit natürlichem Atem, erlebe, affirmiere und verstärke ihre Eigenschaften. Um die Position zu verlassen, atme tief ein, komme ins Zentrum zurück, bringe mit dem Ausatmen deine Hände zurück in *Tadasana*. Nimm die Wirkung der Übung, die du gemacht hast, ganz in dir auf und ziehe dich zurück in dein höheres Selbst in deinem Zentrum.

Übe auf der anderen Seite.

Drei Pluspunkte für deinen Körper: befreit den Atem; massiert die Bandscheiben; öffnet die Wirbelsäule und die Rippenbögen

Kontraindikationen: manche Wirbelsäulenverletzungen; bei hohem Blutdruck die Hände nur bis zum Herzen nehmen.

Wie du zu deiner Affirmation kommst:

Phase 1: Körper, Geist und Seele

Werde stark und schwungvoll in deiner Haltung, dynamisch und wie eine entzündete Flamme! Setze die ganze Kraft deines Bauchinneren ein, um dich zu halten, dich zu strecken und dich zu öffnen, ohne je zusammenzubrechen. Die Position erhöht die Wärme in deinem Körper und erhöht deine Widerstandskraft. Fühle dich kraftvoll und aktiv, denke an deinen Körper, der so viel Energie in der Asana nach außen ausströmt. Affirmiere:

„Kraft und Mut
erfüllen meine Körperzellen."

Phase 2: Mit Prana arbeiten

Strahle ein kraftvolles Licht von der Wirbelsäule aus nach außen und lenke seine Strahlen bewusst in die verlängerte Seite deines Körpers. Fülle deine Zellen mit deiner inneren Kraft. Stimuliere auch bewusst dein *Manipura-Chakra*, das Kriegerchakra, das im Zentrum der Beugung liegt. Affirmiere mit dieser kraftvollen Stärke: *„Kraft und Mut erfüllen meine Körperzellen."*

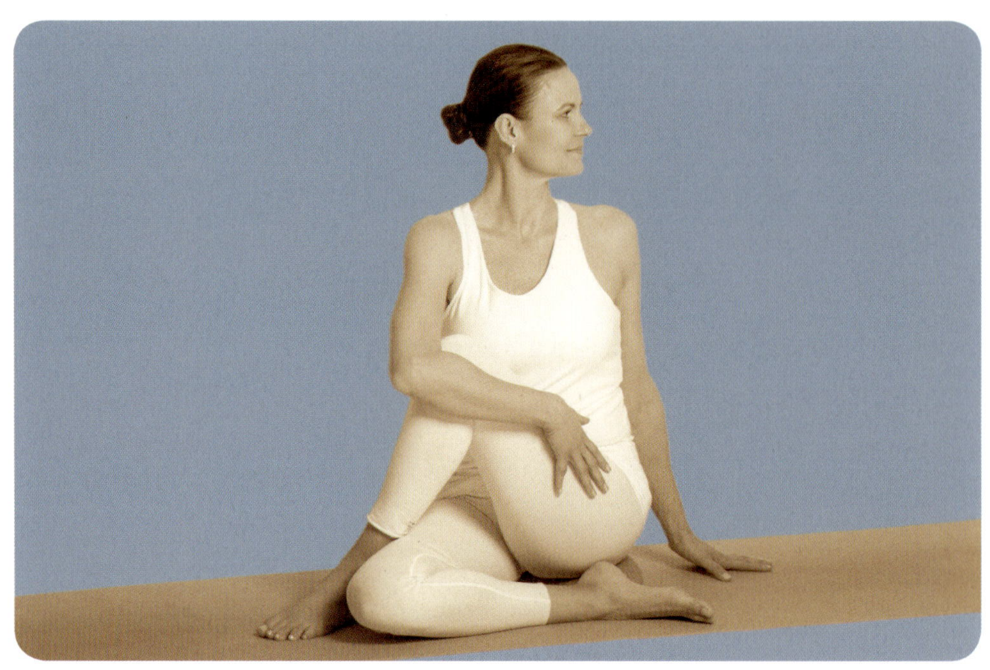

4) Ardha Matsyendrasana
(Der halbe Drehsitz)

Technik: Sitze aufrecht (oft am besten auf einem Kissen), die Knie gebeugt, die Füße flach auf dem Boden. Gleite mit dem rechten Fuß unter das linke Knie und setze ihn außen neben der linken Hüfte auf. Das rechte Knie ist unmittelbar vor dem Nabel. Kreuze den linken Fuß über das rechte Knie und stelle ihn flach auf den Boden. Stelle sicher, dass du gleichmäßig auf beiden Sitzbeinhöckern sitzt. Setze die linke Hand auf den Boden in der Nähe des Kreuzbeins und die rechte Hand auf das linke Knie. Lasse die Schultern gleichhoch sein.

Atme ein und strecke dich nach oben, dann atme aus und drehe nur die Lendenwirbelsäule nach links. Lass die Drehung nach und nach in der Wirbelsäule höhersteigen, im Laufe mehrerer Atemzüge, verlängere die Wirbelsäule beim Einatmen, drehe sie beim Ausatmen. Der Nacken dreht sich als Letztes. An einem bestimmten Punkt kann es dem Übenden ganz natürlich vorkommen, den rechten Ellenbogen um das linke Knie zu legen. Wenn die Schulter über das Knie hinausweist, bringe den rechten Ellenbogen zur Außenseite des linken Knies.

Halte die Position mit ganz natürlich fließendem Atem, wobei du sie erlebst, affirmierst und vertiefst. Um die Haltung wieder zu verlassen, atme ein und kehre beim Ausatmen zunächst mit dem Kopf zurück, dann mit der Brust, dann mit dem

Bauch und schließlich komme in eine bequeme Sitzposition. Nimm die Wirkung von *Ardha Matsyendrasana* ganz in dir auf und ziehe dich in dein Höheres Selbst in deinem Zentrum zurück.

Drei Pluspunkte für deinen Körper: verstärkt die Flexibilität der Hüften und der Schultern; bringt die Wirbel in ihre korrekte Position und erhöht die Flexibilität der Wirbelsäule; stimuliert alle inneren Organe

Kontraindikationen: Hüftoperation oder kürzlich ausgerenkte Hüfte; Schwangerschaft

Wie du zu deiner Affirmation kommst:

Phase 1: Körper, Geist und Seele

Übe mit sanften, aber sehr tiefen Atemzügen und spüre die Wirkung der Übung in der Lendenwirbelsäule. Stelle dir vor, wie sie immer flexibler wird, weicher, nicht länger wie eine Gefängniszelle, die deinen Atem gefangen hält. Dein Atem wird bei dieser Drehung von allen muskulären Spannungen befreit und die Folgen sind sehr wohltuend, sowohl körperlich wie auch auf einer feinstofflicheren Ebene. Wenn du die Asana beendet hast, wirst du dir bewusst werden, dass dein tiefer und sanfter Atemzug von einem Gefühl vollkommener Leichtigkeit begleitet wird. Das Energiezentrum des Herzens wird so stimuliert und das Element Luft wird in dir freigesetzt.

Kultiviere dieses Gefühl der Fülle mit Hilfe deiner tiefen Atemzüge und spüre aus diesem Gefühl der Fülle heraus, dass du dich sowohl von dem Druck anderer Schranken befreien kannst – denen, die deine Liebesfähigkeit einschränken, und all die alten negativen Gefühle, die sich in dir im Laufe der Zeit aufgebaut haben. Stelle dir vor, wie du jedem mit Mitgefühl begegnen kannst, auch denen, mit denen du einen Konflikt gehabt hast. Affirmiere:

„Ich strahle Liebe und Wohlwollen aus,
zu Seelenfreunden überall."

Phase 2: Mit Prana arbeiten

Setze die Drehung bewusst ein, um deine Energie von der Bauchregion nach oben zum offenen *Anahata Chakra*, dem Herzzentrum, zu schicken. Dehne von dort das strahlende Prana in alle Richtungen aus, gleichmäßig zu allen Wesen, und sende ihnen Liebe. Übe bewusst, ein universeller Kanal der Liebe zu sein, die zu jedem geschickt werden kann, überallhin. Affirmiere: *„Ich strahle Liebe und Wohlwollen aus, zu Seelenfreunden überall."*

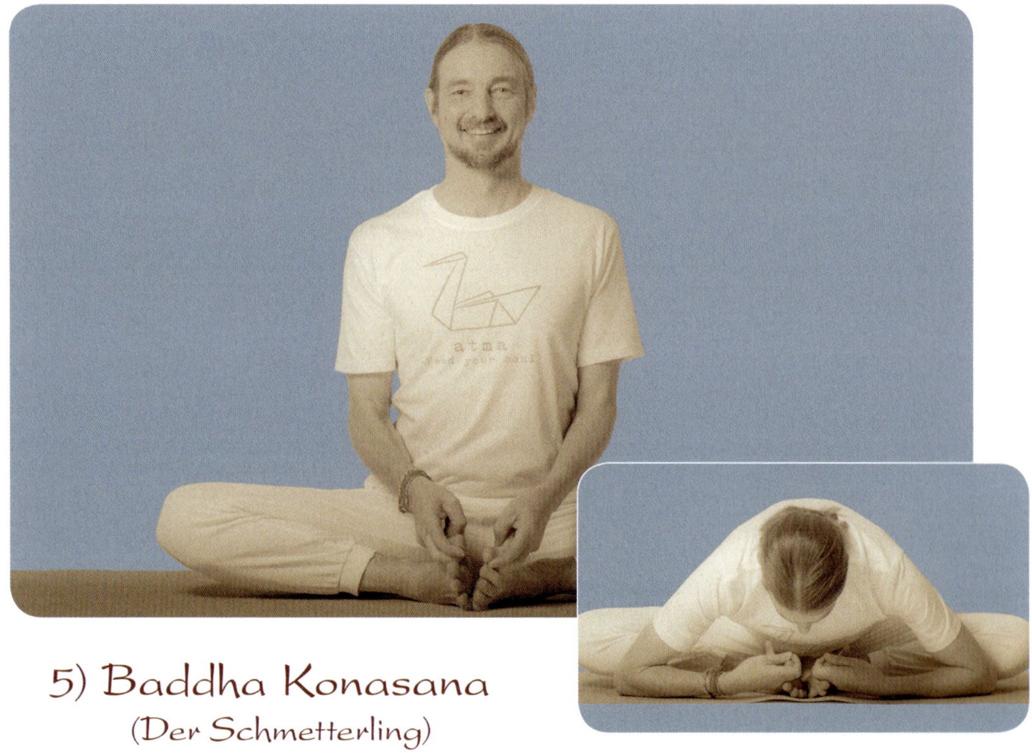

5) Baddha Konasana
(Der Schmetterling)

Technik: Sitze aufrecht (manchmal besser mit einem Kissen) mit gerader Wirbelsäule, die Knie gebeugt und die Füße flach auf dem Boden. Entspanne die Knie nach außen zu den Seiten in Richtung Boden und lege die Fußsohlen aneinander. Die Fersen sind so nahe am Schritt, wie es sich angenehm anfühlt.

Verschränke die Finger um die Zehen (oder halte die Knöchel) und ziehe sie leicht zum Schritt, um das Becken gerade und die Wirbelsäule aufrecht zu halten. Drücke die Fußsohlen gegeneinander.

Aktive Phase: Atme ein und beim Ausatmen beuge dich aus den Hüften nach vorne, wobei deine Wirbelsäule gerade bleiben sollte. Mache das einige Atemzüge lang weiter.

Entspannungsphase: Wenn du dich so weit wie möglich mit gerader Wirbelsäule nach vorne gebeugt hast, dann atme ein und verlängere die Wirbelsäule noch einmal, dann atme aus und entspanne dich nach vorn in die vollkommene Asana. Halte die Knie unten und lasse die Wirbelsäule lang und offen sein.

Halte die Position und atme natürlich, erlebe, affirmiere und verstärke ihre Eigenschaften. Um die Asana zu verlassen, atme ein und richte dich auf. Setze dich in eine angenehme Sitzposition. Nimm die Wirkung von *Baddha Konasana* ganz in dir auf und ziehe dich zurück in dein Zentrum.

Drei Pluspunkte für deinen Körper: öffnet die Hüften; entspannt den unteren Rücken; massiert die inneren Organe

Kontraindikationen: bei Wirbelsäulenverletzungen die Wirbelsäule unbedingt gerade halten.

Wie du zu deiner Affirmation kommst:

Phase 1: Körper, Geist und Seele

Setze deinen Atem ein, um diejenigen Teile deines Körpers zu entspannen, die sich angespannt anfühlen. Atemzug für Atemzug löst sich die Spannung. Wenn du willst, kannst du dir vorstellen, dass du in den Teil des Körpers atmest, der noch nicht nachgibt, so lange, bis alles entspannt ist. Sowohl bei Männern als auch bei Frauen haben die Spannungen in den Oberschenkeln, die die Beweglichkeit des Beckens einschränken, auch eine innere Bedeutung. Diese Asana arbeitet an der Fähigkeit zu empfangen: dich selbst und vor allem das Leben selbst.

Halte deine Wirbelsäule gut aufrecht und zentriert, auch wenn das Becken und die Hüften geöffnet sind. Denke an das, was sich dir in deinem Leben nähert, und lass zu, dass es kommt. Denke auch an das, was sich in deinem Leben von dir entfernt – oder sich gerade von dir verabschiedet – und lass es gehen. Affirmiere:

„Sicher in meinem Selbst
nehm' ich alles an, was ist."

Phase 2: Mit Prana arbeiten

Nutze die Vorwärtsbeuge des Kopfes, um deine Energie zutiefst in dich zurückzuziehen, fast wie in eine Muschel. Diese Haltung wurde manchmal „Die Schildkröte" genannt, da die Füße, die Hände und der Kopf nach innen gezogen werden. Indem du deine Energie nach innen ziehst, findest du deine Stabilität, deine Ruhe, deine Sicherheit in deinem Selbst. Wenn du dich dort verankerst, kannst du alles, was dir entgegentritt, aus einem Gefühl der inneren Stabilität heraus annehmen.Affirmiere deshalb: *„Sicher in meinem Selbst nehm' ich alles an, was ist."*

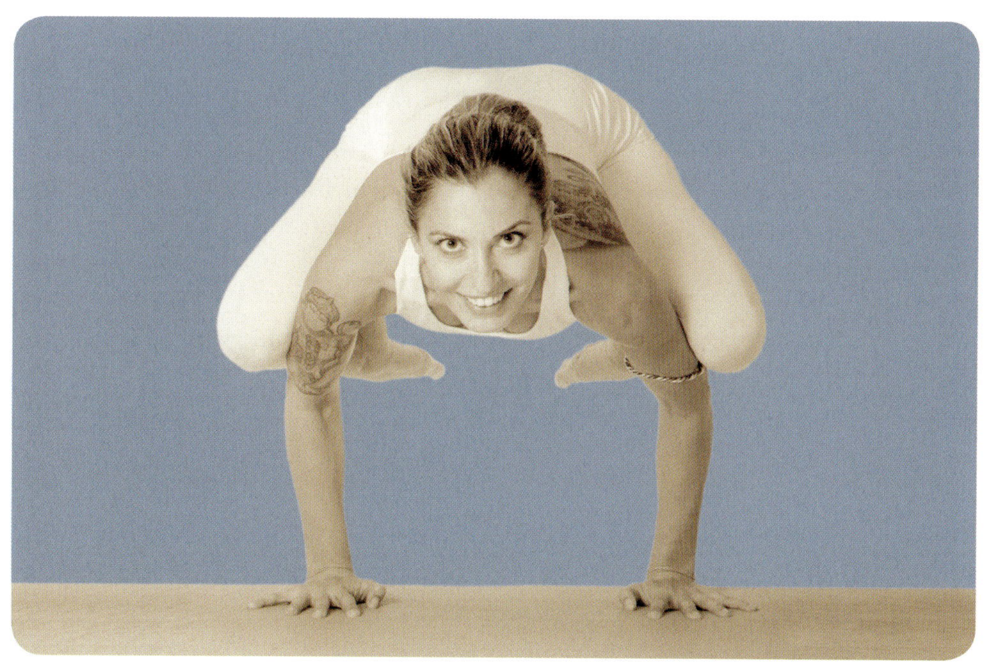

6) Bakasana
(Der Kranich)

Technik: Komme in eine Kniebeuge, die Arme zwischen den Beinen und die Hände auf dem Boden (wenn du diese Asana lernst, lege dir ein Kissen unter den Kopf, damit du geschützt bist, wenn du zufällig nach vorn fallen solltest). Beuge die Ellenbogen, spanne die Oberarme an und komme mit den Schienbeinen an die Rückseiten der Arme. Während der ganzen Dauer der Asana presse deine Oberschenkel sanft gegen deine Brust, damit deine Stabilität gesichert wird. Finde dein Zentrum. Dann atme ein und hebe deine Zehen hoch. Bewege gleichzeitig deinen Körper nach vorn, damit mehr Gewicht auf deine Oberarme gelenkt wird. Stabilisiere dich in dieser Haltung. Beim nächsten Einatmen bewege dein Körpergewicht nach vorn. Löse dabei deine Füße vom Boden. Finde dein Gleichgewicht. Dann hebe deinen Kopf, ohne deinen Nacken überzustrapazieren.

Halte diese Position mit einem Atem, der ganz natürlich fließt. Spüre, affirmiere und verstärke die Intensität der Asana. Um sie wieder zu verlassen, atme ein und komme beim Ausatmen mit den Füßen nach unten auf den Boden. Komme dann in eine angenehme Sitzposition. Lass die Wirkungen von Bakasana in dir spürbar werden. Ziehe dich in dein Zentrum, in dein Höheres Selbst zurück.

Drei Pluspunkte für deinen Körper: verbessert die Kontrolle über deinen Körper; entwickelt die Kraft deiner Arme und die innere Stärke; verstärkt dein körperliches Gleichgewicht

Kontraindikationen: Probleme mit den Handgelenken; Vermeide Anstrengung, wenn du Herz-Kreislauf-Probleme hast; Schwangerschaft

Wie du zu deiner Affirmation kommst:

Phase 1: Körper, Geist und Seele

Versuche, deinen Geist nicht darauf zu konzentrieren, dass du nach vorn fallen könntest oder wie schwer das Gewicht auf deinen Armen ist, sondern konzentriere dich stattdessen auf das Gefühl der Leichtigkeit, das dadurch entsteht, dass du deinen ganzen Bauch nach innen ziehst. Wenn du das richtig machst, fühlt es sich so an, als würdest du irgendwo andocken und angehoben werden. Erforsche die Geheimnisse deines Körpers, wende dich gegen die Vorstellung, dass du nun auf deinen Armen stehen oder nicht stehen kannst. Du kannst es! Affirmiere:

„Die ruhige Kraft des Unendlichen
breitet sich in mir aus."

Phase 2: Mit Prana arbeiten

Anfangs fühlst du vielleicht eine große Menge Energie in deinen Armen. Wenn du weiterübst und dich wohler in der Haltung fühlst, kannst du eine konzentrierte Kraft spüren, die in dein Zentrum in deinem Inneren strömt, und zwar aus der Wirbelsäule, vor allem aus dem *Manipura Chakra*, deinem Feuerzentrum. Visualisiere, wie diese Energie durch deine Medulla oblongata in dich hineinfließt, kraftvoll in die Wirbelsäule strömt und von dort nach außen in den Körper fließt. Mit diesem Fluss göttlicher Kraft erfüllt affirmiere: „*Die ruhige Kraft des Unendlichen breitet sich in mir aus.*"

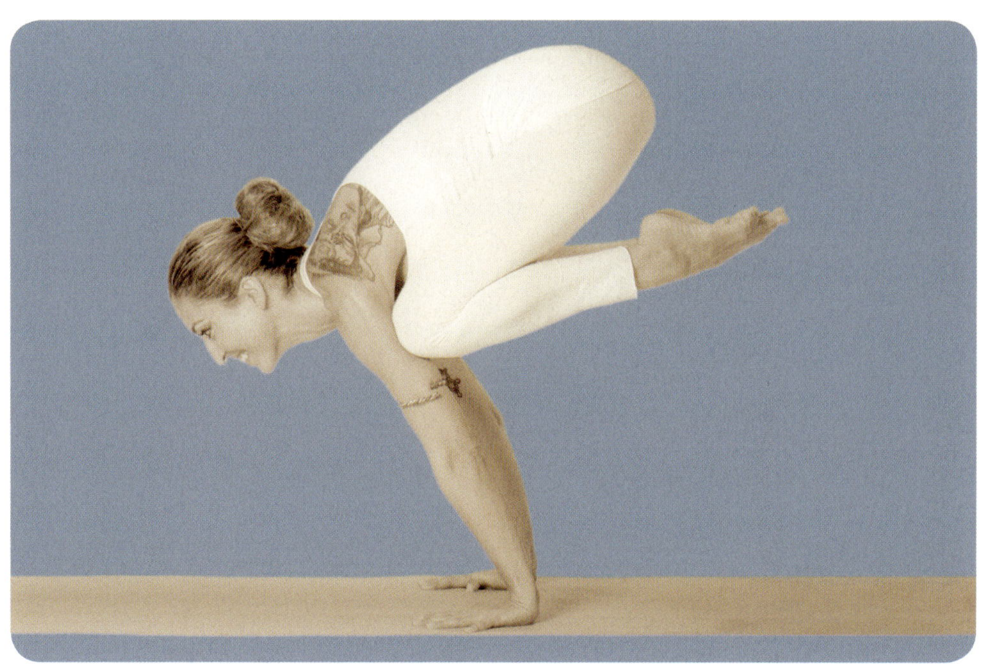

7) Bakasana 2

Wenn die Knie auf die Oberarme in der Nähe der Achselhöhlen platziert werden, dann ist dies eine schwierigere Variante von *Bakasana*, die manchmal auch *Kakasana* genannt wird.

Allgemeine Anmerkung:

Selbst bei einer so schwierigen Position wie *Bakasana* sollten wir nicht die richtige Einstellung dem Yoga gegenüber verlieren. Swami Kriyananda weist uns hier die Richtung:

„Nähere dich den Asanas
mit einer Haltung des Friedens."

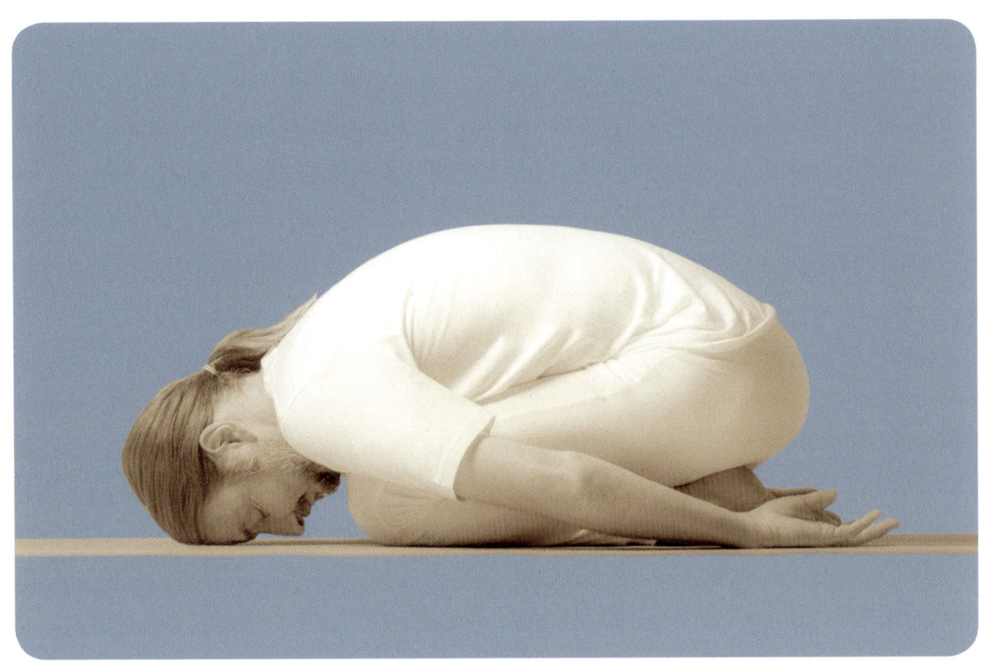

8) Balasana
(Das Kind)

Technik: Aus *Vajrasana* (dem Fels), die Hände an den Seiten, atme ein und lasse die Wirbelsäule länger werden. Ausatmend beuge dich aus den Hüften nach vorn, halte dabei die Wirbelsäule lang und gerade. Atme erneut tief ein, verlängere die Wirbelsäule und komme so weit, wie du kannst, nach vorne, die Stirn auf dem Boden (nicht ganz flach, der Haaransatz soll den Boden berühren). Wenn du mit dem Kopf nicht ganz auf den Boden kommst, dann nimm ein Kissen. Die Arme werden am Körper entlang nach hinten gestreckt, die Handflächen zeigen nach oben. Das Gesäß liegt auf den Fersen auf. Wenn du das nicht erreichen kannst, lege ein Kissen dazwischen. Entspanne die Schultern, lasse sie nach unten sinken und entspanne den ganzen Körper vollständig.

Halte die Position, atme normal und spüre ihre Eigenschaften, affirmiere, verstärke die Wirkung. Um die Asana wieder zu verlassen, bringe deine Hände unter deine Schultern, atme ein und komme hoch in *Vajrasana*. Lasse die Wirkung von *Balasana* durch deinen ganzen Körper fließen und ziehe dich zurück in dein Höheres Selbst in deinem Zentrum.

Drei Pluspunkte für deinen Körper: Sie entspannt den Rücken, die Schultern und die Beine zutiefst. Sie löst Erschöpfung im unteren Rücken auf. Sie stimuliert das parasympathische Nervensystem.

Kontraindikationen: Hüft-Operation oder kürzlich erlebte Ausrenkung der Hüfte

Wie du zu deiner Affirmation kommst:

Phase 1: Körper, Geist und Seele

Stelle dir vor, du bist wie in einem Schneckenhaus zusammengekauert. Ein sicherer Schrein, in dem du in Kontakt mit jenem intimsten Teil von dir treten kannst, ohne Angst, deine Verletzlichkeit zu zeigen. Nimm wahr, welch ein immenser Ausdehnungsraum im Inneren dieses Schneckenhauses vorhanden ist. Affirmiere:

„Ich löse mich von der Außenwelt
und entspanne mich in meinem
inneren Ort des Friedens."

Phase 2: Mit Prana arbeiten

Während Spannung dazu führt, dass die Energie nach außen zum Körper strahlt, bringt die Entspannung dein Prana dazu, auf ganz natürliche Weise nach innen zu fließen. In dieser Entspannungshaltung ziehe das Prana nach innen zurück, hinein in dein ruhiges Zentrum. Ziehe die Energie immer weiter nach innen, in den Frieden deines inneren Seins. Affirmiere: *„Ich löse mich von der Außenwelt und entspanne mich in meinem inneren Ort des Friedens."*

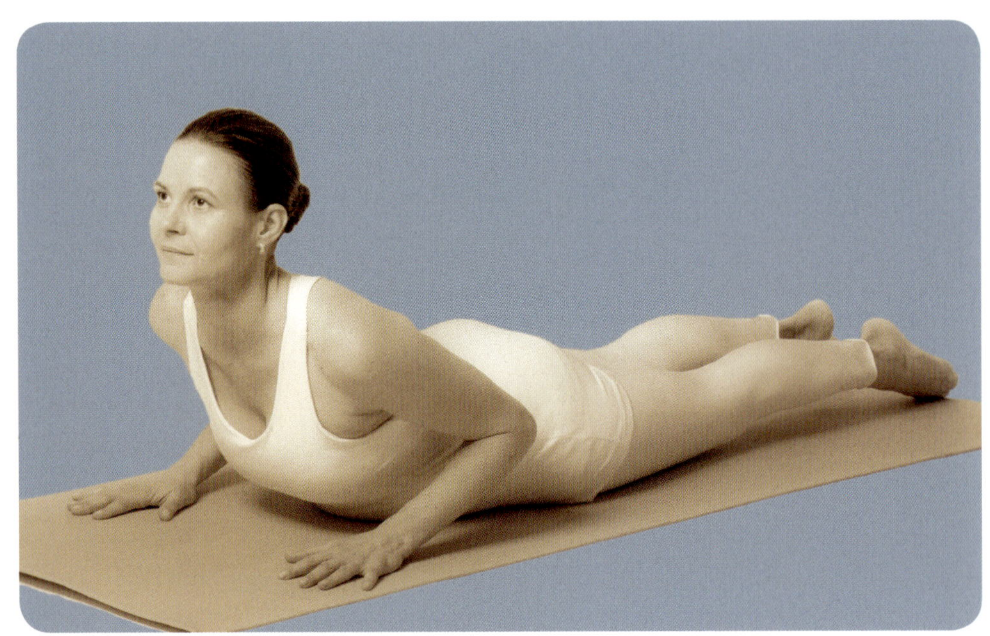

9) Bhujangasana 1
(Die Kobra)

Technik: Liege in der Bauchlage, die Stirn auf dem Boden, die Beine parallel und leicht angespannt während der ganzen Asana. Lege deine Hände neben der Brust auf den Boden, die Ellenbogen nahe am Körper. Drücke das Schambein gegen den Boden und spanne deine Gesäßmuskeln an. Wenn du einatmest, bringe Schritt für Schritt deinen Oberkörper nach oben, anfangs nur den Kopf, ohne den Nacken zu überlasten. Dann die Brust anheben, schließlich den ganzen Oberkörper, wobei der Nabelpunkt weiter den Boden berühren sollte. Die Arme werden nur zur Unterstützung und zur Stabilisierung gebraucht, nicht dazu, dich nach oben zu schieben. Halte die Schultern weg von den Ohren, der Nacken bildet eine Linie mit der Wirbelsäule.

Halte die Position und atme dabei normal ein und aus, erlebe, affirmiere und verstärke ihre Eigenschaften. Um die Asana wieder zu verlassen, atme ein und komme beim Ausatmen mit deinem Oberkörper nach unten, entspanne dich in *Balasana* oder in *Savasana*. Lasse die Wirkungen von *Bhujangasana* durch deinen ganzen Körper fließen und ziehe dich in dein Höheres Selbst in deinem Zentrum zurück.

Drei Pluspunkte für deinen Körper: stärkt deinen Rücken; verstärkt die Flexibilität der Wirbelsäule; öffnet und belebt die Brust, das Herz und die Lungen

Kontraindikationen: Schwangerschaft; einige Wirbelsäulenverletzungen können dazu führen, dass man die Position besser nicht üben sollte.

Wie du zu deiner Affirmation kommst:

Phase 1: Körper, Geist und Seele

Erhebe dich vom Boden, von unten nach oben, denke an die Bemühung, die du jeden Tag unternimmst, um aus der Stagnation angesichts deiner Herausforderungen, deiner Vergangenheit und deiner schweren Gedanken herauszukommen. Es ist wie die Anstrengung einer Lotusblüte, die sich öffnet. Affirmiere:

„Voller Freude erhebe ich mich und begrüße jede neue Gelegenheit."

Phase 2: Mit Prana arbeiten

Nutze diese Position, um deine Achtsamkeit für und dadurch die Kontrolle über die feinstoffliche Energie in deiner Wirbelsäule zu vergrößern. Lasse das *Prana* vom ersten Chakra, dem Sitz der Kundalini, aufsteigen bis nach oben in dein Gehirn. Spüre die Kraft der Energie, die deine ganze Wirbelsäule erfüllt und eine große Stärke in dein ganzes Leben bringt, um deinen Herausforderungen zu begegnen. Affirmiere, dass es keine Hindernisse gibt, sondern nur Gelegenheiten: *„Voller Freude erhebe ich mich und begrüße jede neue Gelegenheit."*

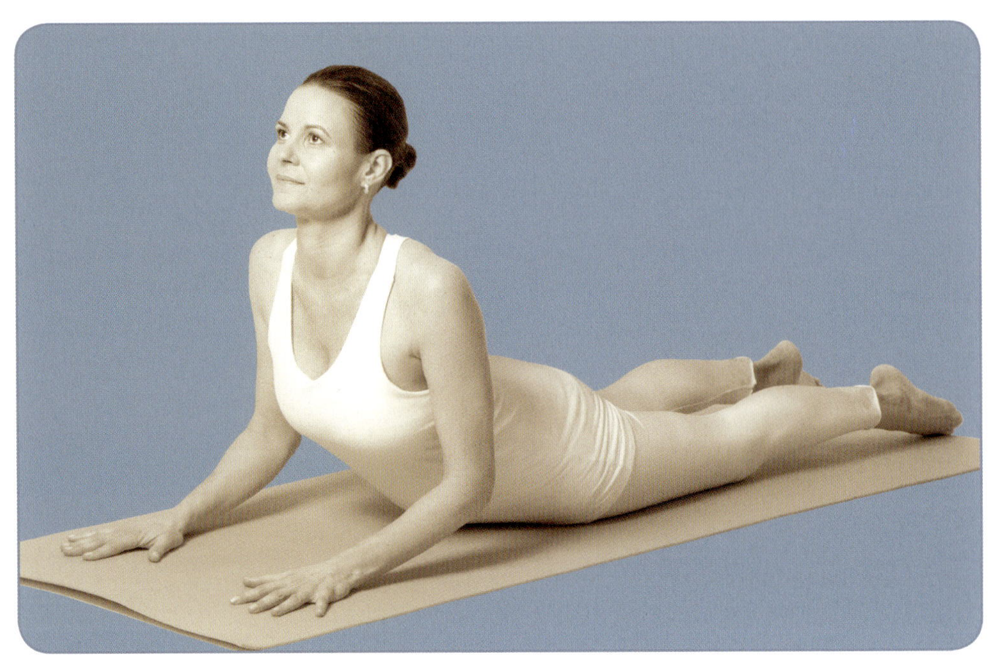

10) Bhujangasana 2
(Die Kobra 2)

Eine andere Wirkung wird erzeugt, wenn wir die Arme (und nicht nur die Rückenmuskeln) einsetzen, um den Oberkörper noch höher zu heben und dabei weiterhin das Schambein gegen den Boden drücken. Dies ist eine Variante, die weniger Prana in der Wirbelsäule akkumuliert, sie aber flexibler werden lässt.

Eine weitere Variante besteht darin, die Arme einzusetzen, um nach oben zu kommen, aber den Nabel weiterhin auf dem Boden zu halten.

Swami Kriyananda nennt dies die dritte Phase von *Bhujangasana*: „Dann, mit den Armen, drücke dich ganz nach oben, so weit, wie dein Körper sich biegen kann, ohne dass du deinen Nabel vom Boden abhebst." Diese Variante konzentriert die Energie im oberen Teil der Wirbelsäule und hebt ihn hoch.

Allgemeine Anmerkung: Wir müssen dafür sorgen, dass wir während des Yoga FRISCHE LUFT atmen. Sie bringt uns Prana und Vitalität. Swami Kriyananda erläutert dies: „Die Asanas sollten, wenn möglich, im Freien geübt werden oder wenigstens in der Nähe eines offenen Fensters. Es ist am besten, sie nicht in einem geschlossenen Raum zu üben oder in einem Raum mit verbrauchter Luft."

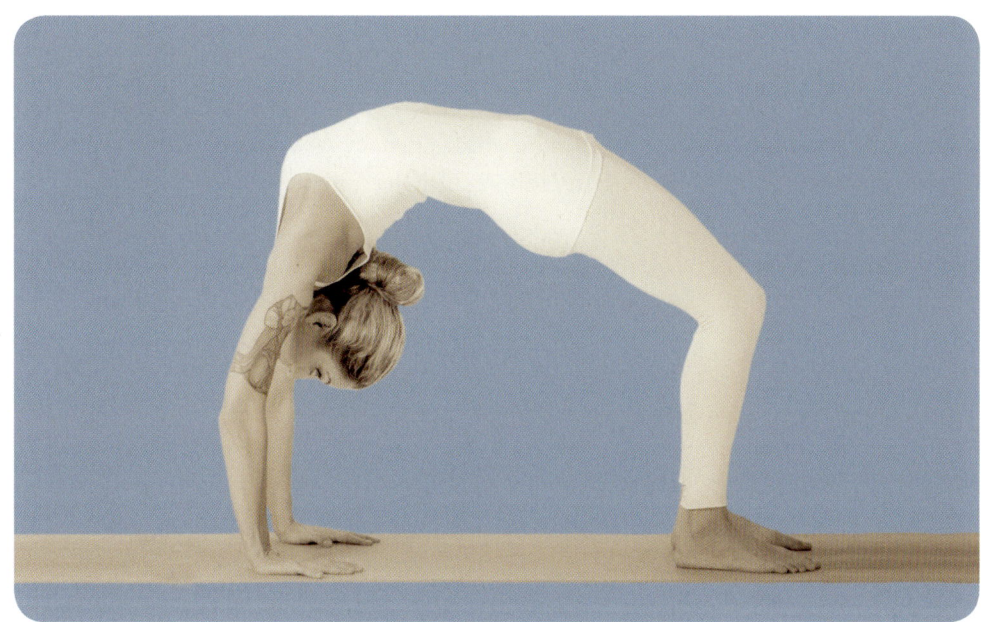

11) Chakrasana
(Das Rad)

Technik: Liege in der Rückenlage, bringe die Füße in die Nähe deines Gesäßes, hüftbreit auseinander, Knie und Füße parallel zueinander. Setze deine Hände mit nach unten zeigenden Handflächen auf den Boden in der Nähe deiner Schultern, wobei die weitgespreizten Finger zu den Füßen weisen. Lasse die Ellenbogen nach oben zeigen.

Phase 1: Spanne die Gesäßmuskeln an und ziehe den Bauch nach innen. Halte die Bauchmuskulatur so während der ganzen Asana. Atme ein und drücke die Füße fest in den Boden, während du gleichzeitig langsam das Becken so hoch wie möglich hebst. Die Oberschenkel bleiben parallel zueinander.

Phase 2: Atme erneut tief ein und drücke Hände und Füße in den Boden. Drücke langsam die Arme durch, sodass der Oberkörper angehoben wird. Führe diese Bewegung aus, indem du deinen Bauch und dein Becken anspannst. Halte die Ellenbogen parallel zueinander. Wenn du dich in der Haltung stabil fühlst, dann wandere mit deinen Füßen nach und nach in Richtung deiner Hände, bis die Hände unter den Schultern sind und die Füße unter den Knien. Halte Füße, Knie und Arme parallel zueinander.

Halte die Position und atme ganz natürlich ein und aus. Nimm die Asana in dir auf, affirmiere, verstärke ihre Qualität. Um die Asana wieder zu verlassen, atme ein und komme beim Ausatmen langsam nach unten. Entspanne dich in *Savasana* (bringe die Knie einen Augenblick lang an die Brust). Absorbiere die Energie von *Chakrasana* und ziehe dich in dein Höheres Selbst in deinem Zentrum zurück.

Drei Pluspunkte für deinen Körper: tonisiert und stärkt den gesamten Körper; öffnet die Hüften, Brust und Schultern; macht die Wirbelsäule flexibler

Kontraindikationen: Herz-Kreislauf-Probleme; einige Wirbelsäulenverletzungen; Schwangerschaft; Geburt vor einigen Monaten

Wie du zu deiner Affirmation kommst:

Phase 1: Körper, Geist und Seele

Öffne dich kraftvoll der Vorderseite deines Körpers, wie ein Kind, das spielt! Bleib so, voll spielerischer Freude, auch wenn es körperlich anstrengend wird. Affirmiere:

„Ich bin wach,
energiegeladen, enthusiastisch!"

Phase 2: Mit Prana arbeiten

Dies ist eine der vitalisierendsten Haltungen, die es im Hatha-Yoga gibt! Das Prana pulsiert mächtig durch den ganzen Körper und schenkt dir Lebendigkeit, Vitalität und Enthusiasmus. Spüre, wie du dich aus dem langen Schlaf der Täuschung, der Apathie und Lähmung weckst! Affirmiere: *„Ich bin wach, energiegeladen, enthusiastisch!"*

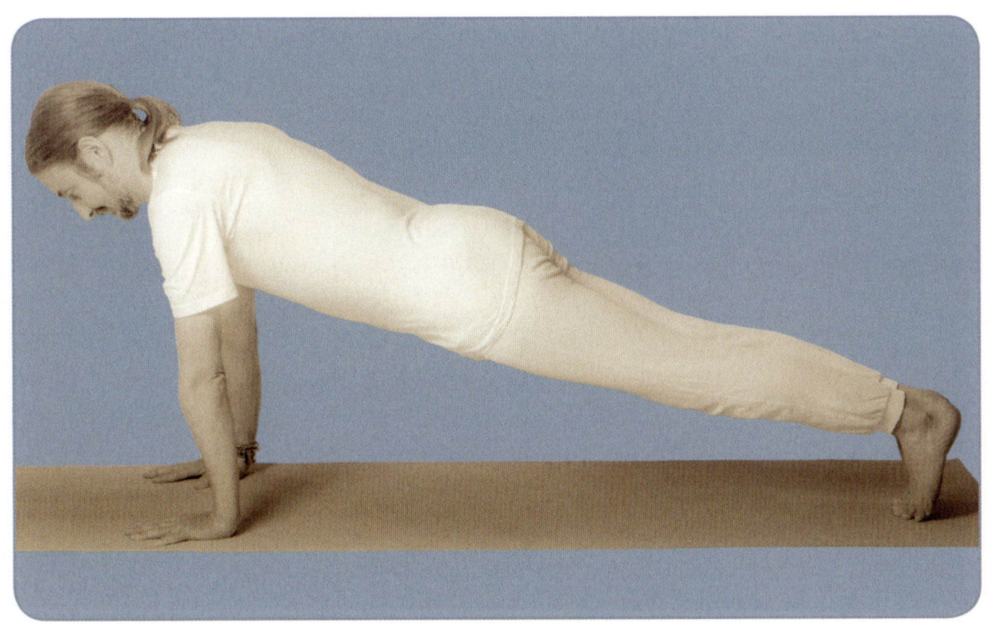

12) Chaturanga Dandasana
(Der Stab)

Die nächsten beiden Haltungen sind Teil des Sonnengrußes, *Surya Namaskar.* Die erste ist „viergliedrig" (*chatur-anga*), während die zweite „achtgliedrig" (*asht-anga*) ist. Beide können als Einzelhaltungen in eine Folge eingebaut werden. Sie sind hier zusammengenommen, weil sie im Sonnengruß auch aufeinanderfolgend praktiziert werden.

Technik: Aus der Tischposition auf Händen und Knien komme mit beiden Beinen einen Schritt zurück und strecke dann die Beine aus. Verlängere dich nach vorne, durch deinen Kopf, und nach hinten, durch deine Füße. Lass die Schultern nicht durchsacken, sondern drücke die Arme nach unten. Halte den Bauch eingezogen, der Nacken verlängert die Linie der Wirbelsäule.

Halte die Position mit normalem Atem, erlebe, affirmiere und verstärke ihre Eigenschaften. Um die Position wieder zu verlassen, atme ein und bringe die Knie beim Ausatmen nach unten. Entspanne dich in *Vajrasana* (dem Fels).Nimm die Wirkungen von *Chaturanga Dandasana* ganz in dir auf und ziehe dich in dein Höheres Selbst in deinem Zentrum zurück.

Drei Pluspunkte für deinen Körper: stärkt die Arme; tonisiert die Schultern; trainiert die Körperhaltung

Kontraindikationen: bei Handgelenksproblemen lieber auf die Fäuste aufstützen

Wie du zu deiner Affirmation kommst:

Phase 1: Körper, Geist und Seele

Bringe deine Aufmerksamkeit auf die beiden Punkte deines Körpers, die in entgegengesetzte Richtungen streben, und spüre deinen Bauch, der dein Körpergewicht trägt. Nutze das Körpergefühl der Kraft, die du einsetzt, für dich – und du wirst dich kraftvoll fühlen, nicht erschöpft oder angestrengt!

Phase 2: Mit Prana arbeiten

Nutze die Arme und Beine, um dich auf dem Boden zu stabilisieren, aber achte am meisten darauf, wie du die Energie in deiner Wirbelsäule, der „Danda", sammelst. Spüre das konzentrierte Prana an dieser Stelle, wo es sich in zwei Richtungen gleichzeitig konzentriert, ausrichtet und ausdehnt. Es stimuliert ein Gefühl konzentrierter Energie.

Allgemeine Anmerkung:

Chaturanga Dandasana hat keine Affirmation, aber „Konzentration" ist eine ständige „Affirmation" im Yoga und einer der Schlüssel zum Erfolg. Swami Kriyananda erläutert: „Konzentration auf das, was man zu erreichen versucht, kann den Wert einer Asana bis zum Hundertfachen vergrößern."

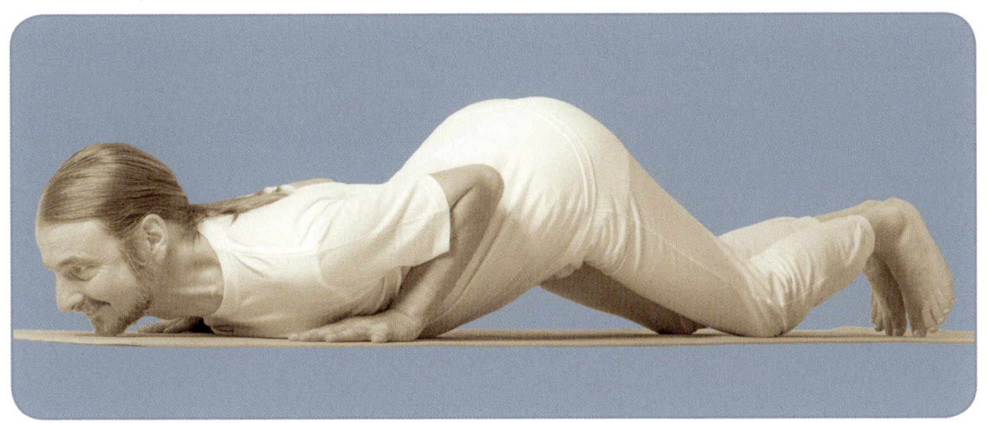

13) Ashtanga Namaskar
(Der achtteilige Bogen)

Technik: Komme aus *Chaturanga Dandasana*, dem Stab, hinunter auf den Boden. Berühre mit Knien, Brust und Kinn (entweder nacheinander oder alle zusammen) den Boden. Das Gesäß wird hochgehalten. Die Ellenbogen sind nah am Körper und der Nacken ist nicht ganz angezogen.

Halte die Position und atme dabei ganz natürlich, erlebe, affirmiere und verstärke ihre Eigenschaften.

Um die Position wieder zu verlassen, atme ein und lasse dich ausatmend in *Balasana* oder *Savasana* sinken. Lasse die Wirkungen von *Ashtanga Namaskar* in deinen ganzen Körper fließen und ziehe dich in dein Höheres Selbst in deinem Zentrum zurück.

Drei Pluspunkte für deinen Körper: belebt den Rücken; macht die Wirbelsäule flexibler; stimuliert die inneren Organe

Kontraindikationen: bestimmte Wirbelsäulenerkrankungen

Wie du zu deiner Affirmation kommst:

Phase 1: Körper, Geist und Seele

Diese Niederwerfung ist die tiefste – ein Symbol der vollständigen Hingabe. Wenn du diese Haltung übst, dann spüre, dass du dich nicht irgendeiner Ungerechtigkeit unterwirfst. Im Gegenteil, du machst dich bereit, die Waffen des Ego abzuwerfen und sie zu transzendieren. Du nutzt seine Waffen nicht, denn das Ego würde stets Widerstand leisten – es ist nicht bereit, das Leben ganz in sich aufzunehmen. Dein Selbst dagegen fürchtet nichts, es verneigt sich gerne vor einem Weg, den es selbst gewählt hat.

Phase 2: Mit Prana arbeiten

Beobachte, wie sehr sich die Energie dieses Verbeugens von einem anderen Verneigen unterscheidet, bei dem man die Wirbelsäule einfach nach vorn beugt. Dies hier ist ein Verbeugen mit einem kraftvollen Prana, bereit zur Handlung, bereit, dich zu transformieren und dem Licht in der Welt zu dienen.

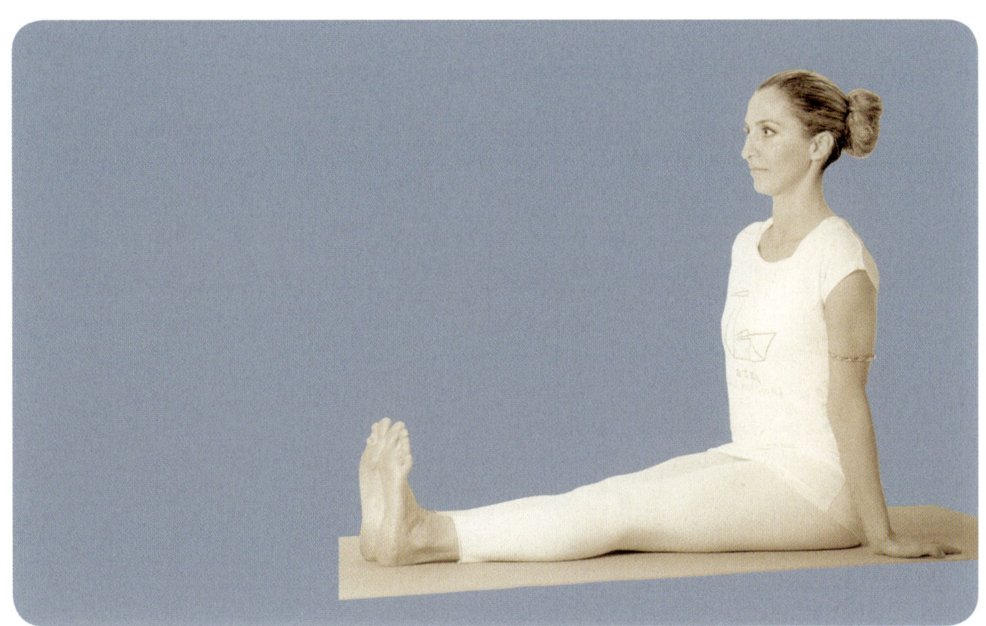

14) Dandasana
(Der Stab)

Technik: Sitze (auf einem Kissen, wenn das notwendig sein sollte, damit deine Wirbelsäule aufrecht bleibt) mit ausgestreckten Beinen, die nebeneinander oder aneinander liegen können, wobei die Zehen nach oben zeigen sollten. Verlängere dich durch deine Fersen nach vorne. Lege deine Hände neben deine Hüften auf den Boden, die Finger nach vorne (oder auch nach hinten), wobei die Handflächen sich leicht gegen den Boden drücken sollten (nimm dir einen Yogablock, wenn du auf einem Kissen sitzt und deine Handflächen nicht bis auf den Boden reichen). Halte den Oberkörper aufrecht und verlängere ihn aktiv durch deinen Kopf. Die Schultern sollten nach unten, weg von den Ohren, geschoben werden, der Nacken in einer Linie mit der Wirbelsäule sein.

Halte die Position, atme ganz natürlich ein und aus. Erlebe, affirmiere und verstärke ihre Eigenschaften. Um die Position wieder zu verlassen, entspanne einfach die Aktivierung des Körpers wieder und sitze entspannt in *Dandasana* oder setze dich mit gekreuzten Beinen hin. Lasse die Wirkung der Asana in deinem ganzen Körper wirksam werden. Ziehe dich zurück in dein Höheres Selbst in deinem Zentrum.

Drei Pluspunkte für deinen Körper: streckt die hinteren Oberschenkelmuskeln; streckt den Oberkörper; öffnet die Brust

Kontraindikationen: keine

Wie du zu deiner Affirmation kommst:

Phase 1: Körper, Geist und Seele

Lasse zu, dass deine Konzentration anfangs darauf gerichtet ist, wie dein Oberkörper sich nach oben drückt und so angespannt gehalten wird. Konzentriere dich dann auf die Berührung deines Körpers mit dem Boden, dann auf dein Becken und dann auf die Sitzbeinhöcker. Der Kontakt zwischen deinem Becken und dem Boden unter dir ist in der Lage, eine ausgleichende Wirkung auf die Position und auf den Beckenboden auszuüben. Lausche bewusst auf die Wirkungen dieses Kontaktes.

Phase 2: Mit Prana arbeiten

Der „Danda“ (Stab) wird von Yogis als Symbol für die Wirbelsäule und ihre Energie benutzt, wenn sie zentriert ist. Spüre diese starke Energie in der Wirbelsäule, ruhig, stark und kontrolliert. Vielleicht spürst du alle Chakren in deiner Wirbelsäule, hell und strahlend, die dir ein Gefühl innerer Ganzheit vermitteln können. Spüre, dass du wie aus deinem Inneren heraus blühst, ein ruhiges Blühen, ganz aus deinen inneren Kräften heraus.

Allgemein gesagt:

Ananda-Yoga möchte das Bewusstsein eines Yogis in dein Inneres bringen, hinein in die Freude der „Danda“, der Wirbelsäule. „In dir ist Freude“ ist eine der entscheidenden Erfahrungen eines Yogi. Swami Kriyananda sagt es so: „Die innere Energie wird das Licht in dir anfachen. Wenn das Licht in dir mehr und mehr zunimmt, dann wirst du mehr und mehr in der Lage sein, dich der Quelle dieses Lichts, dem Göttlichen, zuzuwenden.“

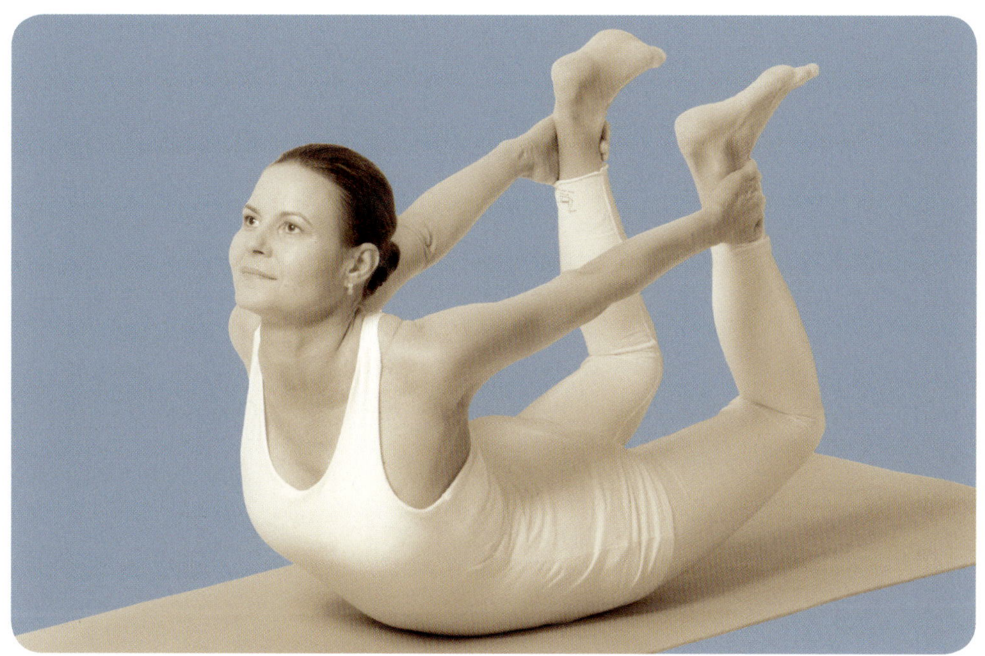

15) Dhanurasana
(Der Bogen)

Technik: Komme in die Bauchlage, die Stirn auf dem Boden. Beuge dann deine Knie nach oben und halte sie während der ganzen Zeit, in der du die Position hältst, hüftbreit auseinander. Greife die Außenseiten deiner Knöchel. Spanne das Gesäß an und drücke dein Schambein in den Boden. Lasse das Becken die ganze Zeit, während der du die Position hältst, gegen den Boden gedrückt sein.

Atme nun ein und hebe die Knie vom Boden ab, schiebe gleichzeitig deine Füße weg vom Kopf. Ziehe den Oberkörper vom Boden hoch. Halte die Schulterblätter offen. Der Nacken ist in einer Linie mit der übrigen Wirbelsäule.

Halte die Position mit einem natürlichen Atemrhythmus, erlebe, affirmiere und verstärke ihre Qualität in dir. Um die Position wieder zu verlassen, atme ein und lasse dich mit dem Ausatmen wieder auf den Boden sinken. Entspanne dich in *Balasana* (Position des Kindes). Absorbiere die Wirkungen von *Dhanurasana* und ziehe dich zurück in dein Höheres Selbst in deinem Zentrum.

Drei Pluspunkte für deinen Körper: öffnet Brust und Schultern; streckt die Hüftflexoren; stimuliert die Verdauungsorgane

Kontraindikationen: Schwangerschaft; Wirbelsäulenverletzungen; Knieprobleme

Wie du zu deiner Affirmation kommst:

Phase 1: Körper, Geist und Seele

Bleibe mit deiner ganzen Aufmerksamkeit auf deiner Zentralachse. Nimm wahr, wie sie durch diese Position gestärkt wird. Spüre die Kraft, die dadurch entsteht. Identifiziere dich ganz mit dieser zentralen Linie, spüre, dass du buchstäblich zu dieser Zentralachse wirst, werde zu deinem Zentrum. Lasse alle Gedanken gehen, die dich nach außen, aus diesem Kraftzentrum herauszuziehen versuchen, und affirmiere:

„Ich rufe meine zerstreuten Energien zurück,
um die Wirbelsäule aufzuladen."

In der Pause nach der Asana nimm die große Kraft wahr, die du in deiner Zentralachse erweckt hast, und nähre dein Sein mit dieser Erkenntnis.

Phase 2: Mit Prana arbeiten

Setze diese Asana ein, um die feinstofflichen Energien in deiner Wirbelsäule in dir zu stärken und so die Kontrolle darüber aufzubauen. Arjunas Bogen in der Bhagavad Gita ist ein Symbol deiner Wirbelsäule. Fülle in dieser Position deinen „Bogen" mit Energie, ziehe alles Prana in ihn hinein, energetisiere ihn, magnetisiere ihn und lade ihn mit Energie auf. Affirmiere: *„Ich rufe meine zerstreuten Energien zurück, um die Wirbelsäule aufzuladen."*

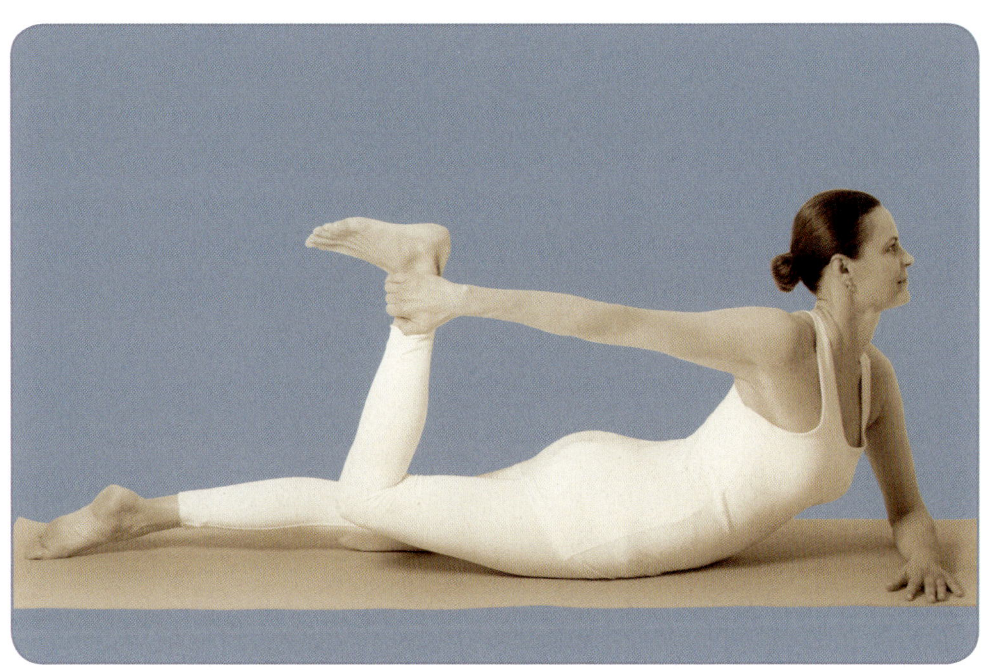

16) Ardha Dhanurasana
(Der Halbbogen)

Dies ist eine Variation des Bogens, die von Swami Kriyananda in seinem Buch „*Raja Yoga*" unterrichtet wurde. Sie fügt der Grundhaltung eine leichte Drehung hinzu, die man jedoch so gering wie möglich halten sollte.

Allgemein gesagt: *Dhanurasana* bringt dein Bewusstsein und deine Energie in deine Wirbelsäule. Je mehr der Yogi weiter fortschreitet, umso wichtiger wird die Wirbelsäule für ihn – bei allen Haltungen und auch während der Meditation.

Swami Kriyananda schreibt: „Der Hatha-Yogi sollte sich lehren, sein Bewusstsein tief in seiner Wirbelsäule zu haben. Die Mehrheit der Yogahaltungen hat einen direkten oder indirekten Bezug zur Wirbelsäule und zum Wirbelsäulenbewusstsein, entweder, indem sie die Wirbelsäule strecken oder durchspülen, oder, indem sie sie einsetzen, um das Bewusstsein besser zu zentrieren."

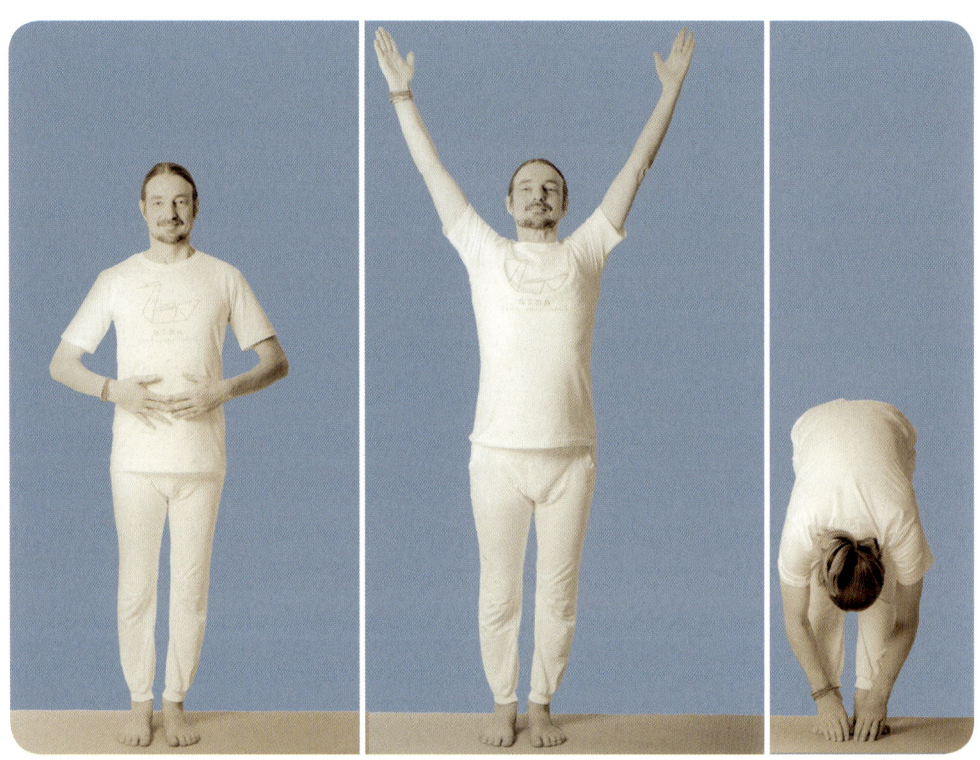

17) Dirgha Pranayama 2
(Der volle Yoga-Atemfluss)

Dieser volle Atemfluss (*vinyasa*), eine Variante des vollen Yoga-Atems, ist von Swami Kriyananda als Vorübung zu allen Yogafolgen unterrichtet worden.

Technik: Stehe in *Tadasana*, dem Stehenden Berg. Atme mit vollem Yoga-Atem tief ein (Bauch, Rippenbögen, Brust) und dann mit einem tiefen Yoga-Atem wieder aus (Brust, Rippenbögen, Bauch) und drücke die Sitzbeinhöcker von dir weg. Beuge dich während des Ausatmens langsam vorwärts, sodass deine Hände den Boden berühren. Atme sofort und langsam wieder ein, erneut mit einem vollen Yoga-Atem, und richte dich langsam wieder auf. Ziehe die Hände vor deinem Körper nach oben, ohne ihn zu berühren, wobei die Handflächen zum Körper und leicht nach oben zeigen. Die Ellenbogen sind an den Seiten des Körpers.

Bringe die Arme nach oben in eine Aufwärts-Streckung. Öffne Brust und Schultern, und, wenn du magst, komme auf deine Zehenspitzen, während du dich ganz in die Aufrechte bringst. Halte die Dehnung und den Atem einige Schläge lang an. Wenn du dann mit dem vollen Yoga-Atem ausatmest, lasse deine Hände am Körper entlang nach unten gleiten, wobei die Handflächen zum Körper und leicht nach unten zeigen, den Körper aber nicht berühren. Dieser Zyklus stellt eine Runde dar.

Übe so 12 Runden.

Dann komme zurück in *Tadasana* und lasse die Wirkung von *Dirgha Pranayama* 2 in dir kreisen. Ziehe dich in dein Höheres Selbst in deinem Zentrum zurück.

Drei Pluspunkte für deinen Körper: bringt Sauerstoff in den ganzen Körper; vergrößert das Atemvolumen; löst Spannungen in den Atemmuskeln

Kontraindikationen: keine (wenn du das Vorwärtsbeugen langsam machst!)

Wie du zu deiner Affirmation kommst:

Phase 1: Körper, Geist und Seele

Spüre bei jedem Einatmen, wie du nicht nur Luft in deinen Körper bringst, sondern Stärke, Vitalität und Freude zu jeder einzelnen Körperzelle bringst, von den Zehenspitzen den ganzen Weg nach oben bis zum obersten Punkt deines Kopfes. Bei jedem Ausatmen spüre, wie du aus deinem Denken alle deine Schwächen und deine Negativität loslässt.

Phase 2: Mit Prana arbeiten

Während du einatmest, nutze den Magnetismus deiner Hände, um Energie nach oben in deinen Körper zu ziehen, zum Dritten Auge. Bringe diese Energie dann dem Himmel dar. Beim Ausatmen lenken deine Hände den Energiefluss nach unten, aus dem Himmel, in dich hinein.

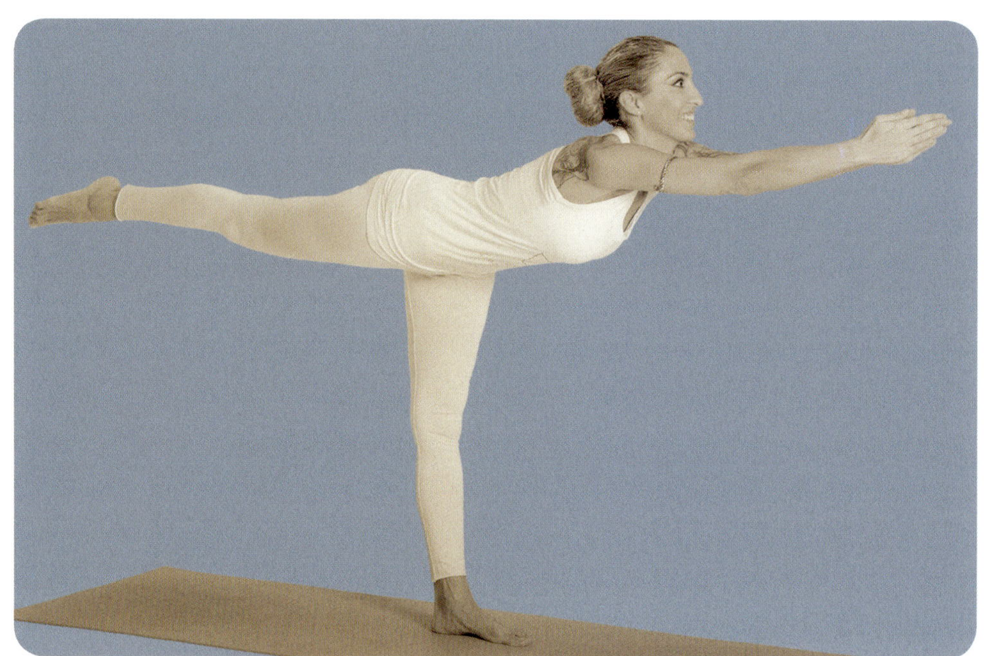

18) Ganapatiasana
(Ganeshas Position)

Technik: Aus *Tadasana* verlagere dein Gewicht auf dein linkes Bein. Fixiere deinen Blick auf einen festen Punkt. Bringe deine Arme beim Einatmen in einem Kreis nach oben, die Handflächen aneinander. Die Arme sind gerade oder leicht in den Ellenbogen gebeugt. Beim Ausatmen beuge dich in der linken Hüfte nach unten und bringe gleichzeitig dein rechtes Bein nach hinten, sodass deine Arme, deine Wirbelsäule und dein rechtes Bein eine gerade Linie bilden. Komme so weit nach vorn, wie du kannst – bis zu einer waagrechten Linie, wenn möglich – ohne dass die Haltung deiner Arme, deiner Wirbelsäule und des rechten Beines verändert wird. Ziehe den Bauch ein, halte das Gesäß leicht angespannt.

Hebe den Kopf leicht an und verändere deinen Blick so, dass du gerade nach vorn schaust, über die aneinandergelegten Hände hinüber. Die Schultern werden von den Ohren weg nach hinten gedrückt. Dein Becken zeigt zum Boden.

Verlängere dich durch die Wirbelsäule nach vorne und durch das rechte Bein nach hinten. Überstrecke das linke Bein nicht.

Halte die Position mit natürlichem Atem und erlebe, affirmiere und verstärke ihre Eigenschaften. Um die Position wieder zu verlassen, atme ein und komme mit dem Ausatmen langsam wieder nach oben. Entspanne dich in *Tadasana*. Spüre und verteile die Wirkung der Ganesha Position und ziehe dich in dein Höheres Selbst in deinem Zentrum zurück.

Übe dann die Position auf der anderen Seite.

Drei Pluspunkte für deinen Körper: fördert das körperliche Gleichgewicht; stärkt den Rücken und die Wirbelsäule; belebt Arme und Beine

Kontraindikationen: keine (wenn die Anweisungen genau befolgt werden)

Wie du zu deiner Affirmation kommst:

Phase 1: Körper, Geist und Seele

Die Solidität und die Flexibilität des Standbeines wird zum Steuerungspunkt deines ganzen Körpers. Schaue auf einen festen Punkt, setze deine ganze Konzentration ein, um dich im vollkommenen Gleichgewicht zu halten, auch wenn du immer wieder kleine Korrekturen vornehmen musst, um dies zu erreichen. Wenn das Element des soliden Standes fest in deinem Bein verwurzelt ist, dann kannst du dir erlauben, das Element der Leichtigkeit wahrzunehmen, das den Rest des Körpers erfüllt. Dasselbe gilt für dein Inneres: Wenn du fest verwurzelt bist, dann kannst du wirklich auf sichere Weise in die unendlichen Räume deiner Fantasie und deiner Seele reisen! Affirmiere:

„Ich schwebe heiter durch
Himmel innerer Freiheit!"

Phase 2: Mit Prana arbeiten

Spüre, dass du ein Energiekörper bist, leicht und frei. Schicke diese Energie durch deine Arme nach vorn und durch das Bein nach hinten. Nimm wahr, wie dir dies ein Gefühl von Ausdehnung in den Himmel vermittelt – so, als ob du fliegen würdest. Presse gleichzeitig dein Standbein nach unten, was dir eine Aufwärtsbewegung schenkt, als ob du in den Himmel springen würdest. Spüre, dass deine Seele fliegt und affirmiere: *„Ich schwebe heiter durch Himmel innerer Freiheit!"*

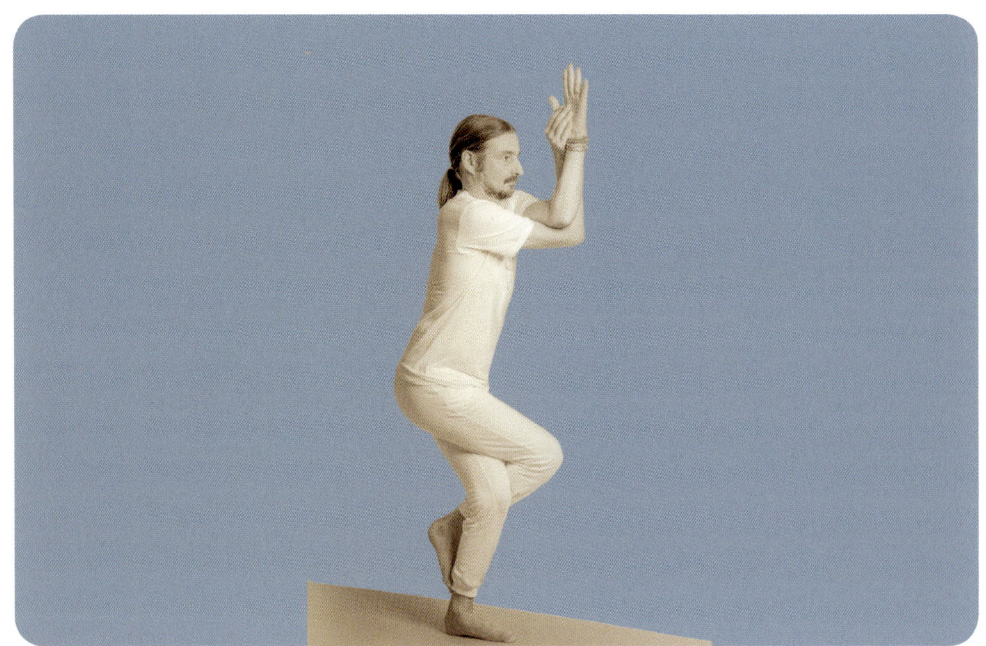

19) Garudasana
(Der Adler)

Technik: Verlagere aus *Tadasana* das Gewicht in das linke Bein und halte deinen Blick auf einen festen Punkt gerichtet. Beuge das linke Knie und wickele das rechte Bein um das linke, einen Oberschenkel auf dem anderen. Das Becken zeigt weiterhin nach vorne und ist parallel zum Boden (keine Hüftseite ist höher als die andere). Die Wirbelsäule ist senkrecht oder leicht nach vorne gebeugt.

Beuge nun den linken Arm um 90 ° und bringe ihn nach oben vor dein Herz, wobei der Unterarm senkrecht nach oben zeigt. Wickele den rechten Arm unter und um den linken, wobei die Innenseite des rechten Ellenbogens unter dem linken Ellenbogen liegt und die Handflächen aneinander gelegt sind. Halte deine Brust aufrecht, die Schultern parallel zueinander und so tief wie möglich und den Nacken in einer Linie mit der Wirbelsäule.

Halte die Position mit natürlichem Atem, erlebe, affirmiere und vergrößere ihre Eigenschaften. Um die Haltung wieder zu verlassen, atme ein und strecke deine Beine, öffne deine Arme und komme ausatmend langsam in *Tadasana* zurück. Absorbiere die Wirkung von *Garudasana* und ziehe dich zurück in dein Höheres Selbst in deinem Zentrum.

Übe die Haltung dann auf der anderen Seite.

Drei Pluspunkte für deinen Körper: stärkt und energetisiert die Beine; löst Spannungen im oberen Rücken und in den Schultern; vermehrt die Achtsamkeit in der Wirbelsäule

Kontraindikationen: Menschen mit einer künstlichen Hüfte oder kürzlich ausgerenkter Hüfte sollten vermeiden, ein Bein über das andere zu schlagen.

Wie du zu deiner Affirmation kommst:

Phase 1: Körper, Geist und Seele

In dieser Asana bringt dich alles in dein Zentrum, sie ist wie innerlich versammelt, als wärest du zusammengekauert. Alles konzentriert sich darauf, ein stabiles Zentrum aufzubauen, alles ist vom Äußeren ins Innere gezogen. Auch wenn du nur auf einem Fuß stehst, versuche, dein Gleichgewicht zu finden, und du wirst merken, dass dies nicht nur ein körperliches Thema ist. Wenn du dich geistig zentrierst und in dir selbst präsent bist, dann bist du wie ein Adler und du fliegst hoch über allen Dingen und betrachtest alles aus einer distanzierten Position heraus. Auf diese Weise kommen dir die äußeren Umstände nicht mehr wie unüberwindliche Schwierigkeiten vor, sondern nur wie neue Herausforderungen, die dich nicht aus deiner inneren Ruhe bringen. Affirmiere:

„Inmitten aller Lebensstürme
stehe ich gelassen."

Phase 2: Mit Prana arbeiten

Aktiviere gut dein Standbein, damit du die stabilisierende Wirkung des Muladhara Chakras gut spüren kannst. Ziehe deine Energie und dein Bewusstsein in die Wirbelsäule im Zentrum zurück. Arme und Beine sind um dich herum geschlungen. Spüre, dass du innerlich im Frieden, in deinem inneren Selbst bleibst, selbst wenn das Leben dich nach außen in unendlich viele Richtungen zieht. Affirmiere: *„Inmitten aller Lebensstürme stehe ich gelassen."*

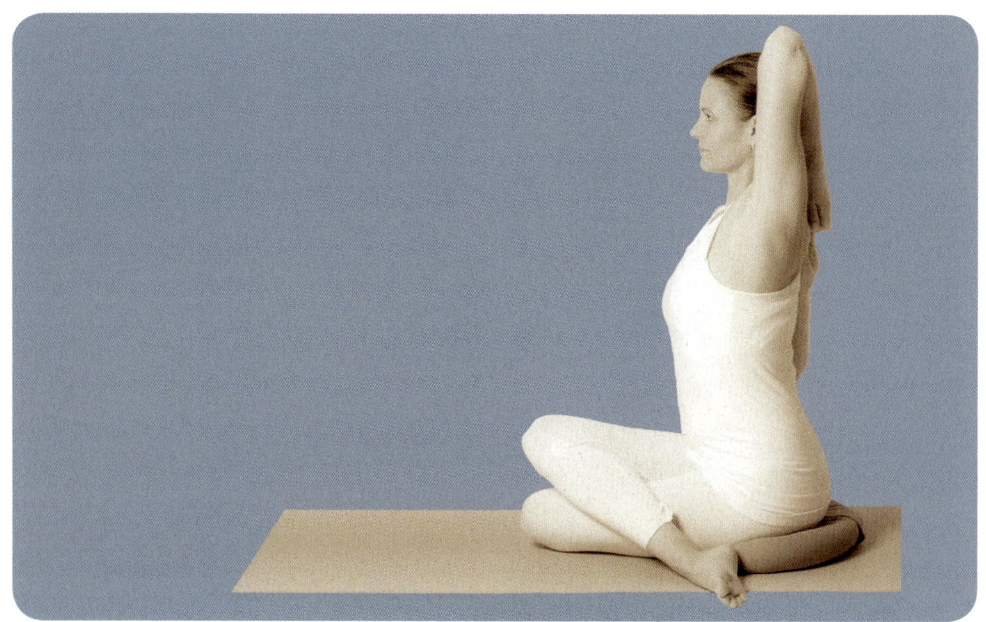

20) Gomukhasana
(Das Gesicht des Lichts)

Technik: Sitze (meist am besten auf einem Kissen) mit den Füßen vor dir, die Knie gebeugt. Schiebe dann deinen linken Fuß unter dein rechtes Knie und setze ihn neben deine rechte Hüfte. Nun komme mit deinem rechten Fuß über dein linkes Knie und setze ihn auf den Boden links von deiner Hüfte. Das rechte Knie ist direkt über dem linken Knie.

Bringe nun deinen rechten Arm hinter deinen Rücken, indem du deinen Ellenbogen beugst und deine Finger in Richtung Kopf streckst. Atme ein und strecke den linken Arm nach oben, dann atme aus und beuge den Ellenbogen, versuche, mit der linken Hand die rechte Hand zu erreichen, und verschränke die Finger, wenn es geht. Halte den linken Oberarm senkrecht.

Strecke die Wirbelsäule, verlängere sie nach oben und öffne deine Brust und deine Schultern.

Halte die Position mit normalem Atem, erlebe, affirmiere und verstärke ihre Eigenschaften. Um die Position wieder zu verlassen, entspanne Arme und Beine und komme in eine bequeme Sitzhaltung. Nimm die Wirkungen von *Gomukhasana* ganz in dir auf und ziehe dich in dein Höheres Selbst in deinem Zentrum zurück.

Praktiziere dann auf der anderen Seite.

Drei Pluspunkte für deinen Körper: öffnet Brust und Schultern; öffnet die Hüften; verlängert den Triceps

Kontraindikationen: Hüft-Operation; kürzlich erfolgte Hüftausrenkung

Wie du zu deiner Affirmation kommst:

Phase 1: Körper, Geist und Seele

Die Dehnung, die anfangs langsam in deine Hüften und deine Schultern eintritt, schenkt dir ein zunehmendes Gefühl von Auflösung. Dieser Körper, der sich in diesem Augenblick zu verknoten scheint, macht sich in Wirklichkeit von etwas los und löst auf diese Weise alle deine Erinnerungen an Schmerzen und Groll, die Gift für deine Seele sind.

Sobald es dir möglich ist, wende dabei den vollen Yoga-Atem an und nimm wahr, wie in dir dank deiner Schultern und deiner Hüften, die sich dehnend befreien, neue Räume zur Öffnung deines Atems entstehen. Lasse zu, dass gemeinsam mit den Spannungen, die sich in dir lösen, auch deine alten Ressentiments, die dein Herz vergiften, von der zunehmenden Befreiung deines Atems aufgelöst werden, sodass er sie in Vergebung verwandelt.

Lasse zu, dass die Schmerzen, die dich aufgrund von alten Trennungserfahrungen noch im Griff haben, sich ebenfalls in deinem zunehmenden Freiheitsgefühl auflösen, das durch deine tiefe Atmung in dir entsteht. Lasse dich so zu deinem tiefsten Selbst führen, an jenen Ort in dir, wo nur Liebe und Freiheit regieren, jenseits jeden Konflikts und jeden Schmerzes. Affirmiere:

„Frei im Herzen
lebe ich ohne Furcht."

Phase 2: Mit Prana arbeiten

Öffne weit dein Herzzentrum. Die verschränkten Hände (die mit dem Herzchakra verbunden sind) geben dir ein Gefühl von Stärke und Kontrolle im Herzen, was es frei macht. Mit diesem Zusammenballen eines ruhigen und starken Prana in deiner Brust affirmiere: *„Frei im Herzen lebe ich ohne Furcht."*

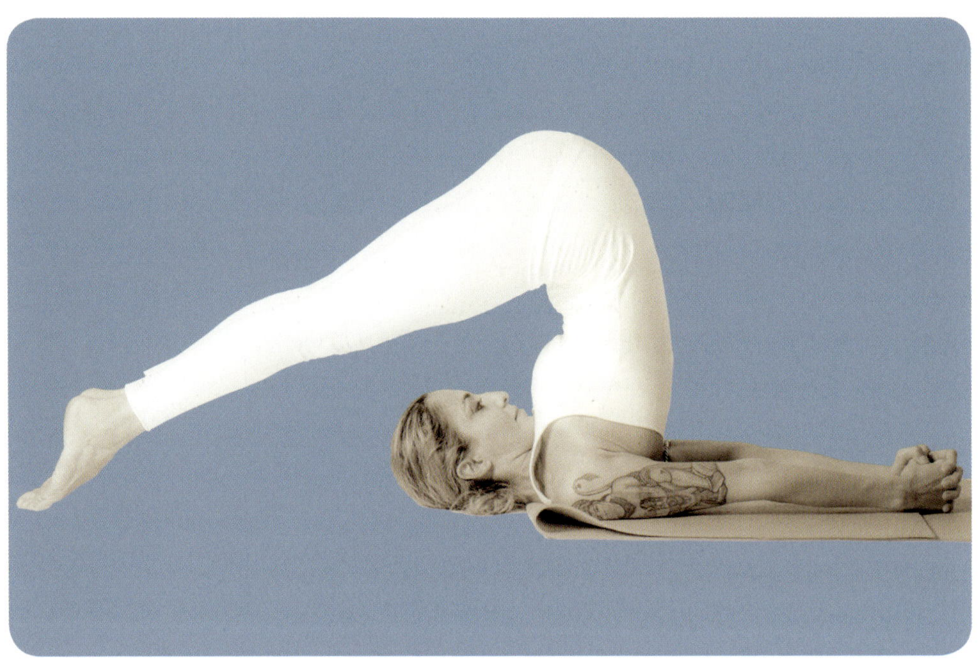

21) Halasana
(Der Pflug)

Technik: Falte eine Decke (oder zwei) (35) und lege dich darauf, wobei die Schultern 5 cm unter ihrer Faltkante liegen sollten. Die Arme liegen eng am Körper an, die Handflächen zeigen nach unten. Atme ein und hebe die Beine senkrecht hoch. Drücke beim anschließenden Ausatmen die Hände und die Rückseiten der Arme in den Boden und hebe das Gesäß hoch. Bringe die Beine über den Kopf zurück, parallel zum Boden, mit den Knien über das Gesicht. Drücke die Schultern und Rücken der Arme aktiv in den Boden. Atme mit mehreren Atemzügen ein und aus, atme dann ein und verlängere die Wirbelsäule, indem du dich durch die Sitzbeinhöcker hindurch nach oben streckst; atme dann aus, wobei du die ganze Länge in der Wirbelsäule aufrecht hältst, und bringe dann die Füße langsam hinter deinem Kopf auf den Boden. Wenn die Füße den Boden berühren, verschränke deine Hände und rolle die Schultern nach unten, eine nach der anderen. Drücke die Schultern nach unten und die Sitzbeinhöcker nach oben und halte die Wirbelsäule so senkrecht wie möglich.

Bewahre die Haltung und atme normal, erlebe, bestätige und verbessere ihre Qualität.

Um aus der Position herauszukommen, atme ein und hebe die Beine noch einmal ganz hoch, dann atme aus und komme langsam auf den Boden zurück und ruhe in *Savasana*. Spüre die Wirkung von *Halasana* ganz in dir und ziehe dich in dein Höheres Selbst in deinem Zentrum zurück.

Drei Pluspunkte für deinen Körper: kräftigt jedes Organ und Gewebe des Körpers; normalisiert die Schilddrüse und Nebenschilddrüse; löst Verspannungen im Nacken.

Kontraindikationen: Herz-Kreislauf-Probleme; Menstruation; Schwangerschaft; nach dem ersten Trimester; Wirbelsäulenverletzungen; Instabilität im Nacken

Wie du zu deiner Affirmation kommst

Phase 1: Körper, Geist und Seele

Befreie den Rücken deines Körpers von Verspannungen und unterstütze den Rücken durch die Muskelarbeit der Asana. Dein Atem ist sehr fein, denn wenn du in einer Umkehrhaltung bist, brauchst du keine tiefen Atemzüge. Alles in deinem Körper ist still und bleibt in vollständiger Ruhe, so, als ob sich alles in dir zurückgezogen hätte, um eine neue Wiedergeburt zu ermöglichen. Affirmiere:

„Neues Leben, neues Bewusstsein durchfluten jetzt mein Gehirn!"

Phase 2: Mit Prana arbeiten

Lasse die strahlende Lebenskraft frei, damit sie frei zum Gehirn, zum *Agya*-Chakra fließen kann. Spüre, wie sich dein Geist für diese Flut des Prana öffnet, die dir neue Erkenntnisse, neue Visionen, neue Horizonte eröffnet. Auf diese Weise bleibst du „frisch" (das Gegenteil eines „psychologisch Antiquierten", um einen Ausdruck von Yogananda zu verwenden) und bringst deine Seele zum Ausdruck, die „immer neu" ist. Affirmiere: *„Neues Leben, neues Bewusstsein durchflutet jetzt mein Gehirn!"*

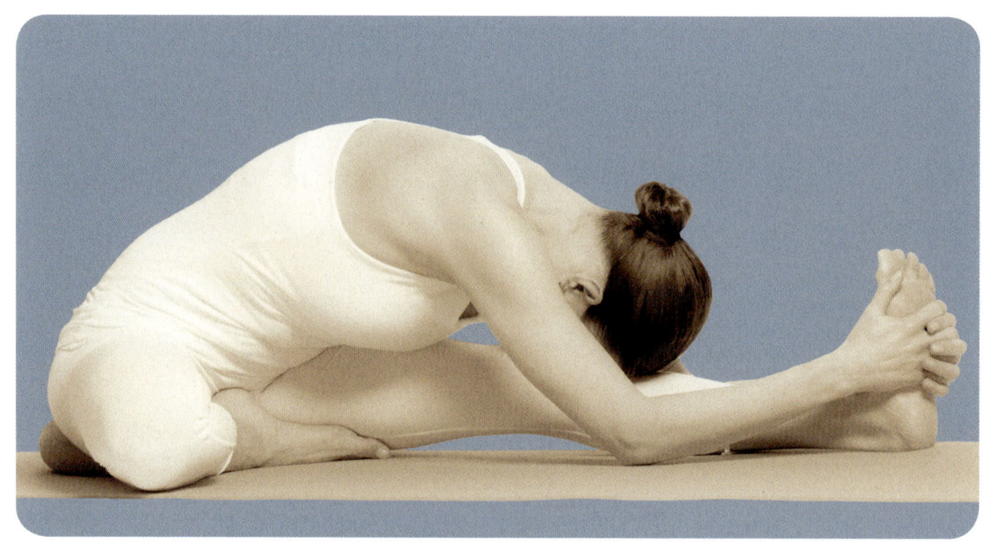

22) Janushirasana
(Kopf-Knie-Stellung)

Technik: Ausgehend von *Dandasana* (meist am besten auf einem Kissen), beuge das rechte Knie. Schiebe dann die rechte Ferse in den Leistenbereich, und drehe das Bein in der Hüfte nach außen, sodass dein Knie den Boden berührt. Wenn das Knie den Boden nicht berührt, lege ein Kissen darunter. Bringe dann die Sohle des rechten Fußes auf die Innenseite des linken Oberschenkels. Setz dich aufrecht auf beide Sitzbeinhöcker. Atme ein und bringe deine Arme senkrecht nach oben und strecke dich hoch. Beuge dich dann beim Ausatmen aus den Hüften heraus mit geradem Rücken nach vorne und strecke den Oberkörper über das linke Bein, halte dabei die Wirbelsäule gerade und bringe die Hände auf den Boden. Das Brustbein liegt direkt über dem linken Bein. Halte in dieser ersten Phase die Wirbelsäule gerade und langgestreckt. Die Schultern sind von den Ohren weggezogen und liegen parallel zueinander auf gleicher Höhe. Atme mehrmals tief ein und aus und verlängere deine Wirbelsäule noch mehr, dann atme aus und komme in die zweite Phase der Position, in der sich die Wirbelsäule noch mehr beugt, während sie gleichzeitig offen und gestreckt bleibt.

Halte die Asana, atme normal, erlebe, affirmiere und lasse ihre Qualität zunehmen.

Um die Asana wieder zu verlassen, hebe einatmend die Arme hoch und kehre ausatmend langsam in *Dandasana* zurück. Nimm die Wirkungen von *Janushirasana* tief in dir auf und ziehe dich in dein Höheres Selbst in deinem Zentrum zurück.

Übe dann die Haltung auf der anderen Seite.

Drei Pluspunkte für deinen Körper: stimuliert die Verdauungsorgane; dehnt die Kniesehnen; entspannt den Rücken.

Kontraindikationen: einige Wirbelsäulenverletzungen; bei Schwangerschaft: Reduziere die Vorwärtsbeuge oder positioniere deinen Bauch innerhalb des ausgestreckten Beines.

Wie du zu deiner Affirmation kommst

Phase 1: Körper, Geist und Seele

Konzentriere dich auf die asymmetrischen Körperempfindungen, die du in deinem Körper wahrnimmst, sei es nun in den Beinen, sei es in deinem Rücken. Wenn du die Asana auf der zweiten Seite übst, spüre, dass du nun dein Gleichgewicht zwischen rechts und links wiederherstellst. Janushirasana bringt dich zu einer Harmonisierung in deinem Körper und deiner Lebensenergien. Nur in dir selbst wirst du diese Harmonie finden können und erst dann kannst du sie auch um dich herum spüren. Affirmiere still:

„Links, rechts und um mich herum – ich bin eins mit der Harmonie des Lebens."

Phase 2: Mit Prana arbeiten

Richte deine Energie bewusst zuerst auf eine Seite des Körpers und dann auf die andere. Auf diese Weise werden die beiden Gegensätze in ein perfektes Gleichgewicht, in eine Harmonie und zur Vereinigung gebracht: links und rechts; intuitiv und rational; weiblich und männlich; Liebe und Willenskraft; empfänglich und aktiv; Shakti und Shiva; Mond und Sonne; Materie und Geist. Spüre das Gleichgewicht und die Harmonie deiner Seele.

Darüber hinaus stimuliere zusätzlich in dieser Asana das *Svadhisthana*-Chakra mit seinem flüssigen, harmonischen Wasserelement. Mit dieser Harmonie des Wassers affirmiere: *„Links, rechts und um mich herum – ich bin eins mit der Harmonie des Lebens."*

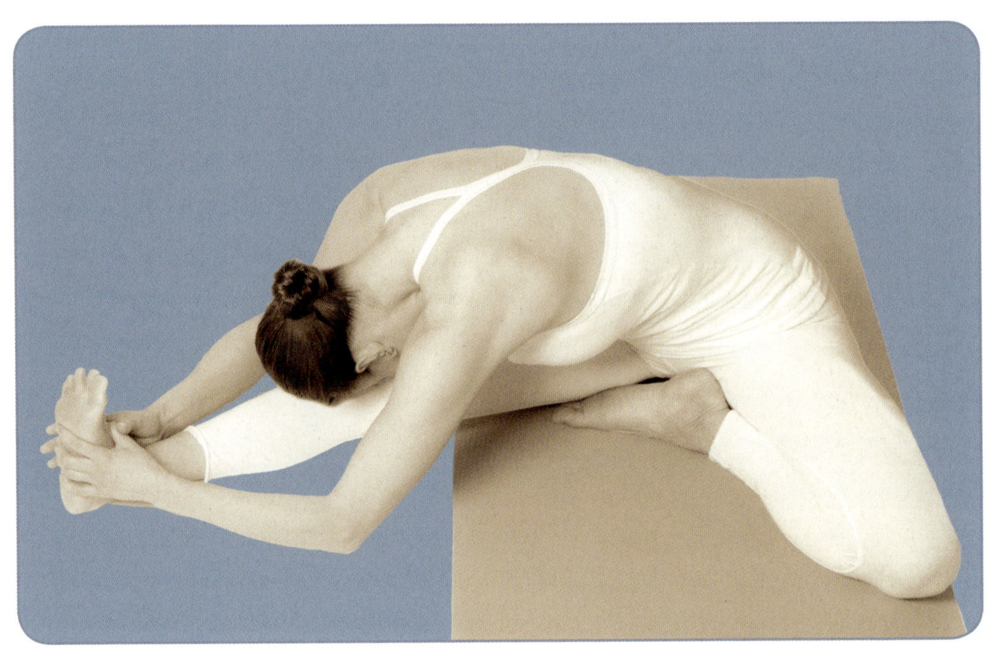

23) Janushirasana 2
(Kopf-Knie-Stellung 2)

Beginne Janushirasana mit gespreizten Beinen. So hat Swami Kriyananda es ursprünglich gelehrt. Eine Drehung kommt hinzu.

Allgemeiner Hinweis: Janushirasana verleiht auf sanfte Weise Harmonie. Ananda-Yoga ist im Allgemeinen ein *sanftes* Yogasystem, das für jeden geeignet ist. Swami Kriyananda weist darauf hin: „Yoga ist kein System der energischen Gymnastik, sondern der sanften, natürlichen Bewegungen, die das Körpersystem *so wenig wie möglich* belasten, wodurch gleichzeitig ein Höchstmaß an Nutzen hergestellt wird."

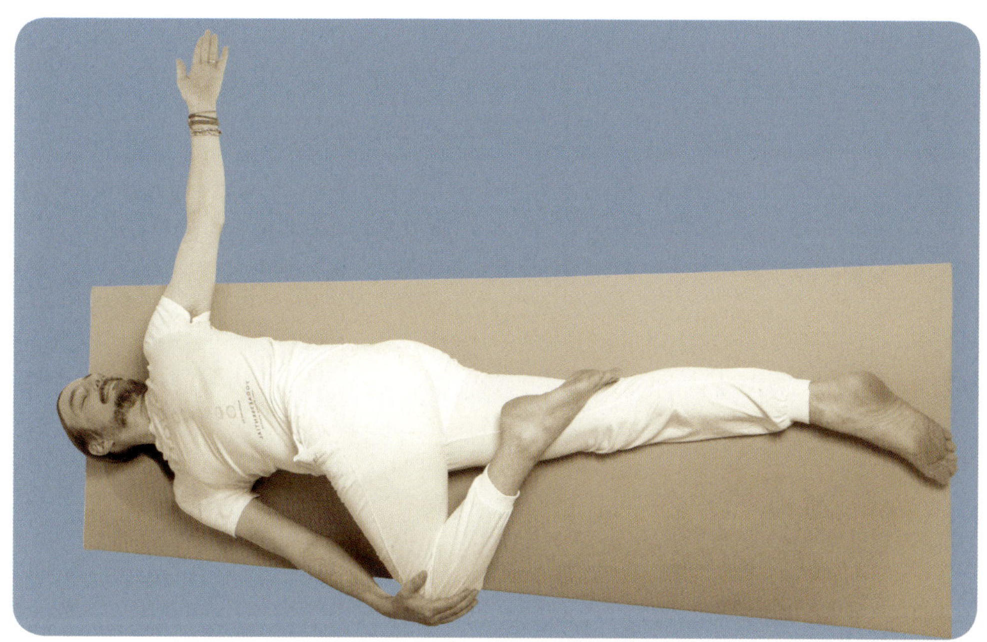

24) Jathara Parivartanasana
(Liegende Drehung)

Technik: Lege dich auf den Rücken, die Beine sind parallel zueinander. Bringe den linken Fuß zum Gesäß. Drücke den Fuß in den Boden, um das Gesäß anzuheben und es 10 cm nach links zu bewegen, wobei du das Gewicht auf die rechte Gesäßhälfte verlagerst. Lege die Sohle des linken Fußes auf den rechten Oberschenkel, direkt über dem Knie. Strecke den linken Arm auf Schulterhöhe entlang des Bodens aus, wobei die Schulter auf dem Boden liegt und die Handfläche nach oben zeigt. Bringe die rechte Hand zum linken Knie. Atme ein, verlängere die Wirbelsäule und bewege beim Ausatmen das Knie langsam ein wenig nach rechts. Atme ein und verlängere, atme aus und setze die Drehung fort, wobei immer die linke Schulter auf dem Boden bleibt. (Du kannst auch den linken Fuß hinter das rechte Knie setzen.) Spüre, wie sich die Drehung immer weiter und weiter die Wirbelsäule hinaufbewegt. Drücke die linke Hüfte Richtung Füße, weg vom Kopf. Schließlich, während du den Hals geradehältst, atme ein und verlängere nochmals die Wirbelsäule und drehe dann mit einem Ausatmen den Kopf nach links. Halte die Wirbelsäule aktiv lang und offen.

Halte die Asana und atme normal, erlebe, affirmiere und verstärke ihre Qualität.

Um die Asana wieder zu verlassen, atme ein und bringe ausatmend den Kopf zur

Mitte, dann das Bein und kehre langsam in *Savasana* zurück. Nimm die Wirkung von *Jathara Parivartanasana* tief in dich auf und ziehe dich in dein Höheres Selbst in deinem Zentrum zurück.

Übe die Haltung dann auf der anderen Seite.

Drei Pluspunkte für deinen Körper: massiert die inneren Organe; verbessert die Verdauung; stimuliert die Bandscheiben; öffnet den Atem.

Kontraindikationen: einige Wirbelsäulenverletzungen; Schwangerschaft; künstliche Hüfte oder kürzlich ausgekugelte Hüfte

Wie du zu deiner Affirmation kommst

Phase 1: Körper, Geist und Seele

Diese Drehung ist wie ein Kuschelkissen für deinen ganzen Körper. Die Wirbelsäule zieht daraus den größten Nutzen, und mit ihr die inneren Organe und die Atemmuskeln. Das Nervensystem gibt an den gesamten Organismus das Kommando, sich vollkommen loszulassen. Auch wenn du in diesem Verlängern aktiv bleibst, bist du dennoch entspannt, kannst deine Atemzüge beobachten und deine Bewusstheit in deine Wirbelsäule bringen. Meditiere auf dieses Zentrum in dir, das nicht nur ein körperliches ist, sondern ein Tor zu einer offenen und intensiveren Wahrnehmung deiner Existenz. Affirmiere:

„Ich öffne mich dem
Fluss des göttlichen Lebens in mir."

Phase 2: Mit Prana arbeiten

Spüre, wie die Drehung die Energie von den unteren drei Chakren zum offenen Herzchakra nach oben schiebt. Von dort aus strahle diese göttliche Lebenskraft nach außen aus. Das Prana fühlt sich an, als wäre es unseres, aber das ist es nicht: Es kommt immer aus einer kosmischen Quelle. Affirmiere mit dieser Strömung: *„Ich öffne mich dem Fluss des göttlichen Lebens in mir."*

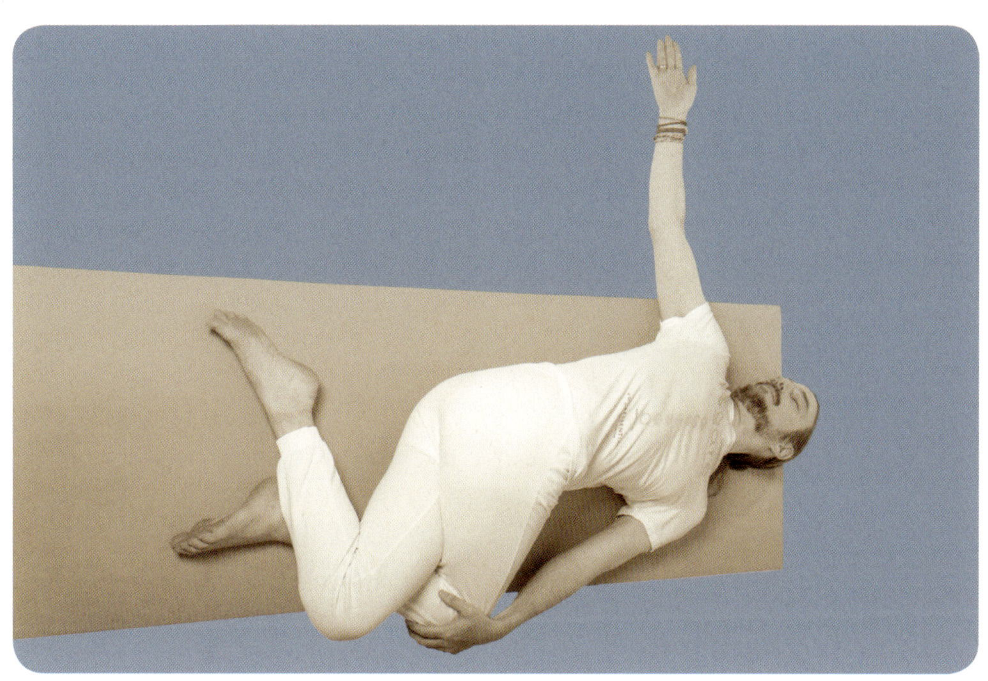

25) Jathara Parivartanasana 2
(Liegende Drehung 2)

Diese einfache Variante bringt eine ähnliche, aber entspanntere Wirkung hervor.

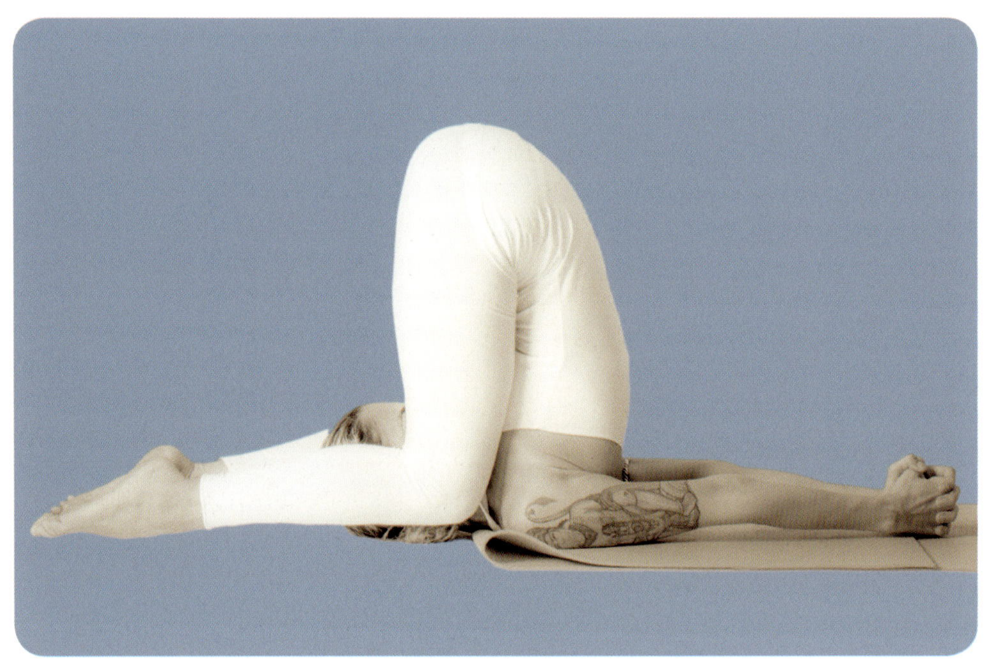

26) Karnapirasana
(Der Ohrenverschluss)

Technik: Lege dich auf eine gefaltete Decke mit den Schultern 5 cm unterhalb der Faltkante, die Ellbogen auf der Decke. Bringe die Arme zur Seite, die Handflächen nach unten. Atme ein und hebe die Beine senkrecht nach oben. Beim nächsten Einatmen drücke die Hände und die Rückseiten der Arme in den Boden. Hebe das Gesäß vom Boden ab und bringe die Beine nach hinten über deinen Kopf. Strecke die Wirbelsäule. Lasse zu, dass die Knie sich beugen und zum Boden hin auf beiden Seiten des Kopfes weich werden. Senke die Füße auf den Boden, wobei die Oberseite der Füße (und nicht die Zehenspitzen) auf dem Boden ruhen. Bringe die Hände zusammen und verschränke die Finger, rolle dann die Schultern nach unten, um die Wirbelsäule noch mehr zu verlängern. Die Schultern drücken weiter nach unten. Halte die Wirbelsäule weiter gestreckt, während du die Knie langsam zum Boden sinken lässt und die Ohren mit den Knien verschließt.

Halte die Asana und atme normal, erlebe, affirmiere und erhöhe ihre Qualität.

Um die Asana wieder zu verlassen: Atme ein und hebe die Beine hoch. Atme aus und kehre langsam zurück in *Savasana*. Nimm die Wirkung von *Karnapirasana* ganz in dir auf und ziehe dich in dein Höheres Selbst in deinem Zentrum zurück.

Drei Pluspunkte für deinen Körper: stimuliert alle Organe im Körper; bringt Blut und Sauerstoff ins Gehirn; löst Verspannungen im Nacken

Kontraindikationen: Herz-Kreislauf-Probleme; Menstruation; Schwangerschaft nach dem ersten Trimester; Wirbelsäulenverletzungen oder Instabilität in der Halswirbelsäule

Wie du zu deiner Affirmation kommst

Phase 1: Körper, Geist und Seele

Durch die extrem leichte Atembewegung und dadurch, dass die Ohren von den Knien verschlossen sind, hörst du ausschließlich dich selbst. Die Asana empfängt dich wie mit einem Schneckenhaus der Stille, der reinen Konzentration. Affirmiere:

„Das Boot meines Lebens gleitet sanft auf Wellen des Friedens".

Phase 2: Mit Prana arbeiten

Spüre die Stimulation des Kehlchakras, dem Sitz der Ruhe und des Friedens. Erweitere diesen Frieden auf dein ganzes Wesen. Spüre, wie diese geschlossene Haltung deine Energie automatisch zu deinem inneren Zentrum lenkt, wo für immer Friede herrscht. Affirmiere: *„Das Boot meines Lebens gleitet sanft auf Wellen des Friedens"*.

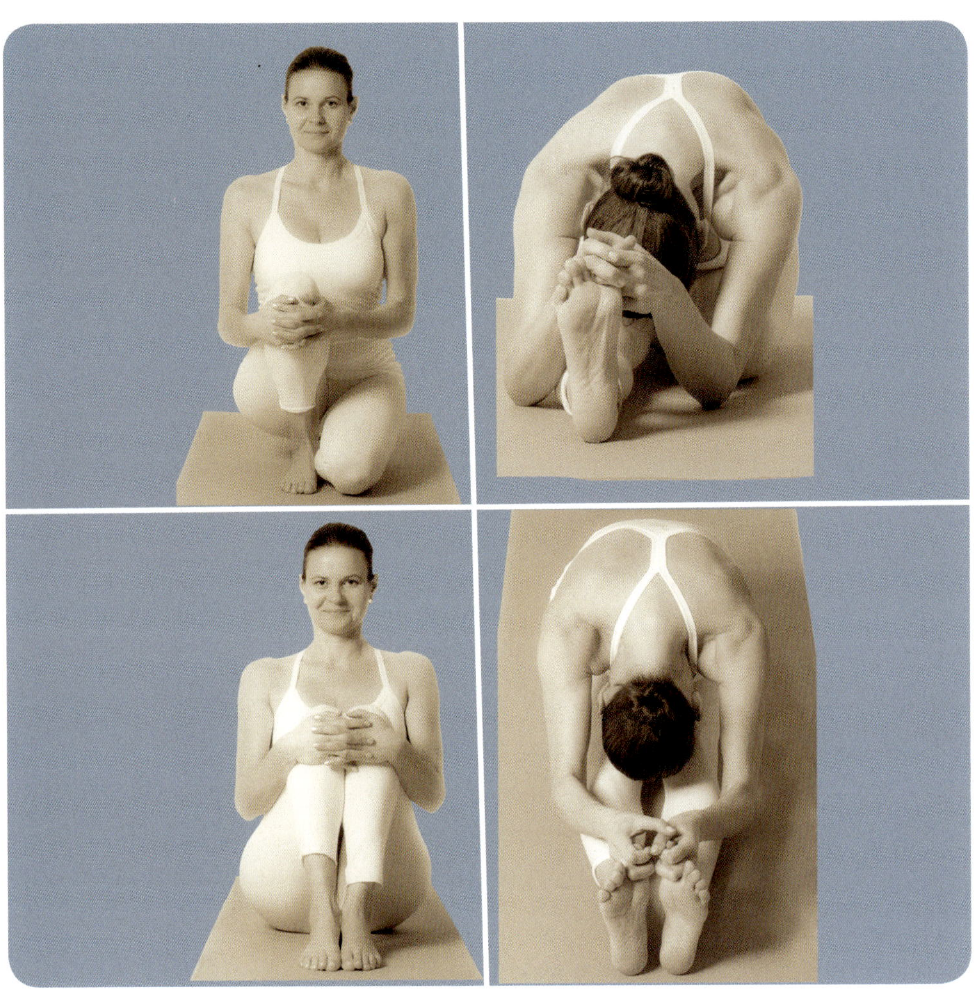

27) Maha Mudra

(Das Große Mudra)

Technik: Setze dich auf deinen linken Fuß, wobei die Ferse gegen den Anus drückt (eine Form von *Mula Bandha*). Atme langsam ein, während du gleichzeitig das rechte Knie mit verschränkten Händen stark zur Brust ziehst und dabei die Energetisierung der Wirbelsäule spürst. Halte den Atem an und strecke das rechte Bein gerade nach vorn, bringe dabei das Kinn zur Brust (*Jalandhara Bandha*) und beuge dich nach vorne. Umfasse deinen großen Zeh mit deinen immer noch verschränkten Händen. Bringe deine Stirn nach Möglichkeit bis zum Knie (beuge es leicht, wenn nötig). Ziehe dazu kräftig an der Zehe (dazu musst du die Zehe fest von dir wegdrücken) und spüre eine energetische Dehnung in der Wirbelsäule. Halte diese Haltung, wobei du bis 6 zählst, dann bringe das Knie wieder zurück zur Brust und ziehe es erneut mit verschränkten Händen fest an, während du ausatmest (die Finger bleiben miteinander verschränkt). Einatmung und Ausatmung sollten gleich lang sein. Wechsele die Seiten und wiederhole die Übung. Setze dich dann hin, ziehe die Knie an und wiederhole die „Elektrifizierung" der Wirbelsäule. Halte die ganze Zeit deine Hände miteinander verschränkt.

Sitze oder liege ganz ruhig und nimm die Wirkungen von *Maha Mudra* in dir auf. Ziehe dich in dein Höheres Selbst in deinem Zentrum zurück.

Drei Pluspunkte für deinen Körper: verlängert, richtet und belebt die Wirbelsäule; stimuliert den ganzen Körper wohltuend; regt die Durchblutung an

Kontraindikationen: einige Wirbelsäulenverletzungen; künstliche Hüfte oder kürzlich ausgekugelte Hüfte; Schwangerschaft; Knieprobleme

Wie du zu deiner Affirmation kommst

Phase 1: Körper, Geist und Seele

Koordiniere deinen Atem und deine Bewegung. Spüre, wie die Asana deinen ganzen Körper stärkt und die vitalen Flüssigkeiten und deine Energie nach oben drückt. Nachdem du mehrere Runden geübt hast, ruhe in Meditation.

Phase 2: Mit Prana arbeiten

Yogananda nennt das Maha Mudra „die beste aller Hatha-Yoga-Haltungen", da sie enorme Mengen an Lebensenergie in die Wirbelsäule bringt. Von dort aus strahlt das Prana nach außen zu den Organen, Gelenken und Geweben, was Gesundheit und Heilung bringt. Übe so, dass deine Wirbelsäule kraftvoll, voll Energie und geradezu elektrisiert wird. Du kannst dabei an diese Worte von Yogananda denken:

„Die Flut des Lebens durch die Wirbel –
sie rauscht durch die Wirbelsäule,
schaumig und sprühend."

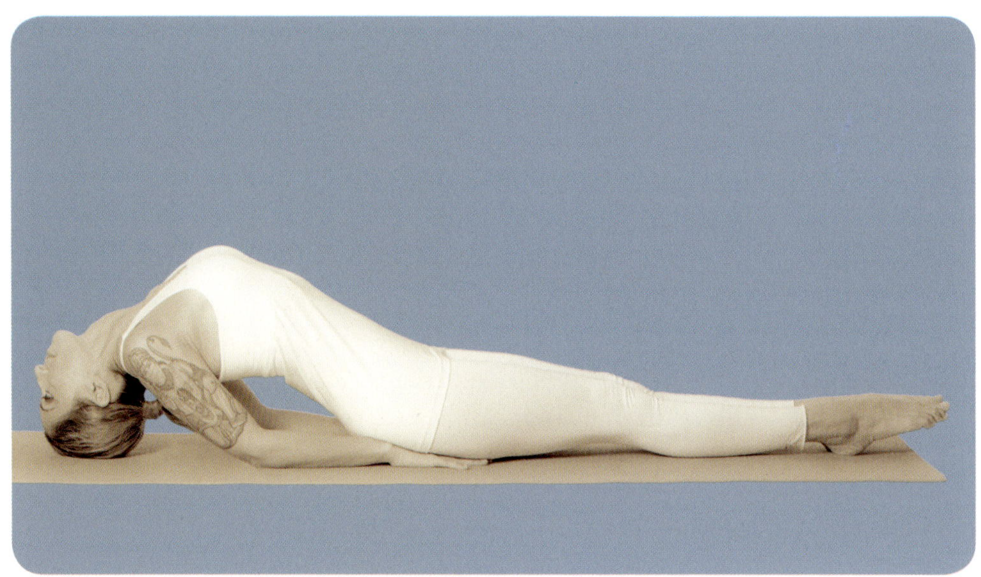

28) Matsyasana
(Der Fisch)

Technik: Aus *Savasana* strecke die Beine parallel zueinander nach vorn aus und bringe die Hände, Handflächen nach unten, unter den Sitzbeinhöcker, wobei deine Ellenbogen schulterbreit auseinanderliegen. Verlängere die Beine aktiv während der gesamten Haltung. Einatmend drücke die Ellenbogen in den Boden und die Sitzbeinhöcker in die Hände; hebe dich vom Herzen ausgehend hoch und wölbe deinen Oberkörper in eine Rückwärtsbeuge. Halte den Kopf auf dem Boden, ohne ihn zu belasten; lasse ihn einfach leicht in Kontakt mit dem Boden kommen. Der Hals ist in einer Linie mit der Wirbelsäule. Hebe den Herzraum dynamisch nach oben.

Halte die Position und atme normal, erlebe, affirmiere und steigere ihre Qualität.

Um die Asana wieder zu verlassen, atme ein und aus und lasse dich langsam wieder auf den Boden sinken. Ruhe in *Savasana* aus. Nimm die Wirkung von *Matsyasana* ganz in dir auf und ziehe dich in dein Höheres Selbst in deinem Zentrum zurück.

Drei Pluspunkte für deinen Körper: entlastet einen steifen Nacken; belebt den Oberkörper und öffnet die Brust; öffnet und löst Verspannungen in den Schultern

Kontraindikationen: Schwangerschaft nach dem ersten Trimester (dann nur kurz üben)

Wie du zu deiner Affirmation kommst

Phase 1: Körper, Geist und Seele

Öffne, mit langen tiefen Atemzügen in den Brustbereich, deine Burst immer weiter, wobei dies ganz ganz leicht geschehen sollte, lasse den Rest deines Körpers wie in ganz feinem Kontakt mit einer Wasseroberfläche auf dem Boden schwimmen. Wenn du die Asana wieder verlässt, dann lasse dich in ein Gefühl von Tiefe sinken, so, als ob unter deinem Rücken der Boden ganz weich wäre und dich in die Tiefe sinken lässt. Komme auf eine Wahrnehmungsebene, die dein Verstand nicht mehr erklären kann. In dieser Dimension, in der du nicht mehr Materie, sondern reine Energie bist, affirmiere:

„Meine Seele schwebt
auf Wellen kosmischen Lichts".

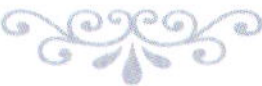

Phase 2: Mit Prana arbeiten

Öffne dein Herzchakra dem Himmel, öffne und aktiviere dabei auch dein Hals-Chakra und dein Äther-Element. Strecke dich nach oben. Lasse deine Seele frei. Anstatt sie in deinem kleinen Körper gefangen zu halten, lasse sie eins werden mit dem Universum. Strecke dich dem Himmel entgegen und schwimme wie ein kosmischer Fisch im Licht der Sterne. Affirmiere: *„Meine Seele schwebt auf Wellen kosmischen Lichts.“*

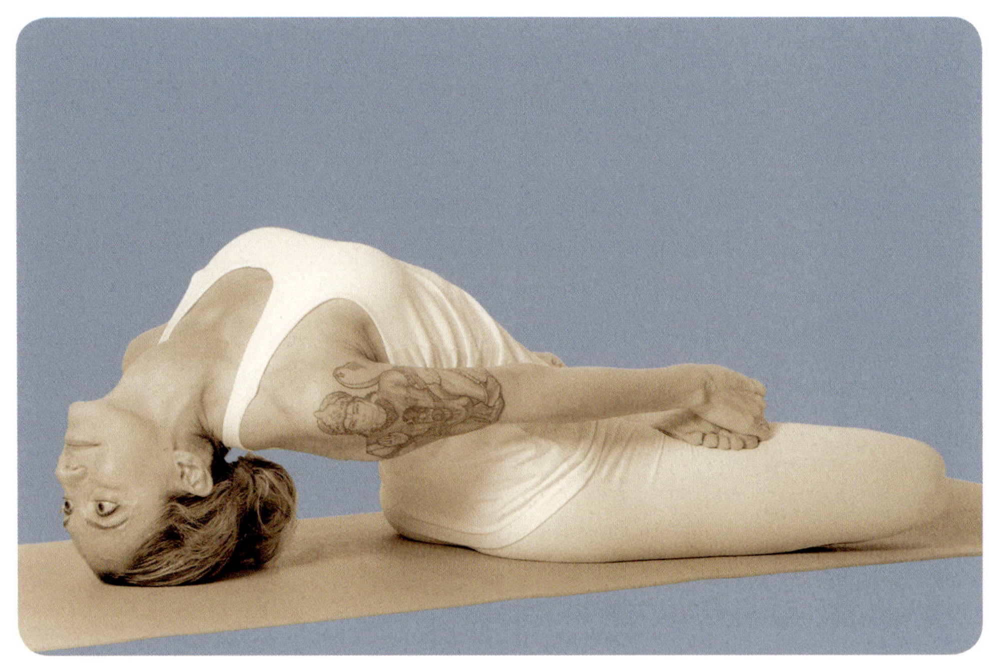

29) Padma Matsyasana
(Der Lotusfisch)

Auf einem Foto kann man Yogananda mit einigen Schülern sitzen sehen, die diese Asana während der Einweihung seines SRF-Lake-Shrine-Zentrums praktizieren.

Bitte vor allem auf folgende **Kontraindikationen** achten: Knieverletzungen.

Allgemeiner Hinweis: *Padma Matsyasana* ist keine einfache Asana. Vergleiche dich nicht mit anderen. „Sich zu vergleichen, ist abscheulich", sagt ein indischer Weisheitsspruch. Swami Kriyananda fügt hinzu: „Es wird immer jemanden geben, der besser ist als du. Aber es wird auch immer jemanden geben, der nicht so gut ist wie du. Vergleiche dich deshalb nur mit dir selbst. Bist du jetzt ein wenig freier in deinem Körper als noch vor ein paar Tagen oder Wochen? Solange du in die richtige Richtung gehst, hast du keinen Grund, etwas anderes zu tun, als dir selbst dafür zu gratulieren."

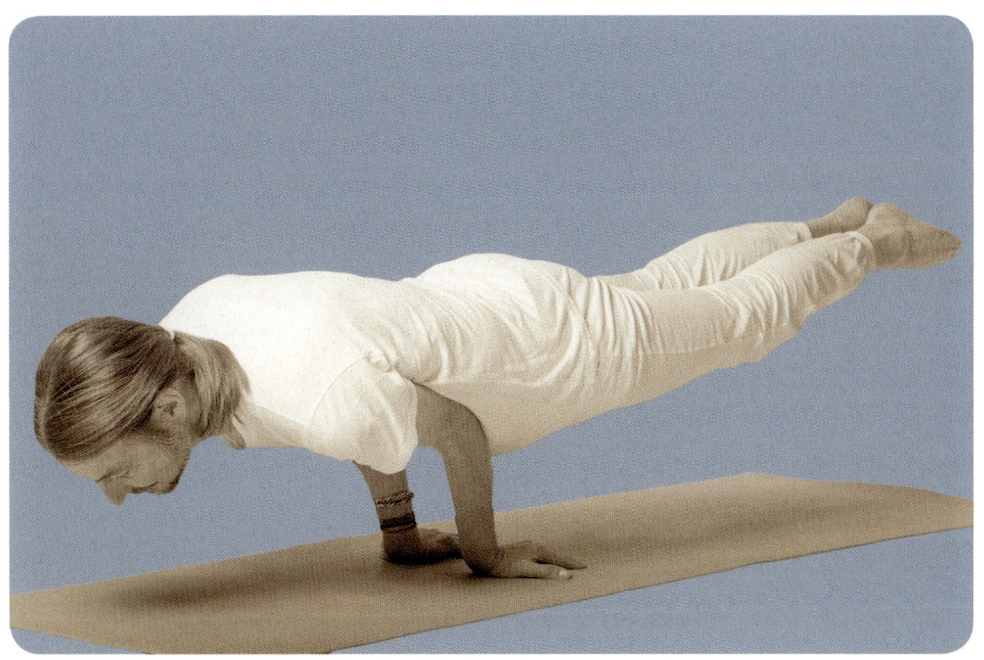

30) Mayurasana
(Der Pfau)

Es gibt ein Foto von Yogananda, der seine Schüler segnet, während sie *Mayurasana* praktizieren. Mit einem solchen Segen wird diese schwierige Haltung sicherlich einfacher auszuführen sein! Swami Kriyananda gab keine Affirmation für *Mayurasana*, vor allem, weil normalerweise keine Zeit bleibt, eine zu sagen. Er empfiehlt, *Mayurasana* am Anfang fünf Sekunden lang zu halten.

Technik: Komme nach unten auf Knie und Zehen und spreize die Knie weit. Lege die Hände auf den Boden zwischen die Knie, die Handflächen nach unten, die Finger zeigen zurück zu den Füßen; die Außenkanten der beiden Hände berühren sich fast. Spreize die Finger weit. Beuge die Ellenbogen und bringe sie so nah wie möglich zusammen. Senke den Oberkörper auf sie herab. Gehe ganz langsam mit den Füßen nach hinten, bis der Körper eine gerade Linie von den Füßen zum Kopf bildet; der Hals sollte in einer Linie mit dem Rest der Wirbelsäule liegen. Der größte Teil des Gewichts sollte auf die Ellenbogen in der Magengrube gedrückt werden. Halte die Ellenbogen so nah wie möglich zusammen. Lasse das Becken und die Beine nicht herunterfallen. Gehe langsam mit den Füßen nach vorne, bis du das gesamte Gewicht auf den Händen balancieren kannst. Hebe nun die Beine vom Boden ab, so dass der Körper parallel zum Boden ist und das Gewicht auf den Ellenbogen ruht. Richte den Körper so weit wie möglich parallel zum Boden aus.

Halte die Asana so lange wie möglich, ohne den Atem anzuhalten.

Um die Asana wieder zu verlassen, lasse die Füße nach unten sinken und ruhe dich in *Balasana* oder *Savasana* aus. Nimm die Wirkung von *Mayurasana* ganz in dir auf und ziehe dich in dein Höheres Selbst in deinem Zentrum zurück.

Drei Pluspunkte für deinen Körper: stärkt die Rückseite des Körpers, insbesondere den unteren Rücken; stimuliert Leber und Lunge; verbessert die Verdauung und Ausscheidung

Kontraindikationen: Schwangerschaft; einige Wirbelsäulenprobleme; unklare Bauchschmerzen

Wie du zu deiner Affirmation kommst

Phase 1: Körper, Geist und Seele

Arbeite bewusst an der Stimulation deines Verdauungsfeuers, wobei du den Druck der Daumen und deines Bauches einsetzen kannst. Zum Abschluss beobachte aufmerksam, in einer bequemen Sitzhaltung, die anregende Wirkung auf deinen Verdauungsapparat.

Phase 2: Mit Prana arbeiten

Diese Asana ist extrem energetisierend für das dritte Chakra, das Feuerzentrum. Spüre, wie dieses Zentrum nach deiner Praxis voll Licht und Kraft leuchtet. Lass die Erfahrung der dynamischen Energie dieser Haltung – besonders in der Bauch- und Rückenregion – zur Affirmation für diese Asana werden.

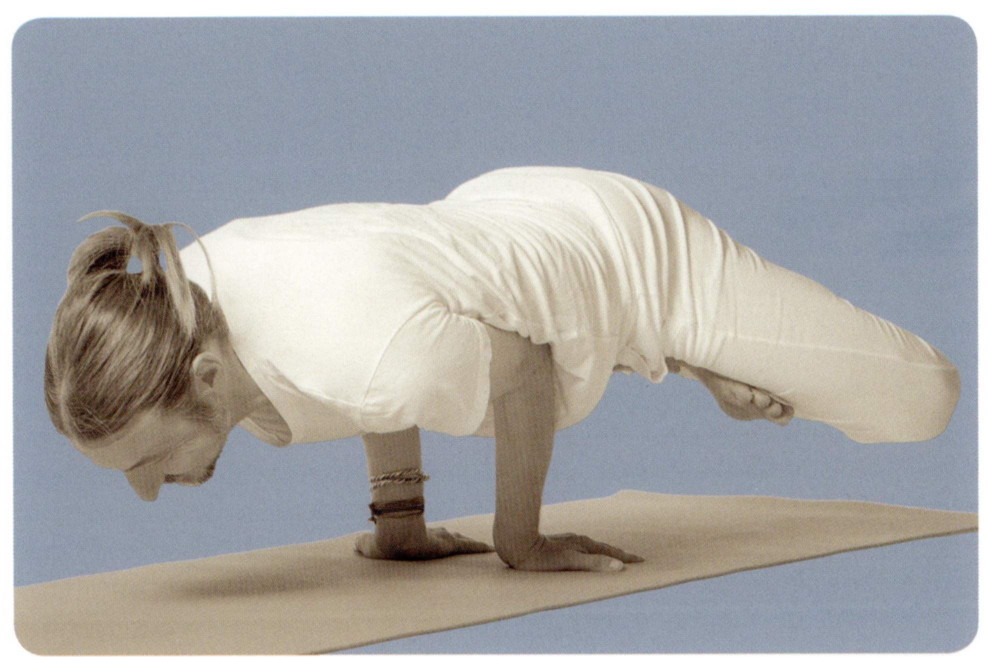

31) Padma Mayurasana
(Der Lotus-Pfau)

Diese Variante wird von Swami Kriyananda in seinem Buch *Raja Yoga* unterrichtet. Mit anderen Worten, er forderte seine Schüler manchmal mit ziemlich schwierigen Haltungen heraus!

Zusätzliche Kontraindikationen: Knieverletzungen

Hinweis: Der Umgang mit Hilfsmitteln im Ananda-Yoga

Schwierige Haltungen wie *Padma Mayurasana* werden häufig mit Hilfsmitteln praktiziert: Bändern, Yogablöcken, Kissen usw. Gyandev McCord (der Weltkoordinator für die Lehrerausbildung im Ananda-Yoga) fragte einmal Swami Kriyananda: „Ist es okay, Hilfsmittel im Ananda-Yoga zu verwenden? Meine eigene Antwort war im Allgemeinen: „Es ist okay, aber mach es nicht zu deiner Lebensweise, so, als ob man immer Hilfsmittel bräuchte, um Ananda-Yoga zu praktizieren."

Swami Kriyananda antwortete: „Das ist genau das, was ich auch sagen würde. Ich bin instinktiv nicht sehr dafür, aber es ist okay, wenn man sie als Brücke benutzt, um dich dazu zu bringen, die Haltung auch alleine zu schaffen.".

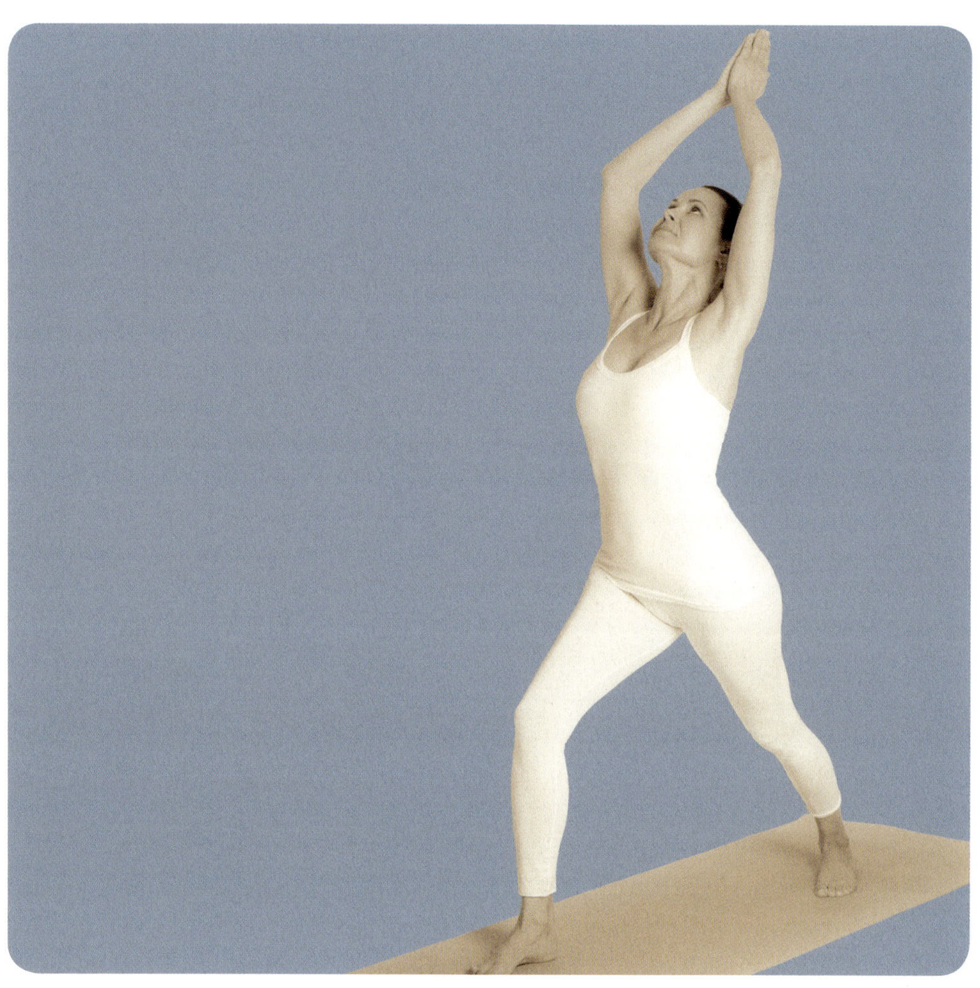

32) Muktasana

(Die Position der Freiheit)

Technik: Aus *Tadasana* kommend nimm deinen linken Fuß in einer geraden Linie zurück, etwa 60-90 cm. Halte das Becken nach vorne gerichtet; falls dies für das Gleichgewicht erforderlich sein sollte, drehe den linken Fuß nach außen (aber nur leicht). Beuge das rechte Knie und bringe es direkt über den rechten Knöchel. Lasse die Füße in den Boden sinken. Spanne das Gesäß an und ziehe den Bauch ein. Atme ein und hebe die Hände hoch, wobei du die Handflächen über deinem Kopf aneinanderlegst. Atme aus, mache die Schultern weich und beuge leicht deine Ellenbogen. Atme wieder ein und hebe den Herzraum nach oben. Lasse die Wirbelsäule (insbesondere die Brustwirbelsäule) in eine Rückwärtsbeuge sinken.

Strecke den Hals und lasse ihn in einer Linie mit dem Rest der Wirbelsäule sein. Schaue nach oben. Halte die Wirbelsäule lang und offen.

Halte die Position und atme normal, erlebe, affirmiere und steigere ihre Qualität.

Um die Asana wieder zu verlassen: Atme ein, nimm die Arme hoch und lasse sie mit dem Ausatmen langsam nach unten sinken. Kehre in *Tadasana* zurück. Nimm die Wirkung von *Muktasana* in dir auf und ziehe dich in dein Höheres Selbst in deinem Zentrum zurück. Übe die Haltung auf der anderen Seite.

Drei Pluspunkte für deinen Körper: öffnet Brust und Schultern; verbessert einen Buckel; dehnt Waden und Achillessehnen.

Kontraindikationen: bei Bluthochdruck die Hände vor dem Herzen aneinanderlegen

Wie du zu deiner Affirmation kommst

Phase 1: Körper, Geist und Seele

Halte den Atem kraftvoll und leicht und dehne deinen Brustkorb weit, so, als ob du dich mit deinem Herzen auf die Fußspitzen stellen wolltest. Lasse zu, dass dich die Asana nach oben bringt, um die natürliche Ausdehnung deines Herzens zu unterstützen und die Freiheit und die Fülle zu erzeugen, die über das irdische Maß hinausgehen.

Löse dich von der Illusion deines Verstandes, identifiziere dich mit deiner ewigen Natur deines Geistes und affirmiere:

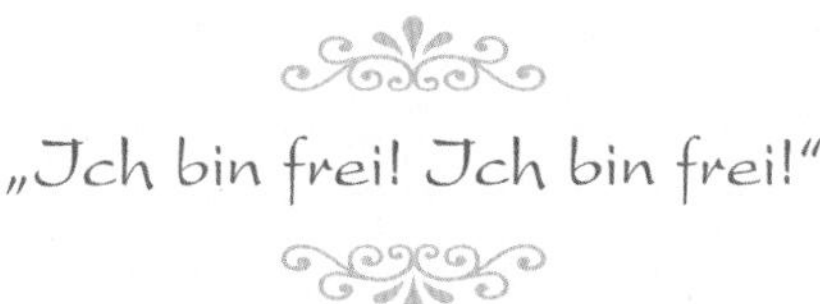

Phase 2: Mit Prana arbeiten

Stimuliere bewusst dein Herzchakra und hebe es nach oben. Von dort aus kann das Prana, geführt von den zum Himmel erhobenen Händen, nach oben fließen. Spüre nun die triumphierende Freiheit, die durch diese Haltung in dir entstehen kann. Spüre, wie deine Energie und dein Bewusstsein sich hoch in den Himmel schwingen. Affirmiere: *„Ich bin frei! Ich bin frei!"*

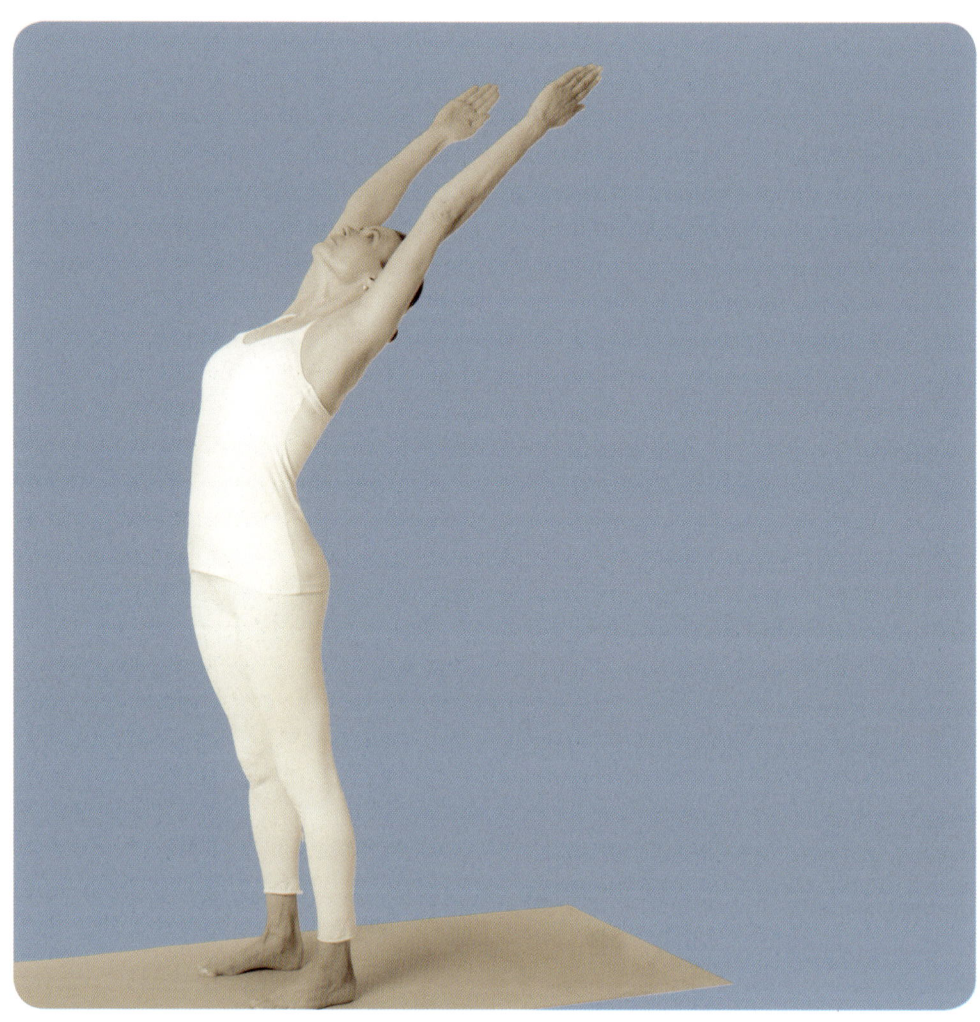

33) Hasta Uttanasana
(Die Haltung der erhobenen Hände)

Diese Asana wird im Sonnengruß verwendet. Es ist keine Variation von *Muktasana*, aber ihre nach oben fließende Energie und ihr offenes Herz bringen ein ähnliches Gefühl in dir hervor.

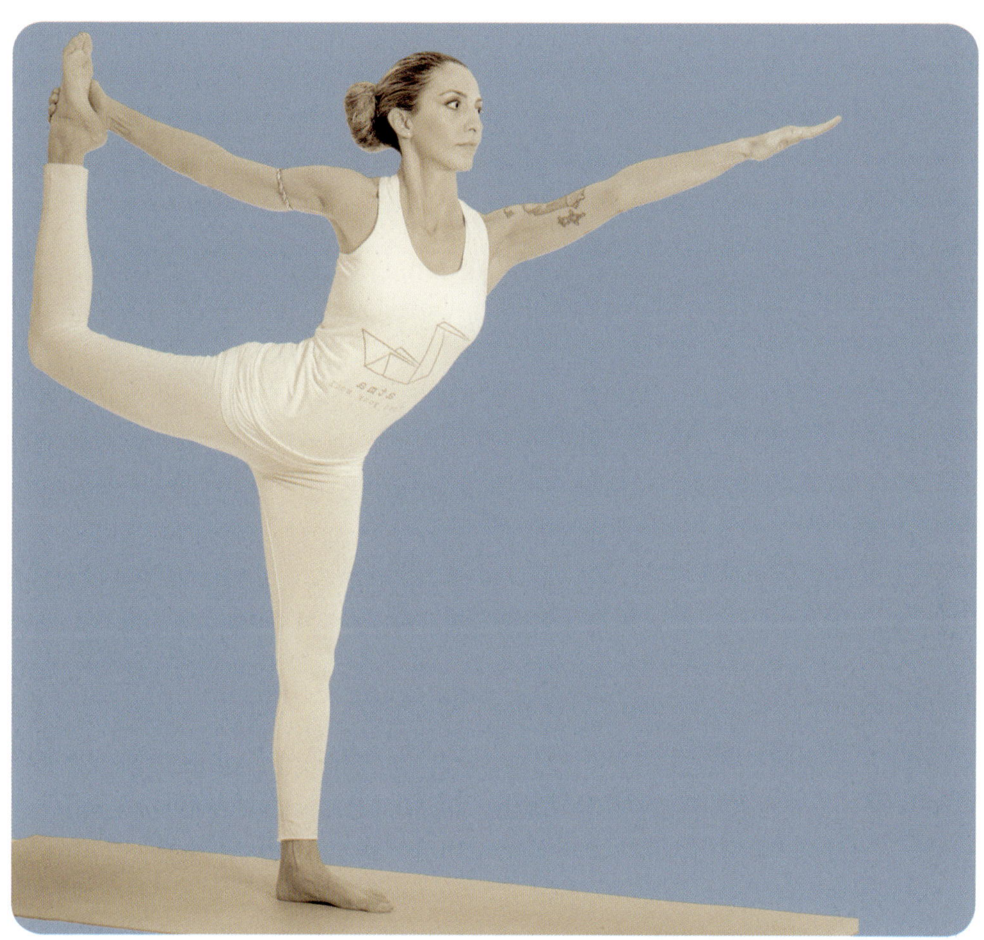

34) Natarajasana
(Der tanzende Shiva)

Technik: Aus *Tadasana* verlagere das Gewicht auf den linken Fuß und hebe den rechten Fuß zum Gesäß. Greife den inneren rechten Knöchel mit deiner rechten Hand. Zeige mit dem rechten Oberschenkel gerade nach unten zum Boden. Spanne das Gesäß an, ziehe den Bauch nach innen. Atme ein und strecke den linken Arm über den Kopf, atme dann aus und beug dich von der linken Hüfte aus nach vorne. Halte die Hüften so weit wie möglich auf gleicher Höhe. Der linke Arm ist mehr oder weniger in einer Linie mit der Wirbelsäule, wenn du geradeaus schaust. Verlängere dich nach vorne und oben durch die Wirbelsäule und den linken Arm, drücke den rechten Fuß nach hinten und bewege ihn nach oben. Halte den Nacken in einer Linie mit der Wirbelsäule.

Halte die Position und atme normal, erlebe, affirmiere und steigere ihre Qualität.

Um die Asana wieder zu verlassen, richte dich einatmend auf und komme dann beim Ausatmen langsam in *Tadasana* zurück. Nimm die Wirkung von *Natarajasana* in dir auf und ziehe dich in dein Höheres Selbst in deinem Zentrum zurück.

Übe die Asana auf der anderen Seite.

Drei Pluspunkte für deinen Körper: kräftigt Rücken und Wirbelsäule; verlängert den Quadrizeps (den vierköpfigen Oberschenkelmuskel); öffnet Hüften und Schultern

Kontraindikationen: einige Wirbelsäulenverletzungen.

Wie du zu deiner Affirmation kommst

Phase 1: Körper, Geist und Seele

Es ist eine echte Herausforderung, so offen in der Brust zu bleiben, mit ausgestrecktem und starkem Rücken und das Ganze auf einem einzigen Fuß. Fixiere darum einen festen Punkt irgendwo vor dir und nimm an, dass dein Gleichgewicht aus einem unendlichen Zusammenspiel von Mikrobewegungen resultiert. Festigkeit gibt es nicht, es gibt höchstens eine Summe kleiner und kleinster Feinabstimmungen ohne offenkundige äußere Bewegung. Diese Asana ist wie der Tanz des Lebens – viele Wandlungen im Außen, aber nur eine einzige Sicherheit: deine ewige Natur. Affirmiere:

„Verankert in meinem Selbst bewege
ich mich durch das Leben."

Phase 2: Mit Prana arbeiten

Jede Gleichgewichtshaltung zentriert unsere Energie in der Wirbelsäule. Diese balancierende Asana ist mit einer Rückwärtsbeuge gekoppelt, was sie extrem energetisch macht. Spüre eine strahlende Energie, die von deinem ruhigen Zentrum nach außen in deine dynamische Haltung fließt. Affirmiere: *„Verankert in meinem Selbst bewege ich mich durch das Leben."*

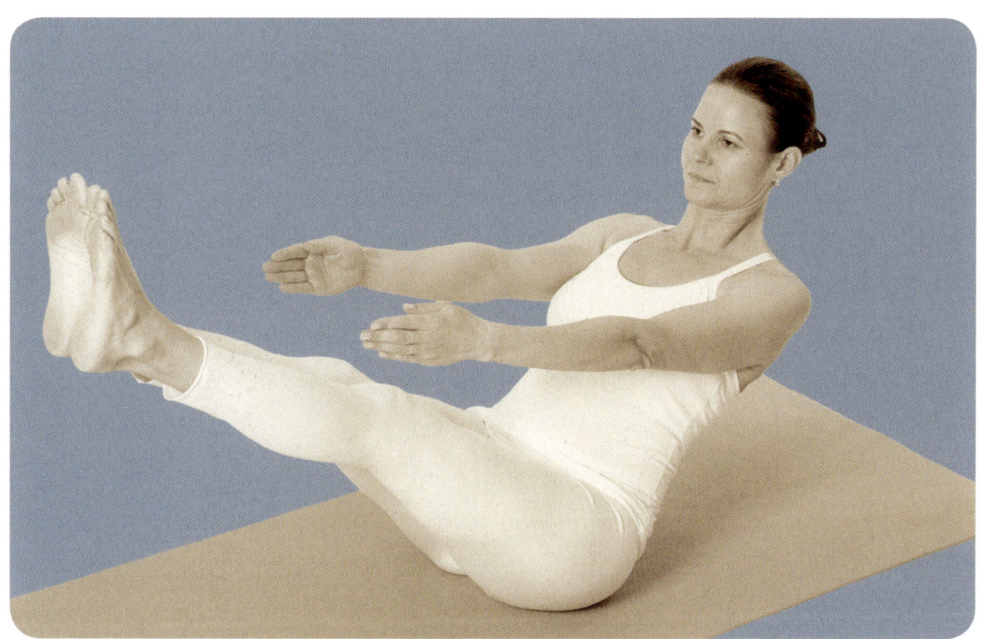

35) Navasana
(Das Boot)

Technik: Aus *Dandasana* heraus beuge beide Knie und lasse die Füße den halben Weg bis zum Gesäß gleiten. Lege dann die Hände unter deine Knie, um die Beine beim Anfang der Asana zu stützen. Halte die Wirbelsäule während der ganzen *Navasana* gerade und lasse das Becken nicht sinken. Atme ein und verlängere die Wirbelsäule, dann atme aus und hebe die Beine nach oben, wobei deine Hände die Beine stützen. Lehne dich gleichzeitig mit dem Oberkörper nach hinten, mit gerader Wirbelsäule und deinem aufrechten Kopf, der mehr oder weniger auf einer Ebene mit den Zehen sein sollte. Der Körper bildet so eine V-Form. Löse dann die Hände von deinen Knien und halte sie neben deine Knie, wobei die Handflächen in Richtung der Knie zeigen sollten. Spanne leicht den Bauch an.

Bleibe in dieser Position und atme normal, erlebe, affirmiere und steigere ihre Qualität.

Um *Navasana* wieder zu verlassen, atme tief ein; atme dann aus und lasse deine Füße sinken. (Du kannst deine Brust für einen Moment auf die Oberschenkel legen). Dann setze dich aufrecht hin. Nimm die Wirkung von *Navasana* in dir auf und ziehe dich in dein Höheres Selbst in deinem Zentrum zurück.

Drei Pluspunkte für deinen Körper: stärkt die Bauchmuskulatur und den Psoas, den Quadrizeps und den unteren Rücken; stimuliert die Verdauungsorgane; hilft, dein Gleichgewicht zu entwickeln

Kontraindikationen: keine (wenn die Anweisungen befolgt werden).

Wie du zu deiner Affirmation kommst

Phase 1: Körper, Geist und Seele

Konzentriere dich auf deinen Atem und lenke die körperliche Anstrengung darauf, dass du immer zusammen mit dem Atem deinen Körper zu Höchstleistungen bringen kannst. Affirmiere:

„Jeder meiner Atemzüge
birgt unendliche Kraft."

Phase 2: Mit Prana arbeiten

Spüre, wie dein drittes Chakra, das Zentrum der Kraft, bei dieser Übung stark aktiviert wird. Stimme dich auch auf deinen tiefen Atem ein, der das Prana, die Lebenskraft, in sich trägt. Denke daran, dass auch Kraft ein Aspekt deiner Seele ist, und affirmiere: *„Jeder meiner Atemzüge birgt unendliche Kraft.“*

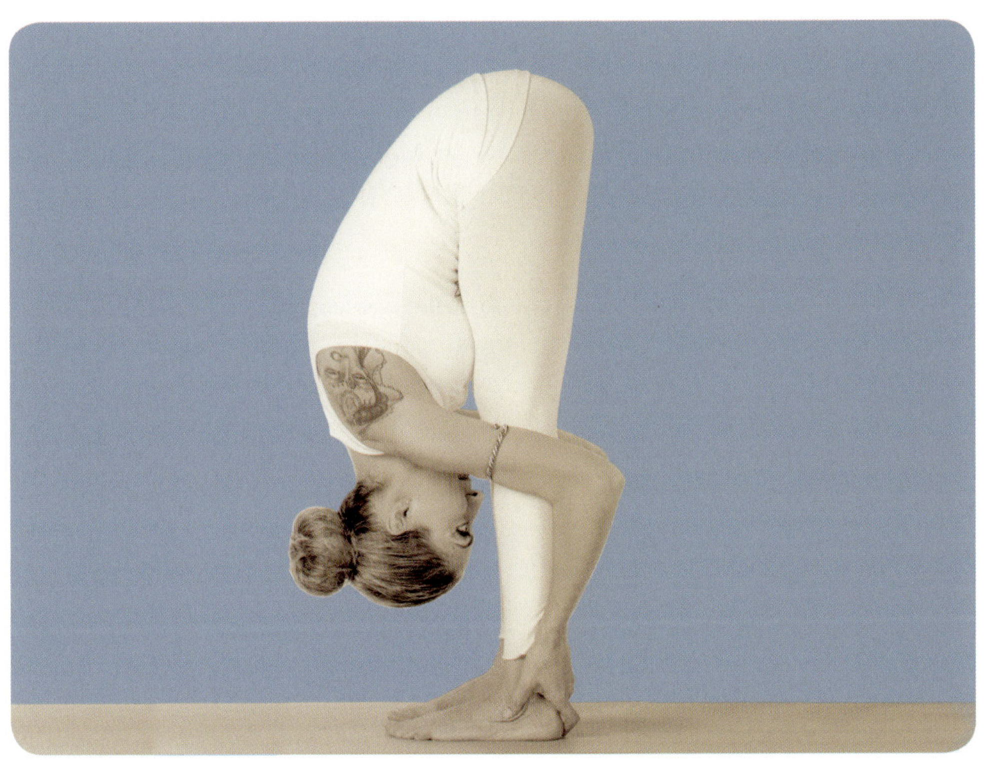

36) Padahastasana
(Das Klappmesser)

Technik: Aus *Tadasana* atme ein und bringe deine Hände über den Kopf, wobei du dich hoch strecken solltest. Wenn du ausatmest, drücke deine Sitzbeinhöcker nach hinten und beuge dich aus den Hüften heraus nach vorne, halte die Wirbelsäule einschließlich des Halses gerade und lasse deine Hände in einem Kreis nach außen zu den Seiten und nach unten zu deinen Beinen greifen. Beuge die Knie bei Bedarf leicht (damit du sie nicht überdehnst). Atme weiter lang und tief und beuge dich nach vorne, so weit wie möglich, während du deine Wirbelsäule geradehältst.

Für die zweite Phase atme ein und verlängere die Wirbelsäule noch weiter. Atme aus, um dich noch weiter nach unten sinken zu lassen, so dass sich deine Wirbelsäule – und insbesondere die Lendenwirbelsäule – noch weiter entspannen und verlängern kann. Der oberste Punkt des Kopfes zeigt nun zum Boden. Ziehe die Schultern von den Ohren zurück; lege deine Hände an deine Zehen, Fersen oder Waden; die Ellenbogen sind gebeugt und liegen an den Beinen an. Während die Füße sich nach unten verwurzeln, verlängern sich die Sitzbeinhöcker hoch zur Decke.

Halte die Position und atme normal, erlebe, affirmiere und steigere ihre Qualität.

Wenn du die Asana wieder verlässt, komme mit dem Einatmen langsam Wirbel für Wirbel nach oben, lasse den Kopf folgen und strecke schließlich die Arme nach oben. Ausatmend komme langsam zurück in *Tadasana*. Nimm die Wirkung von *Padahastasana* in dir auf und ziehe dich in dein Höheres Selbst in deinem Zentrum zurück.

Drei Pluspunkte für deinen Körper: öffnet und entspannt die gesamte Rückseite des Körpers; stimuliert die Verdauungsorgane; hilft beim Ausgleich des Drüsensystems.

Kontraindikationen: Menstruation; Herz-Kreislauf-Probleme; Schwangerschaft

Wie du zu deiner Affirmation kommst

Phase 1: Körper, Geist und Seele

Während du die Position hältst, spüre, wie deine Beine Stabilität und gleichzeitig Flexibilität brauchen. Das Gefühl des Elements Erde, der Beine, die stark wie ein Felsen sind, und des Elementes Wasser in seinem Fließen bringen die Beine zu einem tiefgründigen Verlängern. Dein Rücken, so gestützt, kann sich endlich ganz verlängern, sich entspannen, alle Schwere und Starre loslassen. Mache dich lang durch das Einziehen deines Bauches. Verbinde auf harmonische Weise eine aktive Verlängerung und eine tiefe Entspannung.

Halte die Position für weitere 3 Minuten. Du kannst dir dabei vorstellen, wie alle Spannungen dein Becken, deinen unteren Rücken und die Schultern verlassen, wie sogar die geistigen Spannungen sich lösen und wie ein langsames Tropfen in die Erde alle Schwere dich endlich verlassen darf, die dich sonst bei allem, was du tust, bei allem, was die anderen von dir erwarten, und bei dem, was du dir selbst gegenüber vorgibst zu sein, im Griff hat.

Fühle dich frei auch von diesen Teilen von dir selbst und affirmiere still:

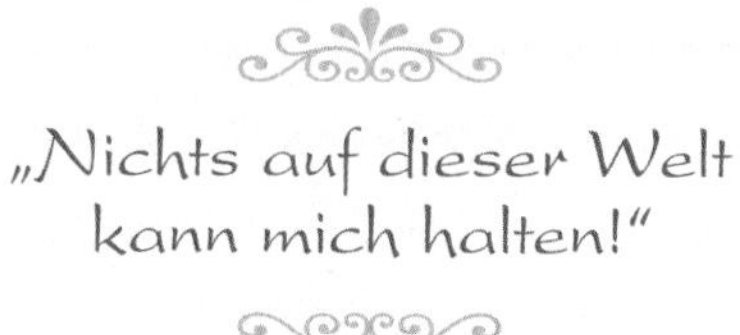

Nimm wahr, wie die Energie der Schwere in deinem Körper, in deinen Anhaftungen, die nun schon nach oben gelenkt wurde, dich verwandelt hat.

Bleibe eine Weile in *Tadasana* und pflege dieses wunderbare Gefühl, dass du nicht nur zu dieser Erde gehörst, sondern auch zu einer unendlichen Dimension des Seins.

Phase 2: Mit Prana arbeiten

Beobachte die Bewegungen der Energie: Fühle, wie Prana über die ganze Rückseite des Körpers fließt.

Es gibt auch einen Abwärtsfluss des Pranas, entlang der Wirbelsäule in Richtung auf den Punkt zwischen den Augenbrauen. Es ist wie ein Wasserfall, dessen Fluss alle Anhaftungen wegwäscht und das Prana im Dritten Auge zentriert – im Zentrum des geistigen Bewusstseins, des Lichts, der Freiheit. Verbunden mit diesem Fluss, affirmiere: *„Nichts auf dieser Welt kann mich halten!"*

Wenn du dich in dieser Position entspannen kannst, merkst du, dass dies dem Geist hilft, seine Bindung an die Schwerkraft zu überwinden.

Allgemeiner Hinweis: *Padahastasana* ist eine der einfacheren Positionen. Swami Kriyananda erinnert uns an eine wichtige Lehre: „Eines der erfreulichsten Dinge an den Yogahaltungen ist, dass einige der einfachsten Positionen zu denen gehören, die am meisten Vorteile mit sich bringen, während die schwierigsten nicht immer die nützlichsten sind."

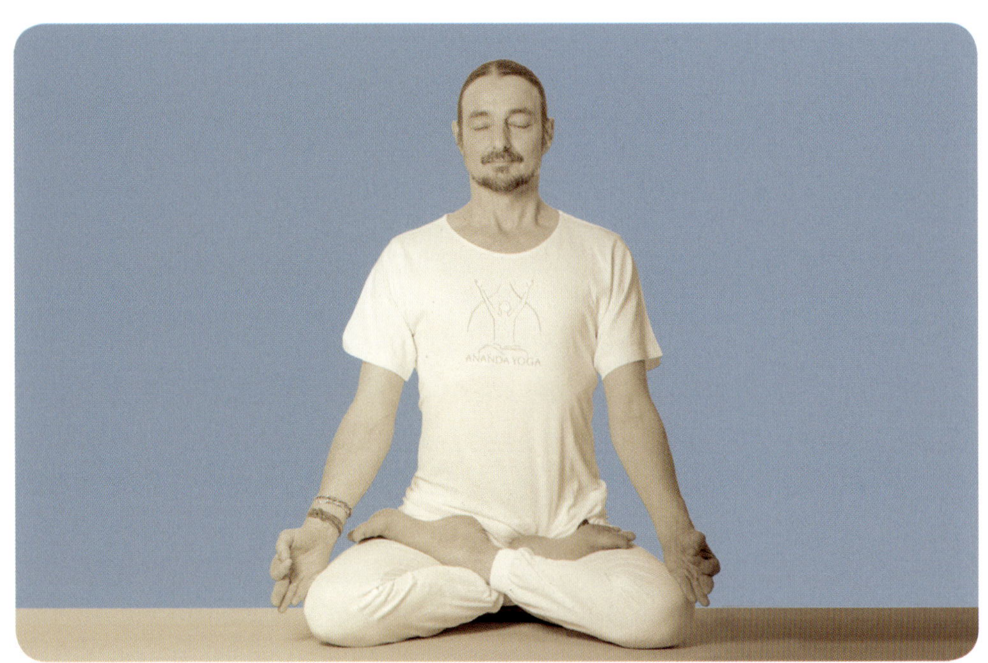

37) Padmasana
(Der Lotus)

Technik: Aus *Dandasana* (am besten auf einem Kissen) beuge das rechte Knie, schiebe den Fuß neben den linken Oberschenkel und bringe das Knie auf den Boden. Greife den Knöchel und das Knie des rechten Beins, hebe sie an und lege den rechten Fuß in Richtung auf den linken Hüftkamm, ohne das Knie oder den Knöchel zu belasten. Die Sohle des rechten Fußes zeigt etwas nach oben, aber nicht ganz. Bringe nun den linken Fuß nahe an den rechten heran und greife Knöchel und Knie. Lehne dich ein wenig zurück und öffne die Hüften. Hebe das linke Bein langsam als Ganzes an, und drehe es vom Hüftgelenk aus zur Seite, lege den linken Fuß zur rechten Hüfte, ohne das Knie oder den Knöchel zu belasten. Bringe die Beine auf den Boden. Lege die Hände in die Nähe der Leiste, die Handflächen nach oben (oder lege die Hände auf die Knie). Ziehe den Bauch leicht an, die Schulterblätter sind eher zusammen; das Kinn parallel zum Boden. Bleibe so still sitzen, halte deine Wirbelsäule gerade und den Blick auf das Dritte Auge zwischen den Augenbrauen gerichtet.

Halte die Position und atme normal. Erlebe, affirmiere und steigere ihre Qualität.

Um die Position wieder zu verlassen, löse langsam die Beine und setze dich in *Dandasana*. Nimm die Wirkung von *Padmasana* ganz in dir auf und ziehe dich in dein Höheres Selbst in deinem Zentrum zurück.

Wenn du diese Haltung während einer Yogasequenz (nicht während der Meditation) übst, praktiziere sie auch auf der anderen Seite.

Drei Pluspunkte für deinen Körper: öffnet die Hüften; stabilisiert den Körper; stimuliert das Bewusstsein der Wirbelsäule

Kontraindikationen: Knieverletzungen

Wie du zu deiner Affirmation kommst

Phase 1: Körper, Geist und Seele

Übe dich darin, unbeweglich zu sein, und versuche wahrzunehmen, was für eine Wirkung die Position deiner Hüften auf den Beckenboden hat. Diese Asana erlaubt die ideale Position des Beckens im Verhältnis zur Stützung durch den Boden unter dir. Alle Organfunktionen im Becken und in der Hüfte ziehen enorme Vorteile daraus. Jetzt assimiliert dein Körper auch energetisch, er empfängt und erhält. Erkenne, dass in der körperlichen Unbeweglichkeit etwas wesentlich Tieferes geschieht, dass sich dein Geist beruhigt, wenn du dies zulässt, und sich wie ein Lotus dem Licht öffnet.

„Ich sitze gelassen,
erhaben in deinem Licht."

Phase 2: Mit Prana arbeiten

Spüre die stabilisierende Wirkung der fixierten Füße. Die nach oben gerichtete Position der Hände hebt auch die Körperenergie in Richtung Gehirn. Tatsächlich stimuliert alles durch die Position des Körpers in dieser Haltung einen natürlichen Aufstieg der Energien und trägt unseren Geist zum inneren Licht. Affirmiere: *„Ich sitze gelassen, erhaben in deinem Licht."*

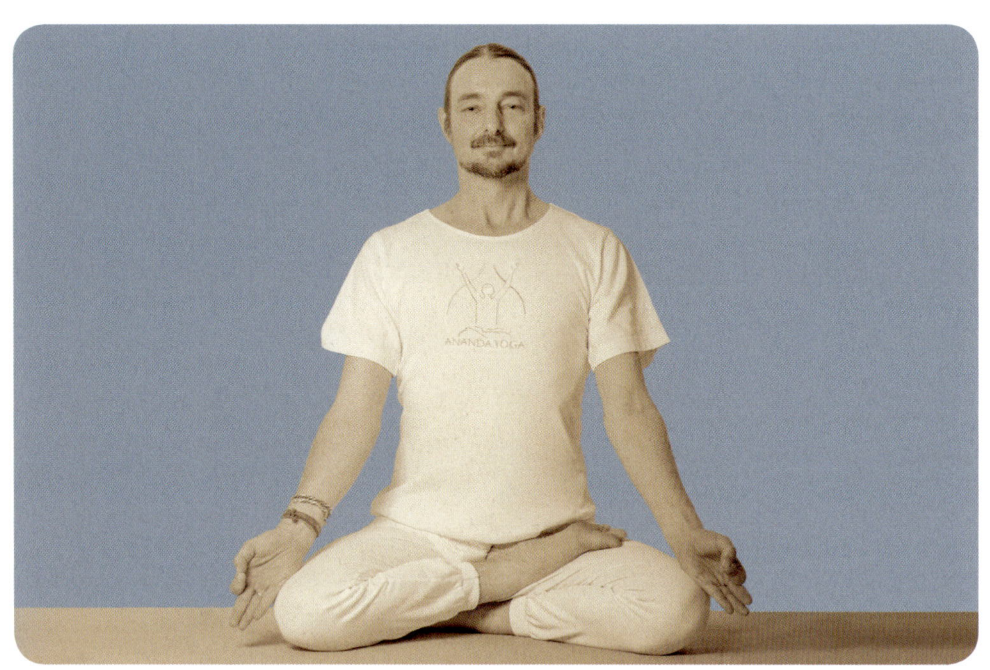

38) Ardha-Padmasana
(Der halbe Lotus)

Diese Haltung wurde von Swami Kriyananda getrennt von der vorherigen unterrichtet – für „Yogis, die die volle Lotus-Position schwierig finden".

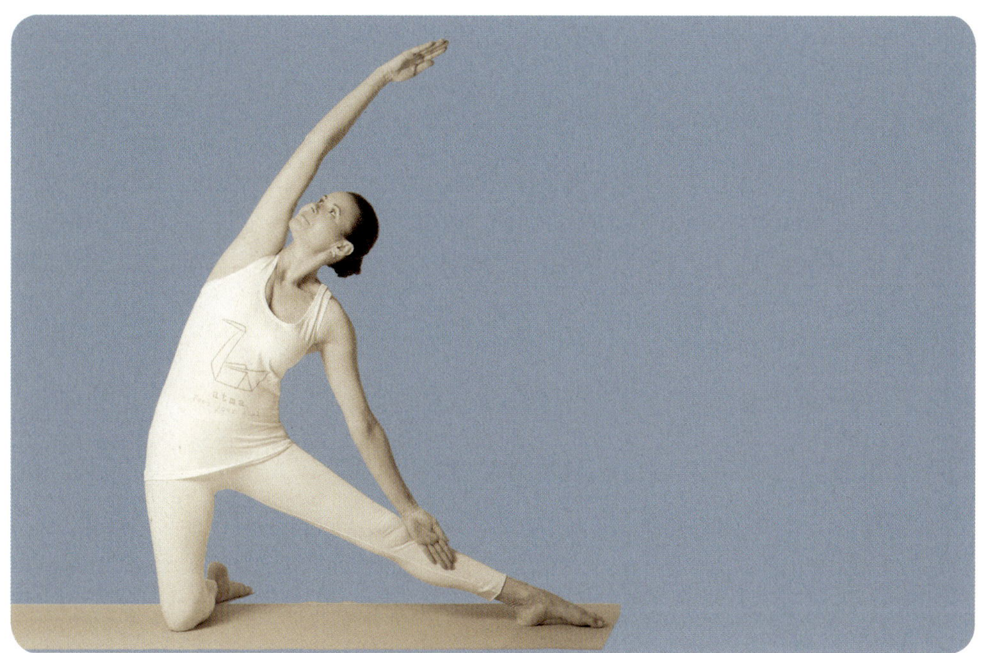

39) Parighasana
(Das Tor)

Technik: Knie auf dem Boden (bei Bedarf auf einer gefalteten Decke), die Knie etwa hüftbreit auseinander. Strecke das linke Bein direkt nach links aus, die Ferse liegt auf dem Boden auf und die Zehen zeigen vom Körper weg. Die rechte Hüfte kann leicht nach vorne zeigen. Die Brust weist jedoch gerade nach vorne. Halte den rechten Oberschenkel senkrecht. Die linke Hand liegt leicht auf dem linken Bein (oder vor dem Bein). Atme ein und kreise den rechten Arm nach oben. Bringe beim Ausatmen die linke Hüfte leicht nach unten, wölbe die Wirbelsäule nach links und schiebe die linke Hand nach unten. Drücke die Hand nicht auf das Bein und überstrecke nicht das Knie. Forme mit dem rechten Arm einen Bogen, der die Beugung der Wirbelsäule fortsetzt, die rechte Handfläche ist nach unten gerichtet. Entspanne die rechte Schulter vom Ohr weg. Verlängere die Wirbelsäule aktiv in ihrem seitlichen Bogen und halte die Unterseite des Rumpfes offen. Bringe deinen Hals in eine Linie mit dem Rest der Wirbelsäule und drehe dann den Kopf nach oben. Die Brust sollte direkt nach vorne zeigen – sich weder verdrehen noch nach vorne oder hinten geneigt sein.

Halte die Position und atme normal, erlebe, affirmiere und verstärke ihre Qualität.

Um die Asana wieder zu verlassen: Atme ein, bringe deinen Arm und deinen Körper langsam nach oben und setze dich mit dem Ausatmen in *Vajrasana*. Nimm die Wirkung von *Parighasana* ganz in dir auf und ziehe dich in dein Höheres Selbst in deinem Zentrum zurück.

Übe dann die Haltung auf der anderen Seite.

Drei Pluspunkte für deinen Körper: öffnet den Brustkorb; löst Verspannungen in den Atemmuskeln; öffnet die seitliche Wirbelsäule

Kontraindikationen: einige Wirbelsäulenverletzungen; bei Herz-Kreislauf-Problemen den angehobenen Arm zum Herzen bringen.

Wie du zu deiner Affirmation kommst

Phase 1: Körper, Geist und Seele

Stärke die Muskeln deines Rückens, indem du sie lang hältst, denn ein gerader und starker Rücken bedeutet, dass du dem Leben mit Kraft und Zentriertheit entgegentrittst und deine Energie sehr hoch ist! Im Yoga ist die Energie niemals negativ, sie kann jedoch niedrig sein und eine Tendenz zum Absteigen haben und das kann niedrige Energieformen anziehen oder dich in deiner Lebendigkeit bremsen. Lade dich deshalb in deinem Zentrum, in deiner Wirbelsäule mit Hilfe der Stärke deiner Rückenmuskeln mit Kraft auf. So wird auch dein Magnetismus zunehmen. Eine hohe Energie ist gleichzusetzen mit positiven Gedanken. Affirmiere:

„Wellen der Freude steigen
in meiner Wirbelsäule auf."

Phase 2: Mit Prana arbeiten

Konzentriere dich auf die Energie, die in der gestreckten Seite des Körpers und in der Wirbelsäule stimuliert wird. Schicke diese Energie durch die ausgestreckte Hand nach oben. Der gesamte Fluss des Pranas im Körper wird so nach oben angeregt. Aufwärts fließende Energie führt immer zu einem Gefühl des „Hoch" oder der Freude. Affirmiere: *„Wellen der Freude steigen in meiner Wirbelsäule auf."*

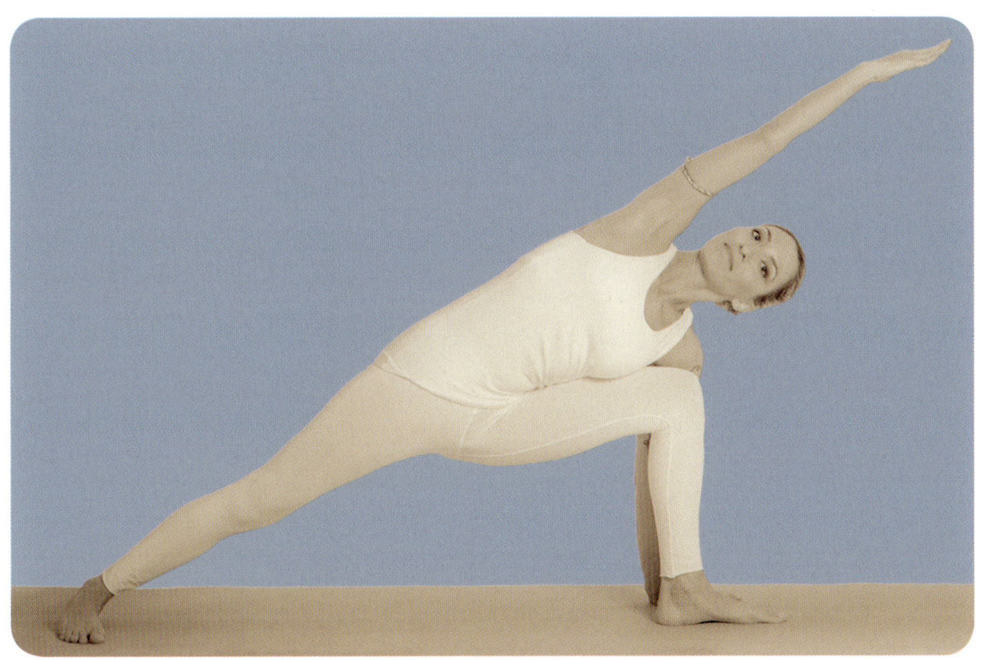

40) Parsvakonasana
(Seitlicher Krieger)

Technik: Von *Tadasana* aus nimm die Füße eine Beinlänge auseinander. Drehe dann den linken Fuß um 90 Grad nach außen; achte dabei darauf, dass der linke Oberschenkelknochen in die gleiche Richtung zeigt wie die linken Zehen. Wenn die rechte Hüfte nach vorne kommt, drehe den rechten Fuß leicht nach innen. Richte die Füße so aus, dass eine Linie vom zweiten Zeh durch die Ferse genau auf die Mitte des Fußgewölbes des rechten Fußes zuläuft. Atme ein, während du die Arme parallel zum Boden öffnest und dich durch die Fingerspitzen ausdehnst. Ausatmend beugst du das linke Knie und bringst es über den linken Knöchel; die Brust ist weiter nach vorne gerichtet. Einatmen und die Wirbelsäule verlängern; ausatmen und die gerade Wirbelsäule nach links neigen, wobei die linke Hand nach unten auf den Boden neben dem linken inneren Spann (oder alternativ neben die Außenseite des Fußes) gelegt wird. Schiebe das Becken in Richtung Boden. Bringe den rechten Oberarm zum rechten Ohr, der Arm ist gerade und die Handfläche zum Boden gerichtet. Drehe die Brust nach oben. Das rechte Bein, die Wirbelsäule und der rechte Arm sollten sich in einer Linie befinden. Atme ein und lasse das Kinn nach innen gleiten, dann atme aus und drehe den Kopf, um nach oben oder alternativ geradeaus zu schauen.

Bleibe in der Haltung und atme normal, erlebe, affirmiere und steigere ihre Qualität.

Um die Position wieder zu verlassen: Atme ein und komme langsam wieder hoch, atme aus und strecke dich hoch, komme dann zurück in *Tadasana*. Nimm die Wirkungen von *Parsvakonasana* ganz in dir auf und ziehe dich in dein Höheres Selbst in deinem Zentrum zurück.

Übe die Haltung auf der anderen Seite.

Drei Pluspunkte für deinen Körper: kräftigt den ganzen Körper; öffnet die Seiten des Brustkorbs; stärkt die Beine

Kontraindikationen: Bei Herz-Kreislauf-Problemen lasse den Oberarm auf dem Körper liegen und vermeide jede Belastung.

Wie du zu deiner Affirmation kommst

Phase 1: Körper, Geist und Seele

Werde mit deinem ganzen Körper zu einem ausgerichteten Pfeil, wobei du dich immer weiter verlängern solltest. Denke an das Ziel, das du verfolgst und dem du mit einem ehrlichen Gefühl der Gerechtigkeit des Dharma nachfolgst. Wenn dein Wille fest ist, dann ist alles möglich! Affirmiere:

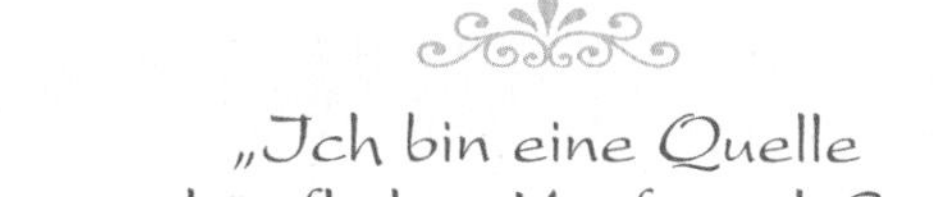

„Ich bin eine Quelle
unerschöpflicher Kraft und Energie."

Phase 2: Mit Prana arbeiten

Je mehr du eine Haltung korrekt aktivierst, desto stärker wird dein Prana sich anfühlen. Aktiviere die Beine nach unten, den Arm diagonal zur Seite und den Kopf nach oben. Strahle strahlende Lebenskraft in deinen Körper aus und affirmiere: *„Ich bin eine Quelle unerschöpflicher Kraft und Energie!"*

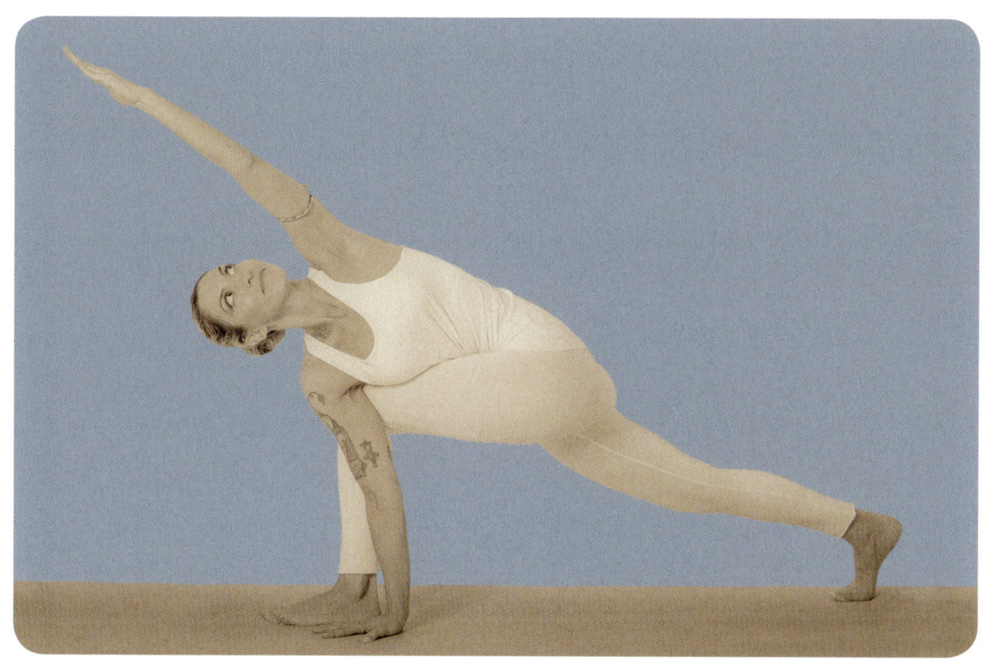

41) Parivritta Parsvakonasana

Dies ist eine klassische Variante von *Parsvakonasana*. Ihre dynamische Energie bleibt die gleiche, aber versuche mit der Drehung eine energetische Aufwärtsbewegung hinzuzufügen.

Zusätzliche Kontraindikationen: Schwangerschaft

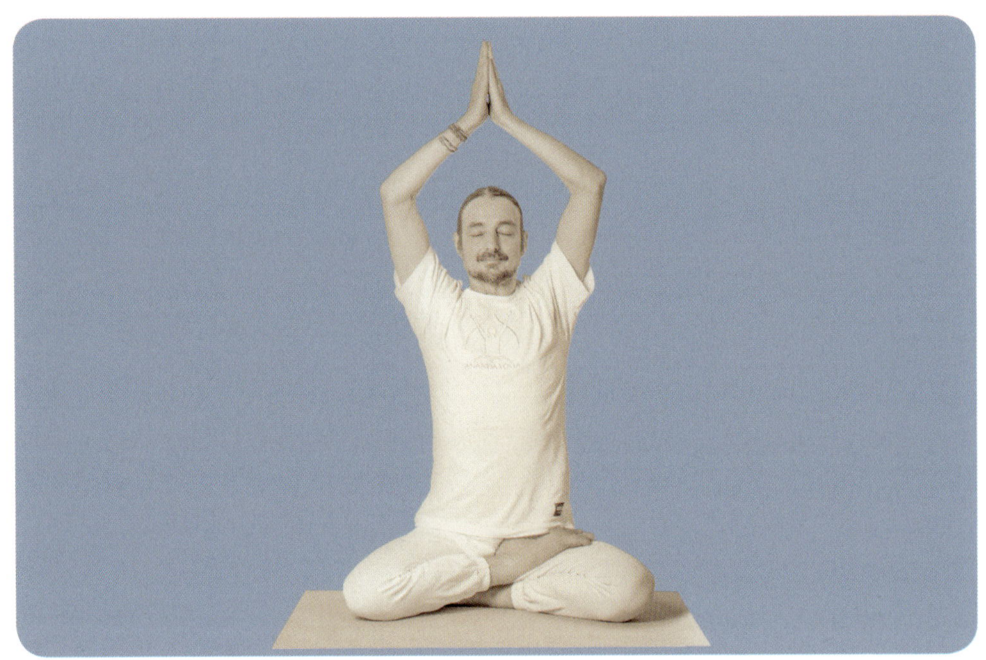

42) Parvatasana
(Der sitzende Berg)

Technik: Setze dich in *Siddhasana* (oder in den *Lotus*-Sitz oder eine andere bequeme Sitzhaltung). Atme ein und kreise die Hände über deinen Kopf, bringe deine Handflächen zusammen und strecke sie hoch. Atme aus, während du die Ellbogen leicht beugst, die Handflächen zusammen, die Schultern nach unten. Halte die Brust und die Schultern offen, der Scheitel ist nach oben gestreckt. Wieder einatmen, dann den Atem anhalten und den Bauch einziehen, wodurch die Luft in den Oberkörper steigen muss. Atme gleich lang aus wie ein – du kannst im Rhythmus von 6-12-6 atmen. Wiederhole diesen Atemzyklus sechsmal und erhöhe die Anzahl schrittweise.

Wenn du die Haltung einnimmst, erlebe, affirmiere und steigere ihre Qualität. (Die Affirmation solltest du denken, während du den Atem anhältst.)

Um die Position wieder zu verlassen: Atme ein, strecke die Arme langsam nach oben und dann atme aus. Kehre zurück in *Siddhasana*. Nimm die Wirkung von *Parvatasana* ganz in dir auf und ziehe dich in dein Höheres Selbst in deinem Zentrum zurück.

Drei Pluspunkte für deinen Körper: erhöht die Kraft und Flexibilität der Schultern; strafft die Lunge und das Zwerchfell; strafft die Bauchorgane und verbessert die Verdauung

Kontraindikationen: Bei Herz-Kreislauf-Problemen halte die Handflächen vor dem Herzen zusammen.

Wie du zu deiner Affirmation kommst

Phase 1: Körper, Geist und Seele

Mit den emporgehobenen Armen und der Streckung des ganzen Körpers nach oben denke an die höchsten Gipfel der Reinheit und Freiheit in dir. Während du dieses natürliche Streben nach Zielen erlebst, das dich erhebt und das in dir lebt, affirmiere:

„Meine Gedanken und Energien
streben empor, um den Himmel zu berühren."

Erkenne, wie die Asana und dein Wille sich gegen jede Art von Druck nach unten durchsetzen können.

Phase 2: Mit Prana arbeiten

Lenke in dieser meditativ zentrierten Haltung die innere Energie nach oben zum *Agya-Chakra*. Das Pranayama (zu dem auch *Uddijana-Bandha* gehört) macht diese Erfahrung kraftvoll, wie ein umgekehrter Wasserfall: Seine Energie strömt in Richtung Himmel, zur Expansion, hin zum Licht. Mit Swami Kriyanandas Worten gesprochen: „Atme ein, ziehe den Bauch ein und zwinge die Luft so, in die obere Brust zu steigen. Stelle dir vor, dass der Atem noch weiter, bis in deine Fingerspitzen steigt." Was zu den Fingerspitzen aufsteigt, ist natürlich nicht der Atem, sondern der „astrale Atem", das Prana. Affirmiere innerlich: *„Meine Gedanken und Energien streben empor, um den Himmel zu berühren."*

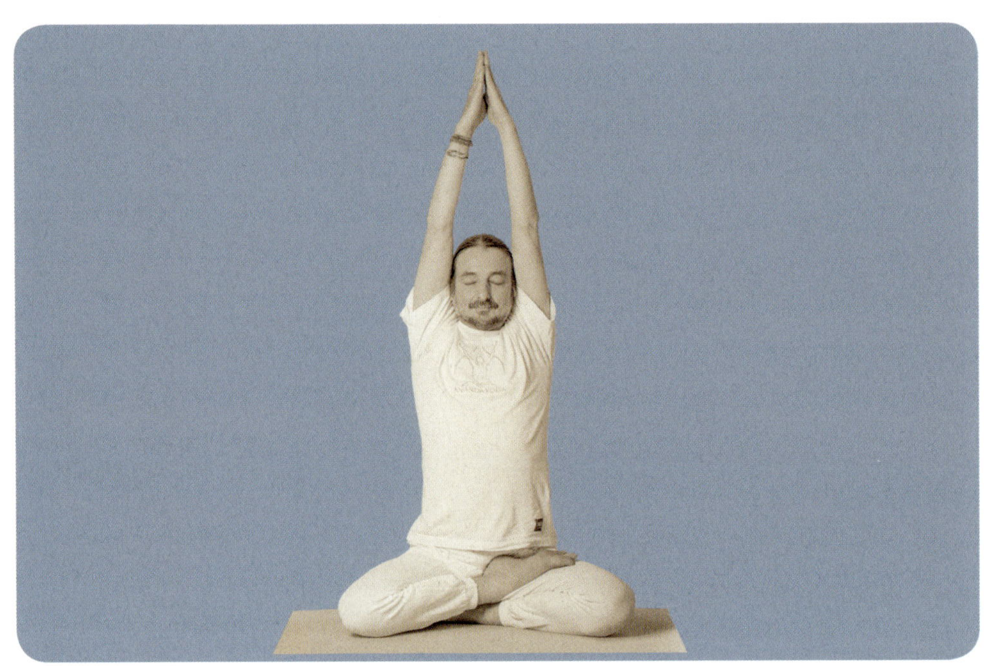

Parvatasana 2

In seinem Buch *Raja Yoga* beschreibt Swami Kriyananda eine erhebende Variation dieser Haltung, bei der die Hände hochgehalten und die Oberarme gegen die Ohren gedrückt werden: „Bringe die Arme langsam nach oben, strecke sie nach außen und halte die Handflächen nach oben, bis sie sich hoch über dem Kopf verbinden. Drücke so die Ohren an die Oberarme. Halte den Körper sehr aufrecht."

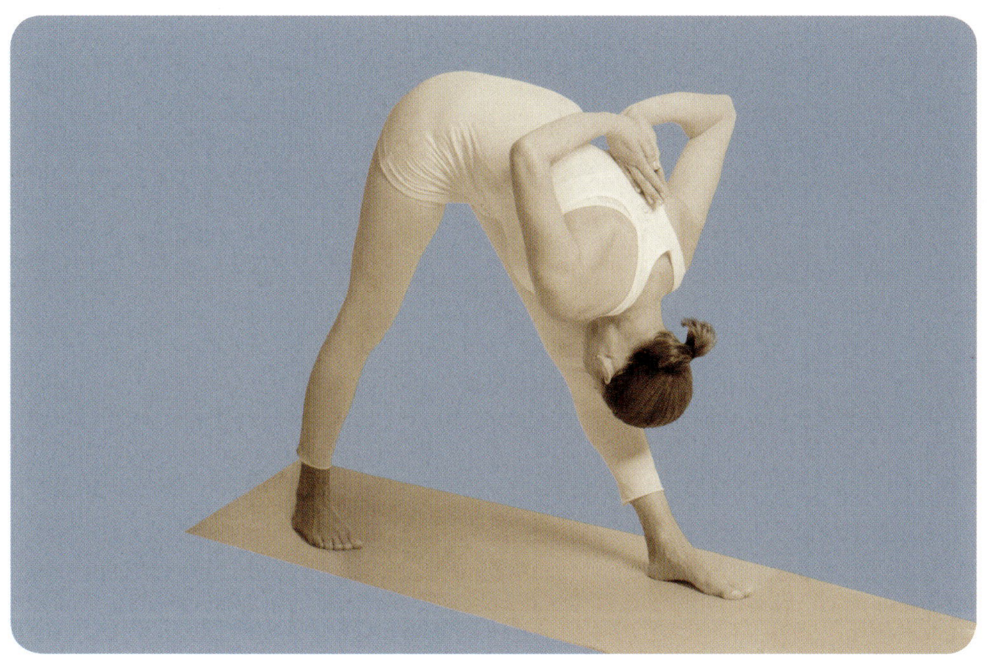

43) Parsvotanasana
(Die seitliche Streckung)

Technik: Von *Tadasana* aus nimm den rechten Fuß zurück (etwa um die Länge eines Beines) und drehe den Fuß leicht nach außen, um dein Gleichgewicht zu halten. Verwurzele die Füße im Boden. Das Becken zeigt nach vorne. Lege die Handflächen hinter dem Rücken aneinander, wobei die Fingerspitzen nach oben zeigen. Wenn dies nicht möglich ist, greife die Ellenbogen oder Handgelenke. Atme ein und verlängere die Wirbelsäule, dann atme aus und beuge dich aus der Hüfte heraus nach vorne, wobei du die Wirbelsäule gerade halten und die Schultern gleich hoch halten solltest. Für die zweite Phase atme ein und verlängere dich; dann atme aus und komme ganz in die Haltung, lasse den Rücken sanft rund werden. Die Schultern sollten so weit wie möglich von den Ohren weggezogen sein, der Hals ist in einer Linie mit der Wirbelsäule, das Kinn ruht auf der Brust.

Halte die Position und atme normal, erlebe, affirmiere und steigere ihre Qualität.

Um die Haltung wieder zu verlassen: Atme ein und komme langsam wieder nach oben; atme aus und komme zurück in *Tadasana*. Nimm die Wirkung von *Parsvotanasana* ganz in dir auf und ziehe dich in dein Höheres Selbst in deinem Zentrum zurück.

Übe die Haltung dann auf der anderen Seite.

Drei Pluspunkte für deinen Körper: bringt Blut und Sauerstoff zum Kopf; stimuliert die Verdauungsorgane; dehnt und entspannt die Rückseite des Körpers

Kontraindikationen: Schwangerschaft; Herz-Kreislauf-Probleme

Wie du zu deiner Affirmation kommst

Phase 1: Körper, Geist und Seele

Halte dich aktiv und bewusst in dieser tiefen Verneigung und genieße die intensive Dehnung und Verlängerung der Muskeln der Oberschenkel. Pflege in dir das Gefühl des Verbeugens, um dem Leben zu danken, denn du brauchst nichts zu befürchten. Löse deine Spannungen, deine Widerstände auf und spüre, dass du deine Verantwortung an das Universum zurückgeben kannst. Lasse dir irgendwie helfen, ohne dass du unbedingt alles verstehen musst, vertraue dich an. Du wirst entdecken, dass du dadurch, dass du dich vom Leben tragen lässt, in einen Fluss vollständiger Weiterentwicklung eintrittst. Affirmiere:

„Ich gebe mich ganz
dem Fluss der Gnade hin."

Phase 2: Mit Prana arbeiten

Stimuliere mit den Händen das Herzchakra von hinten. Lasse seine liebevolle Energie auf ganz natürliche Weise durch die umgekehrte Wirbelsäule zum Dritten Auge fließen. Darüber hinaus lasse bewusst die Medulla oblongata, den Sitz des Egos, frei. Auf diese Weise praktiziert, wird diese Haltung zu einem ganz natürlichen Gebet. Affirmiere: *„Ich gebe mich ganz dem Fluss der Gnade hin."*

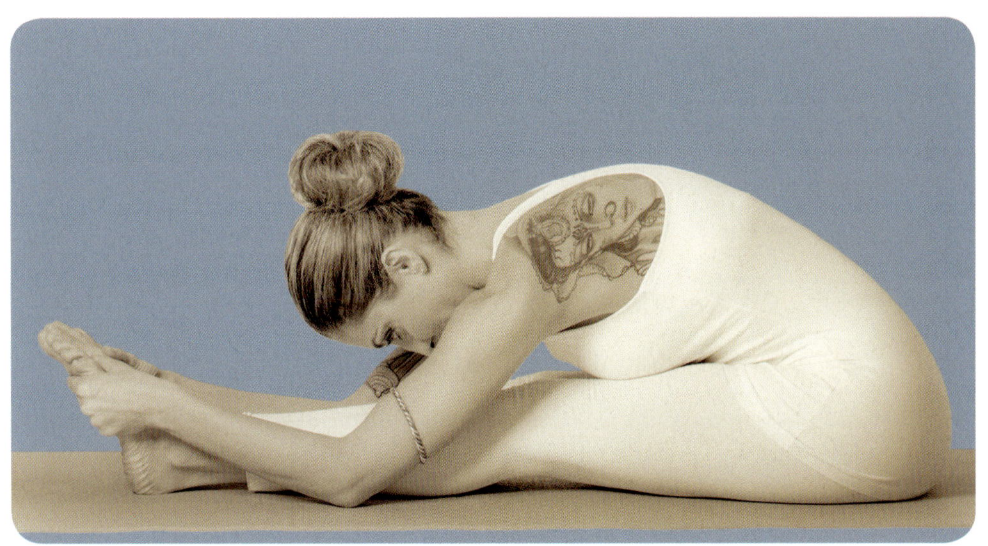

44) Paschimotanasana
(Der Kniekuss)

Technik: Von *Dandasana* aus atme ein und bringe die Hände über den Kopf, strecke dich ganz nach oben. Beuge dich beim Ausatmen aus den Hüften heraus nach vorne, halte die Wirbelsäule gerade und nimm die Hände nach unten neben deine Beine. Atme weiter ein und verlängere deinen Rücken, dann atme aus und lasse dich weiter vorwärts sinken – solange du die Wirbelsäule einschließlich des Halses gerade halten kannst. Strecke dich von der Oberseite des Kopfes aus nach vorne und halte die Schultern von den Ohren fern. Nach mehreren Atemzügen verlängere dich noch einmal mit dem Einatmen, dann atme aus und komme ganz in die Entspannungsphase der Asana, so dass sich die Wirbelsäule entspannen kann. Von hier aus gehe nur durch eine weitere Entspannung, nicht durch Anstrengung, weiter in die Vorwärtsbeuge, halte weiter deine Wirbelsäule lang und offen.

Halte die Position und atme normal, erlebe, affirmiere und steigere ihre Qualität.

Um die Position wieder zu verlassen, komme mit dem Einatmen langsam nach oben, strecke die Arme nach oben und kehre mit dem Ausatmen langsam nach *Dandasana* zurück. Nimm die Wirkung von *Paschimotanasana* ganz in dir auf und ziehe dich in dein Höheres Selbst in deinem Zentrum zurück.

Drei Pluspunkte für deinen Körper: öffnet und verlängert die gesamte Rückseite (Paschimot = „westliche Seite“) des Körpers; massiert und tonisiert die Verdauungsorgane; stimuliert das parasympathische Nervensystem (ist verantwortlich für die Entspannung)

Kontraindikationen: schwangere Frauen sollten die Beine auseinandernehmen; einige Wirbelsäulenverletzungen

Wie du zu deiner Affirmation kommst

Phase 1: Körper, Geist und Seele

Ohne zuzulassen, dass ein Teil von dir dich in die Haltung zwingt und beispielsweise an den Armen zieht, arbeite stattdessen mehr an den Verlängerungen, die dort Raum schaffen, wo du dich zusammenziehen würdest, nämlich auf deiner Körpervorderseite. Du wirst entdecken, dass du, je mehr du dort Raum schaffst und dich in deine Körpervorderseite verlängerst, auch mehr Raum in deiner Körperrückseite entstehen lässt, und zwar buchstäblich von Kopf bis Fuß. Neige deinen Kopf, widerstehe dem Impuls, dich im Raum unzuschauen. Das Ego hat immer Angst und will alles kontrollieren, deshalb nutze diese Position, um ihm zu helfen, begleite es, sich loszulassen, und öffne deinen ganzen Rücken für das, was du nicht sehen kannst. Entscheide dich mit deiner ganzen Kraft, dich etwas Neuem und Gutem in deinem Leben zu öffnen. Affirmiere:

„Ich bin geborgen und gesund.
Alle guten Dinge kommen zu mir
und schenken mir Frieden."

Phase 2: Mit Prana arbeiten

Lasse die eingeschlossene Energie in deiner Körperrückseite frei, besonders hinter den Knien, wo sich häufig Angst sammelt. Die Freisetzung der Energie dort kann helfen, ein Gefühl von Unsicherheit zu überwinden und den Frieden deiner Seele wiederzuentdecken, die von Natur aus sicher, gesund und zutiefst in Ruhe ist. Affirmiere: *„Ich bin geborgen und gesund. Alle guten Dinge kommen zu mir und schenken mir Frieden."*

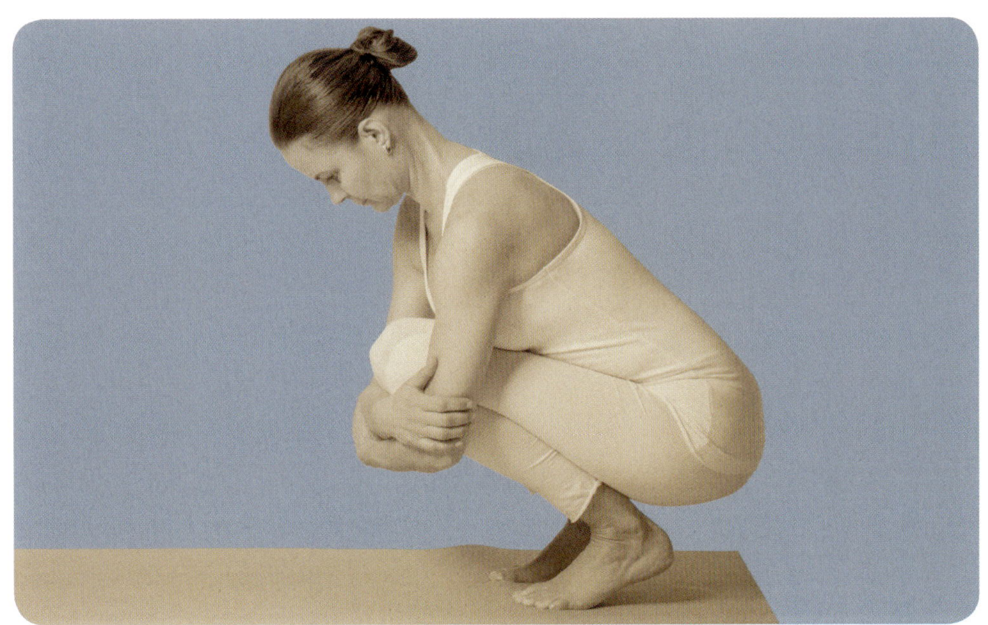

45) Pavanamuktasana
(Die freien Winde)

Technik: Von *Tadasana* atme tief ein und komme beim Ausatmen in eine hockende Haltung, wobei die Hinterseiten der Oberschenkel gegen die Waden und Füße drücken, die flach auf dem Boden stehen (wenn dies möglich ist). Schlinge die Arme um deine Knie, atme ein, und – während du ausatmest – ziehe die Knie zur Brust. Halte diesen Zug aufrecht, während du weiter ein- und ausatmest (hauptsächlich in den Rücken).

Halte die Position, erlebe, affirmiere und steigere ihre Qualität.

Um die Asana wieder zu verlassen, setze dich langsam in den Schneidersitz oder eine ähnliche Position. Nimm die Wirkung von *Pavanamuktasana* ganz in dir auf und ziehe dich in dein Höheres Selbst in deinem Zentrum zurück.

Drei Pluspunkte für deinen Körper: stimuliert die Ausscheidung, einschließlich der Ausscheidung von Luft im Darm; entspannt die Beine und den unteren Rücken; belebt die Wirbelsäule

Kontraindikationen: Schwangerschaft; bei einigen Wirbelsäulenverletzungen nur ganz leicht an den Knien ziehen und die Wirbelsäule gerade halten; bei Knieproblemen darauf achten, dass keine Beschwerden auftreten

Wie du zu deiner Affirmation kommst

Phase 1: Körper, Geist und Seele

Entspanne dich ganz langsam, erlaube, dass sich an der Basis deiner Wirbelsäule alle Spannungen im Becken entladen, so als ob du einen schweren Ballast abwerfen würdest. Nach einigen Minuten wirst du merken, dass dein Rücken sich nicht nur mehr strecken kann, sondern es sich tatsächlich so anfühlt, als würde er sich aktiv nach oben strecken können. Halte deinen Blick auf das Dritte Auge gerichtet und empfange von dort dein Gefühl von Leichtigkeit und Freiheit. Affirmiere:

„Ich befreie die Energie der Wirbelsäule
und erhebe sie ins Licht."

Phase 2: Mit Prana arbeiten

Spüre, wie du durch das Ziehen an den Beinen deine Wirbelsäulenenergien stimulierst und alle Chakren aktivierst. Konzentriert soll diese Energie dann zum Dritten Auge aufsteigen. Affirmiere: *„Ich befreie die Energie der Wirbelsäule und erhebe sie ins Licht."*

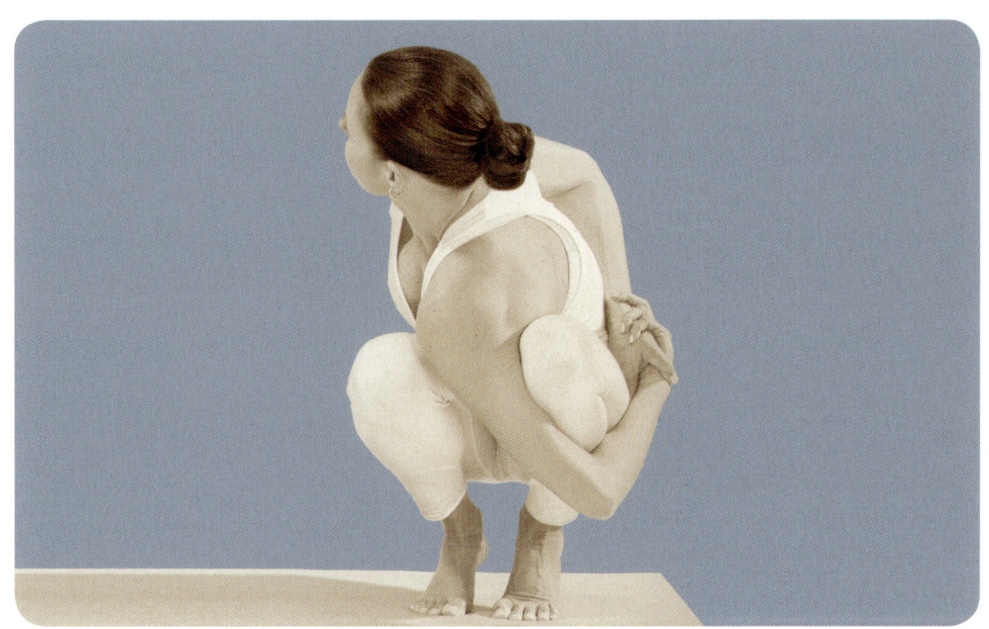

46) Ardha Pasasana
(Die halbe Schlangenhaltung)

Ardha Pasasana fügt *Pavanamuktasana* eine Drehung hinzu. Drehungen können wirkungsvoll genutzt werden, um Energie im Körper nach oben zu lenken.

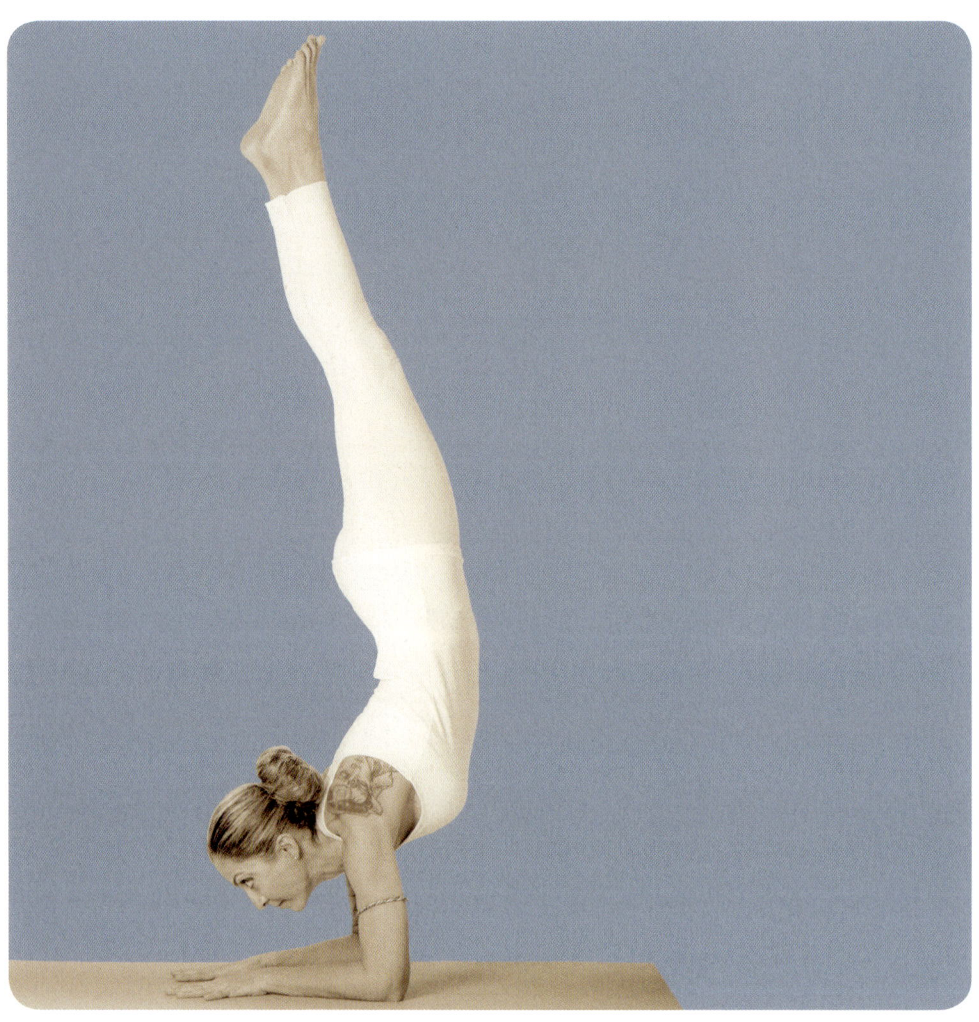

47) Pincha Mayurasana
(Variation)

Technik: Komme auf die Zehen und Unterarme, mit gebeugten Knien und schulterbreit auseinanderliegenden Ellenbogen und Händen. (Wenn du diese Haltung lernst, benutze eine Wand: Die Fingerspitzen werden auf den Boden an der Wand gelegt. Die Fersen lehnen sich an die Wand, wenn du in die Haltung gehst.)

Wandere zu den Händen, um die Wirbelsäule aufzurichten. Komme mit offenen Händen in *Sirshasana*. Dann drücke die Arme nach unten, spanne das Gesäß an und ziehe den Bauch ein. Hebe den umgekehrten Körper nach oben und wölbe ihn leicht (von Kopf bis Fuß). Hebe den Kopf an und verlängere ihn nach oben durch die Beine.

Halte die Position und atme normal, erlebe, affirmiere und steigere ihre Qualität.

Um die Asana wieder zu verlassen, atme ein und bringe langsam deine Beine wieder nach unten. Ruhe in *Balasana* aus.

Nimm die Wirkung von *Pincha Mayurasana* ganz in dir auf und ziehe dich in dein Höheres Selbst in deinem Zentrum zurück.

Drei Pluspunkte für deinen Körper: kräftigt und stimuliert den ganzen Körper; entwickelt das Gleichgewicht; stärkt die Arme und Schultern

Kontraindikationen: Schwangerschaft; Menstruation; Herz-Kreislauf-Probleme; einige Wirbelsäulenverletzungen

Wie du zu deiner Affirmation kommst

Phase 1: Körper, Geist und Seele

Indem du in dieser Position aufgerichtet ruhst, spüre, wie viel Kraft, Flexibilität und Kontrolle du in deiner Wirbelsäule hast. Versuche, auf eine tiefe Ebene mit dir zu kommen, in der du den wahren Wert dieser Fähigkeit wirklich erfasst.

Verlasse dann diese Position wieder und meditiere tief in dein Zentrum, in deine Wirbelsäule, wie in eine Autobahn des Lichts, die dich zur Erkenntnis deiner selbst führt. Affirmiere:

„Das unendliche Licht
sprudelt wie ein Wasserfall
durch meine Wirbelsäule."

Phase 2: Mit Prana arbeiten

Spüre, wie die Energie in dieser Umkehrhaltung deinen Körper und deine Wirbelsäule entlang nach unten fließt. Eine solche Bewegung hin zum Dritten Auge hat eine starke spiritualisierende Wirkung. Affirmiere: *„Das unendliche Licht sprudelt wie ein Wasserfall durch meine Wirbelsäule."*

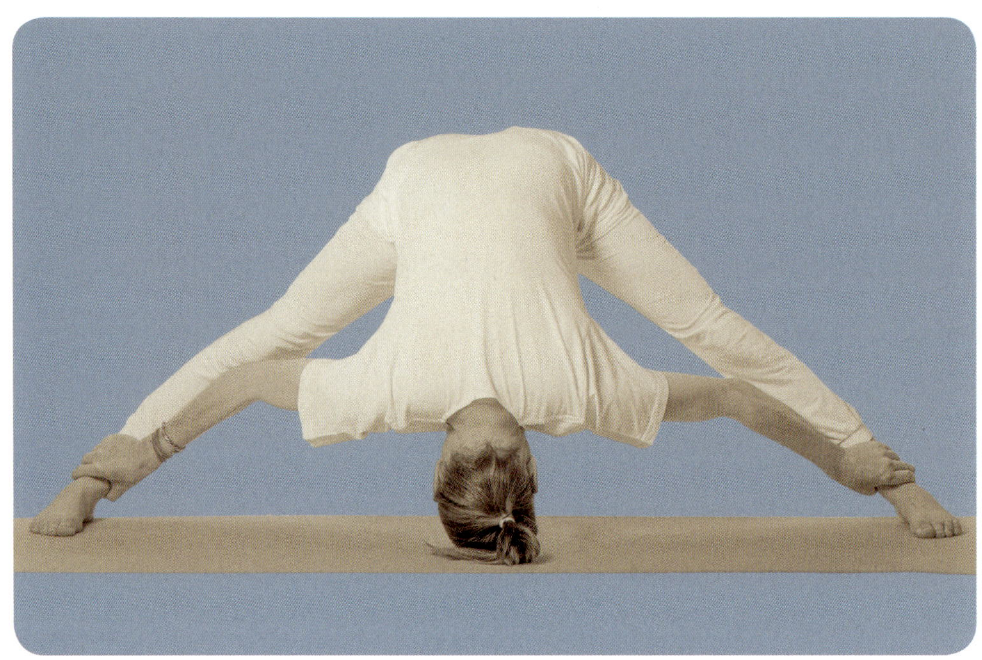

48) Prasarita Padotanasana
(Vorwärtsbeuge mit offenen Beinen)

Technik: Aus *Tadasana* spreize die Beine weit und verwurzle die Füße fest im Boden. Atme tief ein und strecke die Arme über deinen Kopf, wobei du die Wirbelsäule verlängerst, dann atme aus und beuge dich aus den Hüften nach vorne, wobei du die Wirbelsäule geradehältst. Kreise deine Arme nach unten, um die Hände auf die Beine zu bringen (oder auf den Boden, wenn dein Rücken dabei nicht rund wird). Beuge dich so weit wie möglich mit einer geraden Wirbelsäule vor. Dann atme ein und verlängere die Wirbelsäule noch mehr, dann atme aus und entspanne den Körper nach vorne, so dass die Wirbelsäule rund wird. Setze Loslassen und nicht Anstrengung ein, um noch tiefer in die Haltung zu kommen. Greife deine Knöchel. Lasse zu, dass sich die Wirbelsäule – insbesondere der untere Rücken – entspannt und weiter dehnt. Die Oberseite des Kopfes zeigt zum Boden, die Schultern werden von den Ohren weggezogen, und das Gesäß streckt sich aktiv nach oben.

Halte die Position und atme normal, erlebe, affirmiere und steigere ihre Qualität.

Um die Position wieder zu verlassen, richte dich beim Einatmen langsam, Wirbel für Wirbel auf, folge mit dem Kopf und strecke dann schließlich die Arme nach oben. Atme langsam wieder aus, bringe dabei die Arme wieder in einem Kreis nach unten und kehre in *Tadasana* zurück.

Nimm die Wirkung von *Prasarita Padotanasana* tief in dir auf und ziehe dich in dein Höheres Selbst in deinem Zentrum zurück.

Drei Pluspunkte für deinen Körper: entspannt Rücken und Nacken; bringt Sauerstoff ins Gehirn; löst Verspannungen in den Beinen

Kontraindikationen: Herz-Kreislauf-Probleme; Menstruation; Schwangerschaft

Wie du zu deiner Affirmation kommst

Phase 1: Körper, Geist und Seele

Arbeite daran, dass du deine Beine in den Boden drückst, als ob du sie festschraubst, und du wirst spüren, dass – je mehr du die Füße in den Boden drückst und gleichzeitig deine Beine ganz aktiv hältst – die Gegenbewegung in Richtung Becken immer größer wird. Die gespreizten Beine helfen dem Becken und dem unteren Rücken, sich zu entspannen. Lasse jede Anspannung zum Boden hin los, schenke deine Last der Göttlichen Mutter in ihrer Form als Mutter Erde. Die Erde ist fähig, alle Substanzen aufzunehmen, die die Organismen ausscheiden, und sie in neue Nahrung zu verwandeln. Werde dir dieses Wunders bewusst und schenke der Erde alle Sorgen, die du in dir trägst. Gleichzeitig nimm alle Energie aus der Erde in dir auf. Affirmiere:

„Ich entspanne und löse mich
von allen mentalen Bürden."

Phase 2: Mit Prana arbeiten

Während du in dieser Haltung bleibst, fühle, wie das Dritte Auge Nahrung erhält – es ist das Zentrum überbewusster Lösungen für jede Schwierigkeit.

Spüre, wie die Energie wie ein frischer Wasserfall von der Wirbelsäule zum Gehirn fließt, reinige es, erfrische es, wasche alle Sorgen, alle Schwere, alle inneren Spannungen weg. Was bleibt, ist das natürliche Gefühl von Freiheit und Ruhe der Seele. Affirmiere: *„Ich entspanne und löse mich von allen mentalen Bürden."*

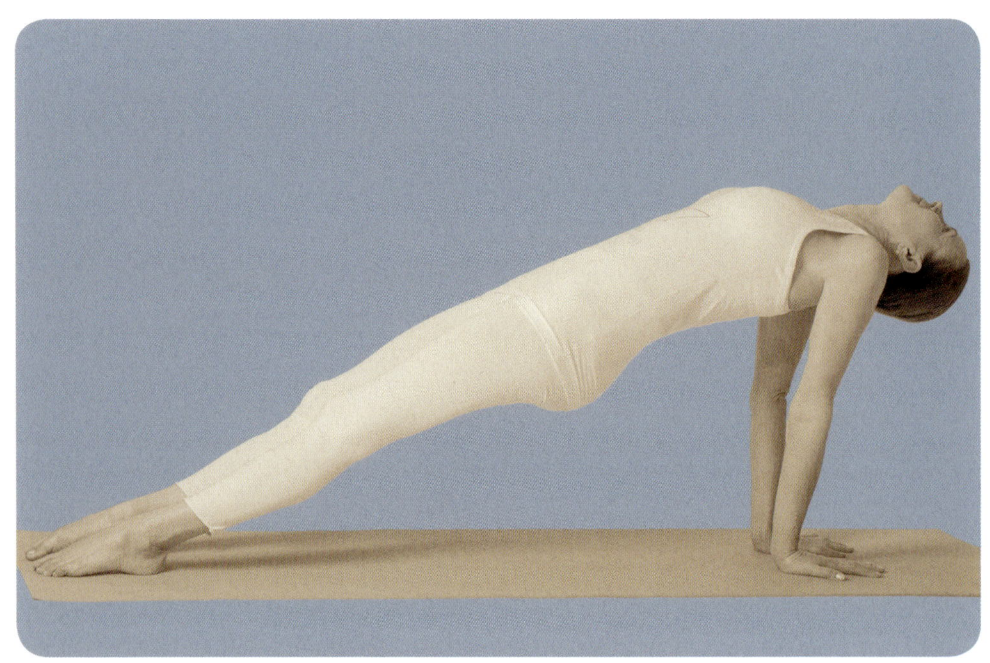

49) Purvotanasana
(Streckung der Vorderseite)

Technik: Von *Dandasana* aus lege die Hände auf den Boden hinter den Hüften, wobei die Finger von den Füßen weg zeigen. Beuge die Knie gerade so weit, dass die Füße flach auf dem Boden stehen können. Spanne das Gesäß an, ziehe den Bauch ein. Atme dann ein, drücke die Hände und Füße in den Boden, dehne dich durch Oberkörper und das Becken nach oben aus und hebe den ganzen Körper in eine sanfte Rückwärtsbeuge. Gehe mit den Händen weiter nach hinten – oder mit den Füßen nach vorne – und halte die Fußsohlen auf dem Boden, bis die Arme senkrecht sind. Die Fußballen sollten auf dem Boden bleiben.

Dehne den Körper in der vollendeten Haltung so weit wie möglich nach oben. Halte den Nacken in einer Linie mit dem Rest der Wirbelsäule.

Halte die Position und atme normal, erlebe, affirmiere und steigere ihre Qualität.

Um die Asana wieder zu verlassen, atme tief ein und langsam aus, komme mit dem Gesäß nach unten und setze dich in *Dandasana*. Nimm die Wirkung von *Purvotanasana* ganz in dir auf und ziehe dich in dein Höheres Selbst in deinem Zentrum zurück.

Drei Pluspunkte für deinen Körper: stärkt die Rückseite des Rumpfes; belebt den ganzen Körper; öffnet die Brust, die Schultern und die Atmung

Kontraindikationen: Handverletzungen (mache dann Fäuste); einige Wirbelsäulenverletzungen; Schulterverletzungen

Wie du zu deiner Affirmation kommst

Phase 1: Körper, Geist und Seele

Komme in diese Position mit deiner ganzen Kontrolle, aber auch mit Schwung und versuche, mit einer Geste deines Körpers dich dem Leben zu öffnen, das du nicht zurückweisen solltest! Affirmiere:

„Mit einem Schwung von Energie erhebe ich mich, um die Welt zu grüßen."

Phase 2: Mit Prana arbeiten

Nimm wahr, wie dein offenes Herzchakra dynamische und positive Energie nach außen ausstrahlt, als ob du der ganzen Welt begeistert begegnen würdest. Sag in deinem Herzen ganz „Ja!" zum Leben und affirmiere: *„Mit einem Schwung von Energie erhebe ich mich, um die Welt zu grüßen."*

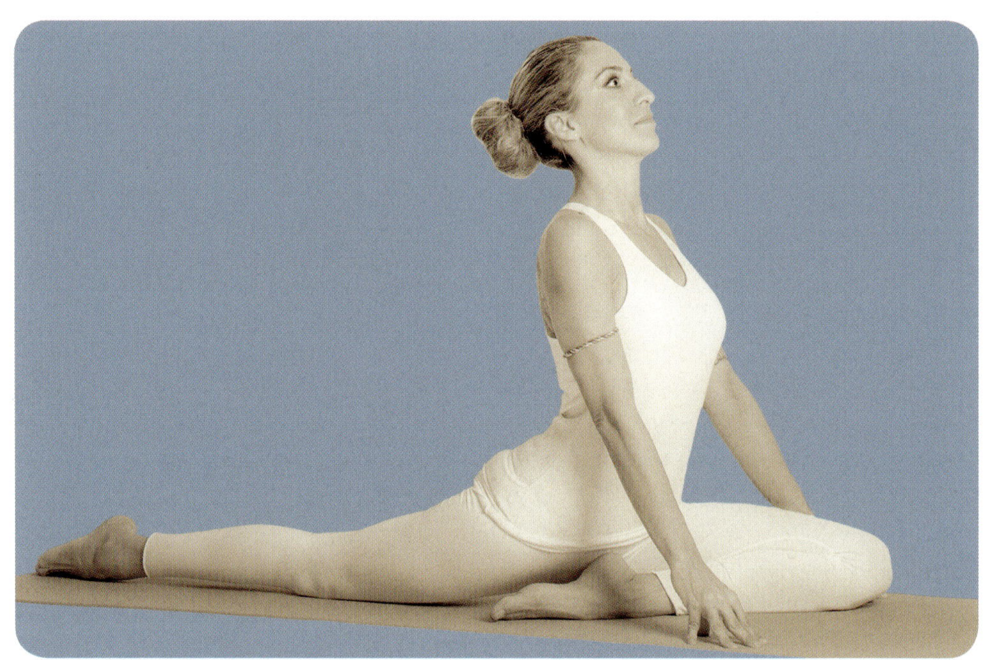

50) Rajakapotasana
(Die Königstaube)

Technik: Komme auf Hände und Knie, dann schiebe das linke Knie nach vorne und setze es zwischen deine Hände. Bringe nun, durch eine Drehung in der Hüfte, den linken Fuß nach rechts, über die rechte Hand hinaus. Achte darauf, dass es nicht zu Verdrehungen im Kniegelenk kommt. Schiebe dann das rechte Bein nach hinten, die Zehen zeigen von dir weg. Halte das Becken parallel zum Boden. Du kannst ein Kissen unter die linke Gesäßhälfte legen, um sie zu unterstützen. Lege dann deine Hände auf beide Seiten des linken Beins, spanne das Gesäß an, der Bauch ist eingezogen. Drücke die Finger in den Boden und hebe den Rücken, insbesondere das Herzzentrum, an. Dehne die gesamte Wirbelsäule (einschließlich des Nackens) in einer gleichmäßigen Rückwärtsbeuge nach oben. Wenn du beide Beine in den Boden drückst, unterstützt dies deine Öffnung. Hebe den Kopf leicht nach hinten, ohne den Nacken zu verschließen, und schaue nach oben.

Halte die Position und atme normal, erlebe, affirmiere und steigere ihre Qualität.

Um die Haltung wieder zu verlassen, bringe das Knie langsam zurück und entspanne dich dann in *Balasana*. Nimm die Wirkung von *Rajakapotasana* tief in dir auf und ziehe dich in dein Höheres Selbst in deinem Zentrum zurück.

Übe dann die Haltung auf der anderen Seite.

Drei Pluspunkte für deinen Körper: öffnet die Hüften; energetisiert die Wirbelsäule; öffnet die Brust

Kontraindikationen: einige Wirbelsäulenverletzungen; sei besonders vorsichtig bei Hüft- und Knieverletzungen

Wie du zu deiner Affirmation kommst

Phase 1: Körper, Geist und Seele

Durch den korrekten Schub spüre, wie die Asana exakt den Moment aufnimmt, in dem du zu einem Flug abhebst und jede Last der Vergangenheit und alle unnützen Sorgen um die Zukunft loslässt. Wenn du die Haltung wieder verlässt und die Arme an den Seiten deines Körpers wieder nach unten führst, kannst du spüren, wie sich an deinen Schultern etwas öffnet, was sich anfühlt wie ein Pfauenschweif, ein enormes Ausdehnungsgefühl, das deine Arme durchströmt, deine Schultern und deine Brust – eine Ausdehnung, die du vor allem spüren kannst, wenn du ganz im Jetzt bist, frei von allen Sorgen. Affirmiere:

„Ich erhebe mich über Vergangenheit
und Zukunft in das ewige Jetzt."

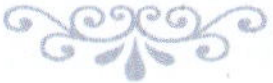

Phase 2: Mit Prana arbeiten

Bringe in dieser Haltung deine Energie durch den Körper nach oben zum Dritten Auge. Benutze die angehobene Brust, die nach oben gerichteten Augen und die ganze Haltung, um dein Bewusstsein über diese Welt hinaus in eine Sphäre der Ewigen Gegenwart, in die Zeit des Überbewusstseins, zu tragen. Affirmiere: *„Ich erhebe mich über Vergangenheit und Zukunft in das ewige Jetzt."*

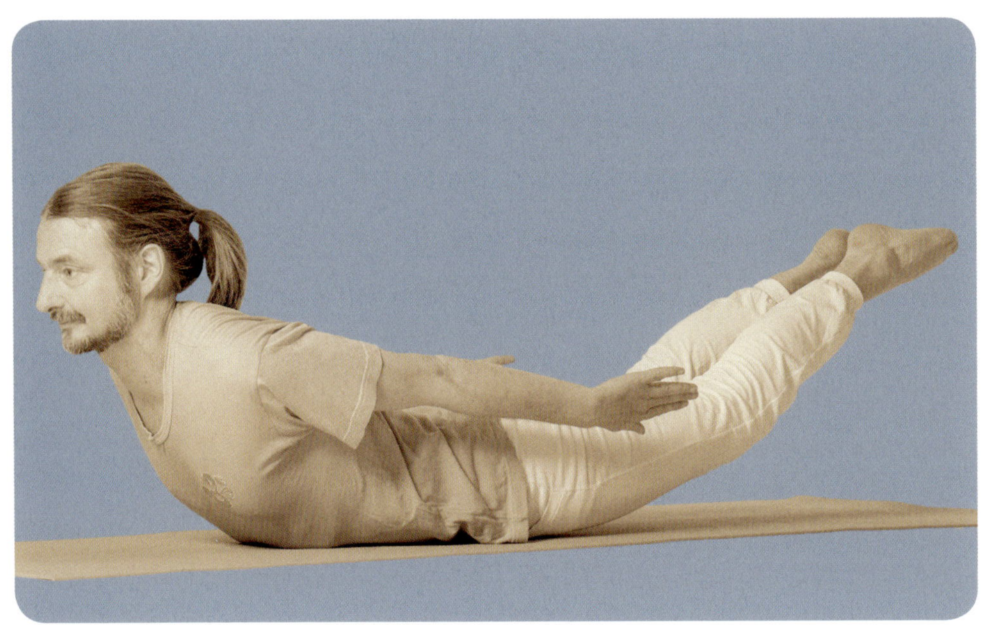

51) Salabhasana
(Die Heuschrecke)

Technik: Lege dich in die Bauchlage, die Arme an den Seiten, die Handflächen zum Körper und mit der Stirn auf dem Boden. Drücke das Schambein fest in den Boden und spanne das Gesäß an. Atme ein, mache den Körper lang und hebe die Beine, die Arme und den Oberkörper vom Boden in eine Rückwärtsbeuge. Halte die Rückseite des Nackens in einer Linie mit dem Rest der Wirbelsäule. Strecke dich durch den Scheitel des Kopfes nach vorne und verlängere dich mit Hilfe der Hände und Füße nach hinten. Drücke das Schambein weiterhin aktiv in den Boden.

Halte die Position und atme normal, erlebe, affirmiere und steigere ihre Qualität.

Um die Asana wieder zu verlassen, atme ein, und komme, während du langsam ausatmest, nach unten und kehre zurück in *Balasana*. Nimm die Wirkung von *Salabhasana* ganz in dir auf und ziehe dich in dein Höheres Selbst in deinem Zentrum zurück.

Drei Pluspunkte für deinen Körper: energetisiert und stärkt den Rücken, die Schultern und das Gesäß; tonisiert das Zwerchfell und das Herz; fördert die Gesundheit der Nerven in den Beinen

Kontraindikationen: Schwangerschaft; einige Wirbelsäulenverletzungen

Wie du zu deiner Affirmation kommst

Phase 1: Körper, Geist und Seele

Schließe die Augen und vergiss, dass du auf deinen Bauch aufgestützt bist. Spüre vielmehr, wie dein Körper sich öffnet – wie Flügel, die sich entfalten. Es wird immer deine geistige Haltung sein, die dir das Gefühl von Leichtigkeit und Freiheit gibt – auch unter widrigen Umständen. Fördere in dir die Wahrnehmung des Erhebens, spüre, wie in dir eine Kraft ist, die dich emporträgt, sowohl körperlich als auch innerlich. Affirmiere:

„Ich erhebe mich
auf Schwingen der Freude!“

Phase 2: Mit Prana arbeiten

Strahle die Energie der Haltung nach außen aus. Dein Körper berührt kaum den Boden, du bist in der Luft. Erhebe dich! Fliege mit dem Fluss des Prana. Bringe damit deine Seele zum Ausdruck, deren Wesen es ist, freudig zu fliegen. Versuche, den Körper als einen Energiekörper zu spüren, der leicht nach oben steigen kann. Affirmiere: *„Ich erhebe mich auf Schwingen der Freude!“*

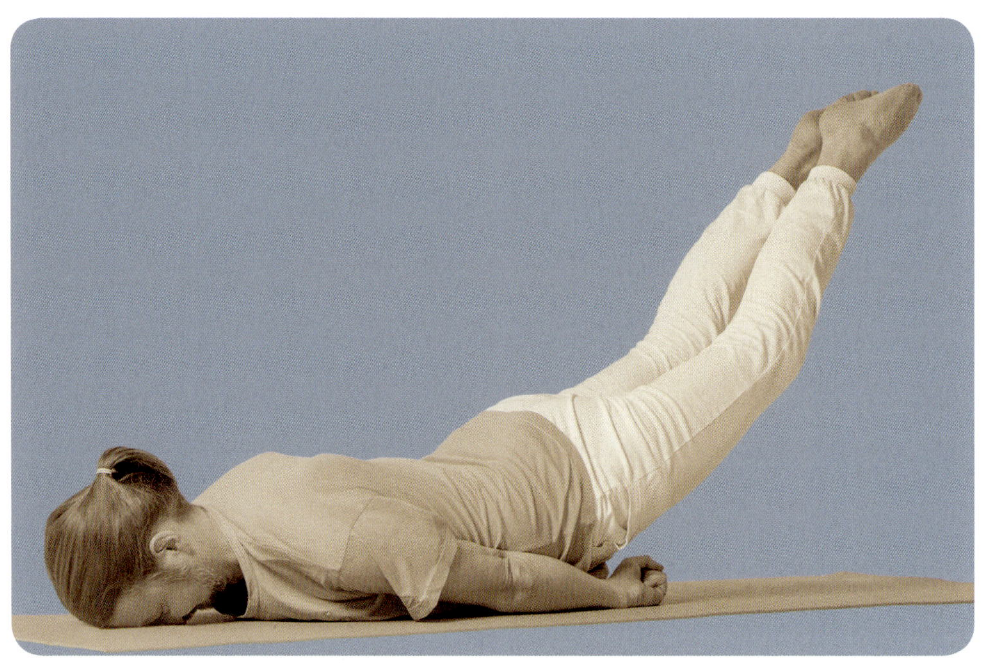

52) Salabhasana 2
(Klassische Heuschrecke)

Dies ist die klassische *Salabhasana*, und es ist auch die von Swami Kriyananda gelehrte Version, die er „eine der anstrengendsten Positionen des Hatha-Yoga“ nennt. Er fügte hinzu: „Ihre tiefsten Ziele sind, wie in den meisten Yogastellungen, spirituell: Das Anheben der Energie aus den unteren Extremitäten des Körpers als Vorbereitung auf Konzentration und Meditation“.

Zusätzliche Kontraindikationen: Menstruation; Herz-Kreislauf-Probleme

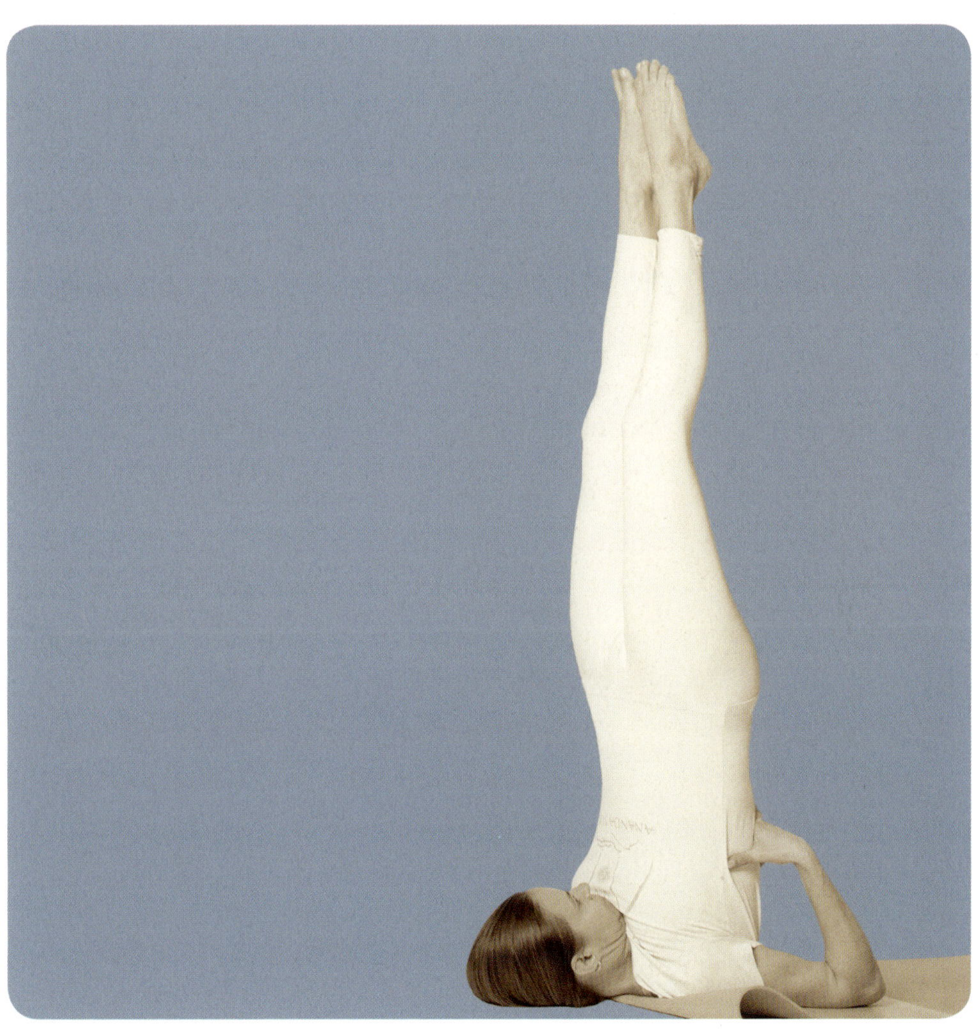

53) Sarvangasana
(Die Kerze)

Technik: Falte eine Decke (oder zwei) und lege dich auf den Rücken, wobei die Schultern 5 cm unter der gefalteten Deckenkante liegen; sowohl die Schultern selbst als auch die Ellenbogen liegen auf der Decke. Atme ein und hebe die Beine senkrecht nach oben, wobei deine Arme an den Seiten deines Körpers bleiben und die Handflächen nach unten zeigen. Beim nächsten Einatmen drücke die Hände und die Rückseiten der Arme in den Boden, hebe das Gesäß vom Boden ab und mache die Wirbelsäule gerade. Lege die Hände so nah wie möglich an die Schulterblätter. Atme tief ein und strecke die Beine bis zur Senkrechten hoch. Drücke weiterhin die Rückseiten der Arme und Schultern in den Boden, während du gleichzeitig die Beine nach oben streckst. Lasse die Ellenbogen schulterbreit beieinander.

Halte die Position und atme normal, erlebe, affirmiere und steigere ihre Qualität.

Um die Asana wieder zu verlassen, atme tief ein und beuge die Knie wieder. Bringe sie langsam wieder nach unten. Komme dann langsam und kontrolliert mit dem ganzen Körper wieder auf den Boden, kehre zurück in *Savasana*. Nimm die Wirkung von *Sarvangasana* tief in dir auf und ziehe dich in dein Höheres Selbst in deinem Zentrum zurück.

Drei Pluspunkte für deinen Körper: normalisiert die Schilddrüse und die Nebenschilddrüse; leitet venöses Blut aus den Beinen ab; dehnt und entspannt den Hals.

Kontraindikationen: Herz-Kreislauf-Probleme; Menstruation; Schwangerschaft nach dem ersten Trimester; Wirbelsäulenverletzungen oder Instabilität im Hals-Nacken-Bereich

Wie du zu deiner Affirmation kommst

Phase 1: Körper, Geist und Seele

Endlich kann dein Körper vollständig von der Schwerkraft und ihren positiven Auswirkungen profitieren. Konzentriere dich auf die positiven Aspekte, die dieser besondere Helfer – die Schwerkraft – dir schenkt: auf die Beine, auf den Beckenboden und auf deine Bauchmuskeln. Du kannst das Wechselspiel zwischen Wärme und Frische sogar bis in deine Füße spüren. Stelle dir vor, du wirst zu einem Springbrunnen der Leichtigkeit. Die Ruhe, die diese Haltung in dir erzeugt, vor allem durch die besondere Stimulierung des parasympathischen Nervensystems, möchte dich zu einer Ruhe führen, die sogar noch tiefer ist: zu einem Zustand der Bewusstheit, der nicht mehr, nicht einmal teilweise, mental ist. Diese Asana will dich den Zustand des Friedens erleben lassen, eines Friedens, der ein Ausdruck deines Geistes ist, nicht deines Verstandes, ein heiliger Teil, göttlich in dir selbst.Affirmiere:

„Gottes Frieden durchströmt nun
mein ganzes Sein."

Phase 2: Mit Prana arbeiten

Unser astrales Nervensystem ist wie ein umgekehrter Baum – seine Wurzeln liegen oben im *Sahasrara*-Chakra. Ziehe darum in dieser Haltung dein Leben und deine Vitalität zurück in ihre Wurzeln, weg von den Zweigen, bis zu deinem heiligen Ursprung. Diese Rückkehr schenkt die größte Freude, den größtmöglichen Frieden. Stimuliere bewusst das *Vishuddha*-Chakra. Wenn dieses Zentrum harmonisch aktiviert wird, strahlt es tiefe Ruhe durch den ganzen Körper aus. Affirmiere: *„Gottes Frieden durchströmt nun mein ganzes Sein."*

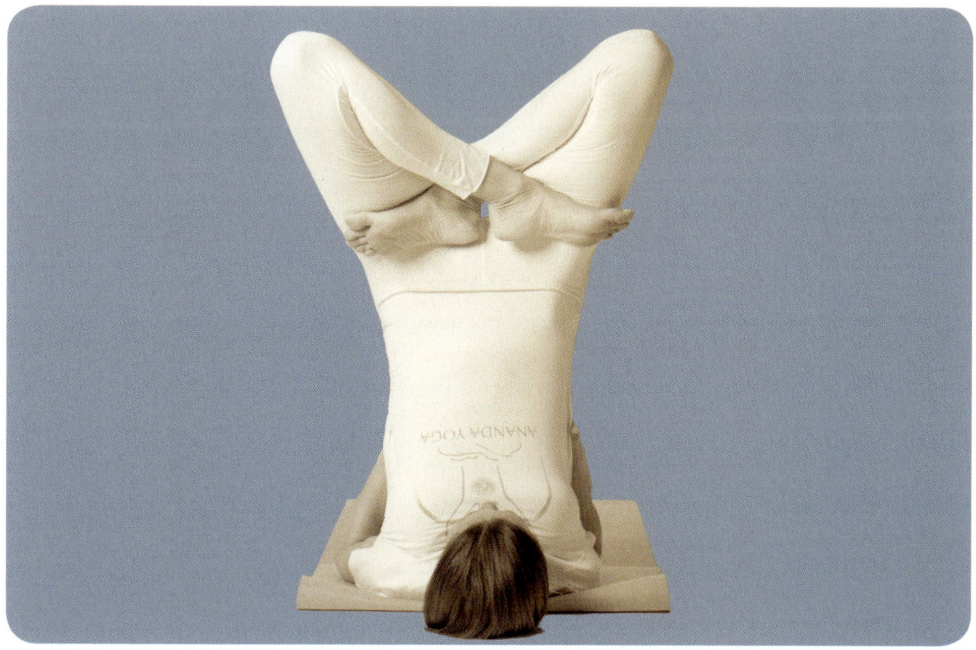

54) Padma Sarvangasana
(Die Lotuskerze)

Die Lotushaltung erhöht die Wirksamkeit dieser Asana. Die Energien deines Körpers fließen verstärkt in Richtung Gehirn.

Zusätzliche Kontraindikationen: Knieverletzungen

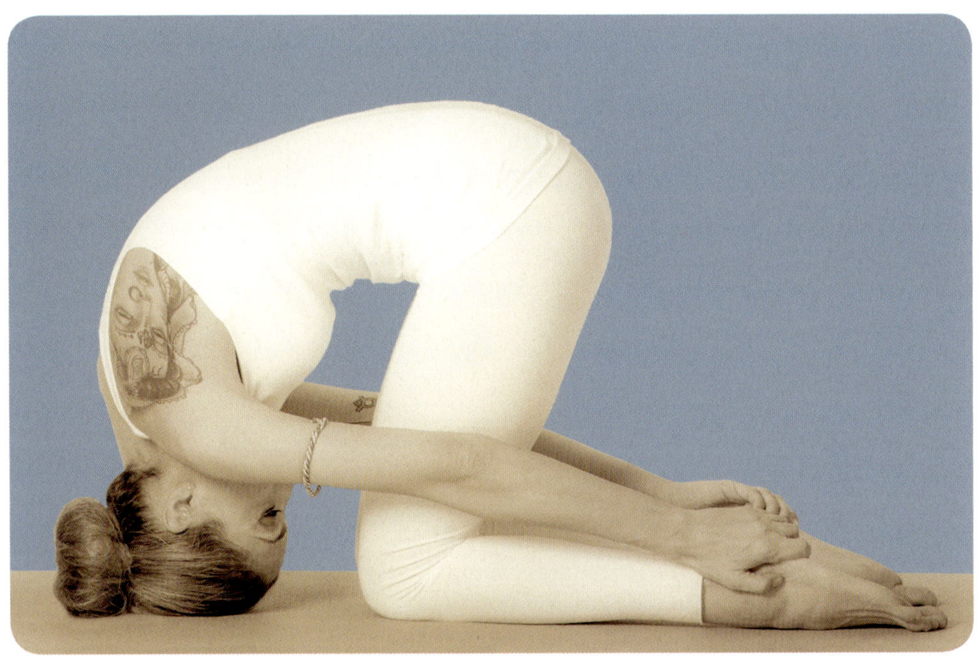

55) Sasamgasana
(Das Kaninchen)

Technik: Komme aus *Balasana* nach hinten und greife deine Fersen, wobei du die Finger nach innen zur jeweils anderen Hand einrollst. Bringe nun deine Stirn so nah wie möglich an die Knie, aber ohne Anstrengung. Atme ein und hebe das Gesäß hoch, während du die Arme gerade streckst. Lege den obersten Punkt des Kopfes leicht auf den Boden (nur ein kleiner Teil des Gewichts liegt auf dem Kopf – fast das gesamte Gewicht bleibt in den Beinen). Strecke deine Sitzbeinhöcker nach oben, während du die Arme, die Schultern und den oberen Rücken entspannst, damit sie gestreckt und geöffnet bleiben können.

Halte die Position und atme normal, erlebe, affirmiere und steigere ihre Qualität.

Um die Asana wieder zu verlassen, atme tief ein und kehre mit dem Ausatmen nach *Balasana* zurück. Nimm die Wirkung von *Sasamgasana* tief in dir auf und ziehe dich in dein Höheres Selbst in deinem Zentrum zurück.

Drei Pluspunkte für deinen Körper: löst Spannungen in den Schultern, Armen und im oberen Rücken; kann helfen, Kopfschmerzen zu lindern; öffnet und energetisiert die Wirbelsäule

Kontraindikationen: Schwangerschaft nach dem ersten Trimester; einige Wirbelsäulenverletzungen

Wie du zu deiner Affirmation kommst

Phase 1: Körper, Geist und Seele

Lausche auf die besondere Geometrie, die du mit deinem Körper in dieser Position erschaffst, und tauche ein in diese Wahrnehmung. Spüre den Atem, der deinen Rücken bewegt. Der Weg, um zum Meister deiner Existenz zu werden, führt von der Beobachtung über das Wissen bis hin zum tiefen Bewusstsein. Dieser Weg beginnt mit der Beobachtung deines Körpers und deines Atems. Affirmiere:

„Ich bin Meister meiner Energie,
Meister meines Selbst."

Phase 2: Mit Prana arbeiten

Spüre die Kraft in dieser Position wie eine kompakte Kugel kontrollierter Energie. Energiekontrolle ist reines Yoga. Spüre, dass es deine Seele ist, die deine Energie, deine Gedanken, dein Leben kontrolliert. Affirmiere: *„Ich bin Meister meiner Energie, ich bin Meister meines Selbst."*

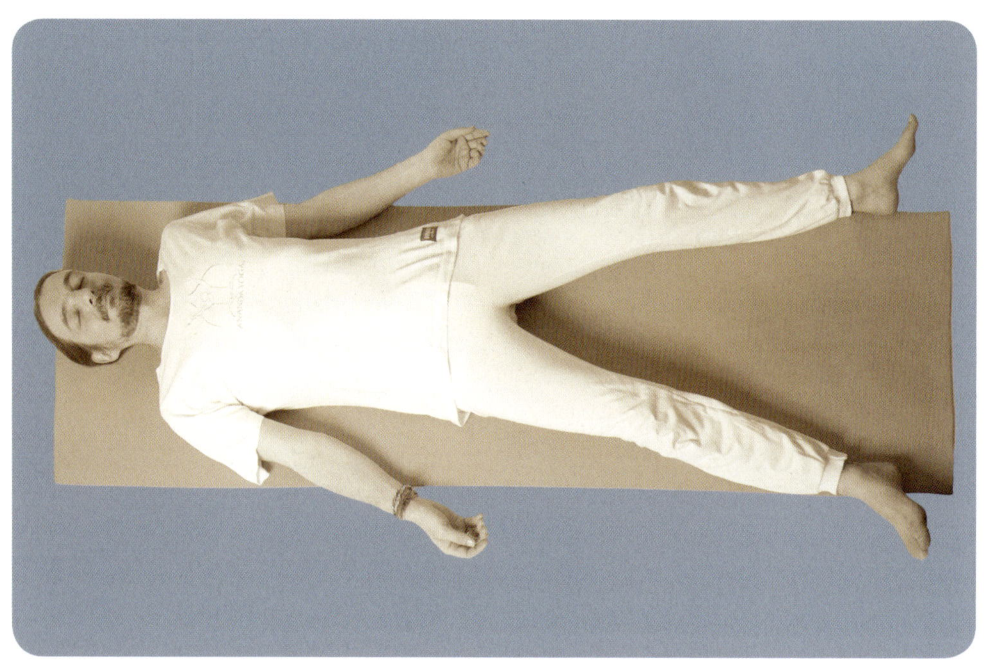

56) Savasana
(Die Leichenstellung)

Technik: Lege dich flach auf den Rücken, wobei die Füße weiter als eine Hüftbreite auseinanderliegen und die Fußspitzen nach außen fallen. Die Arme sind leicht vom Körper entfernt, die Achseln sind offen und die Handflächen zeigen nach oben. Löse die Lendenwirbelsäule und entspanne sie, wenn nötig. Schiebe die Schultern nach unten, weg von den Ohren, indem du die Schulterblätter nach hinten ziehst und sie weit auseinanderhältst. Halte die Rückseite deines Nackens gestreckt (eventuell das Kinn mehr in Richtung Brust bringen). Lasse den ganzen Körper sich dreimal anspannen und entspannen: niedrig, mittel, hoch – mittel, niedrig, vollständig. Komme dann in eine bewusste Tiefenentspannung.

Drei Pluspunkte für deinen Körper: entspannt Verspannungen; verjüngt die Körperzellen; aktiviert das parasympathische Nervensystem; verlangsamt den Stoffwechsel; reduziert Bluthochdruck

Kontraindikationen: keine; nach dem ersten Trimester sollte eine schwangere Frau *Savasana* üben, indem sie auf ihrer linken Seite liegt

Wie du zu deiner Affirmation kommst

Phase 1: Körper, Geist und Seele

Gehe mit deinem Geist durch jeden Teil deines Körpers, von links nach rechts, von unten nach oben, und wiederhole, wenn du es willst, an jedem Teil deines Körpers das Wort „entspanne dich" oder „ruhe dich aus". Am Ende dieser physischen Reise wird dein Geist wahrscheinlich bereit sein, loszulassen, aber ohne ins Unterbewusstsein zu fallen. Erkenne schließlich den Zustand deiner Existenz jenseits des physischen Körpers, jenseits des Denkens. Erlaube dir einfach, den Zustand der Existenz selbst zu genießen. Wenn du willst, affirmiere nun:

„Knochen, Muskeln, Bewegungen – ich lasse alles los. Sorgen, emotionale Hochs und Tiefs, rastlose Gedanken – all das lege ich in die Hände des Friedens."

Phase 2: Mit Prana arbeiten

Probiere dazu die folgende Prana-Technik von Yogananda:

Konzentriere dich auf beide Füße und stelle dir eine warme elektrische Kraft vor, die über die gesamten Fußsohlen rieselt. Tue dasselbe dann mit deinen Waden, deinen Oberschenkeln, deinen Hüften, deinem Bauch, deinem Nabel, deinem Herzen, deinem linken und deinem rechten Lungenflügel, jedem deiner Finger, deinen Handflächen, deinen Unterarmen, deinen Oberarmen, deinem Hals, deinem Hinterkopf und deinem Oberkopf, der Mitte deines Kopfes, deinen Augen, deinen Ohren, deinen Nasenlöchern und deinem Mund, deiner Leber, deinen Nieren, deinem Darm und überall dort, wo Krankheiten oder Schwächen auftreten. Konzentriere deinen Geist auf den schwachen oder kranken Teil und versuche zu spüren, wie eine warme elektrische Kraft aus dem inneren Klang des *Om*, den du still chanten kannst, zu dir herabsteigt, fünfzehnmal an jedem Körperteil.

Alternativ kannst du die Lebenskraft aus jedem Körperteil einzeln zurückziehen, einem nach dem anderen. Dann ruhe in deinem Zentrum, in deinem Inneren, in tiefem inneren Frieden. Affirmiere: *„Knochen, Muskeln, Bewegungen – ich lasse alles los. Sorgen, emotionale Hochs und Tiefs, rastlose Gedanken – all das lege ich in die Hände des Friedens."*

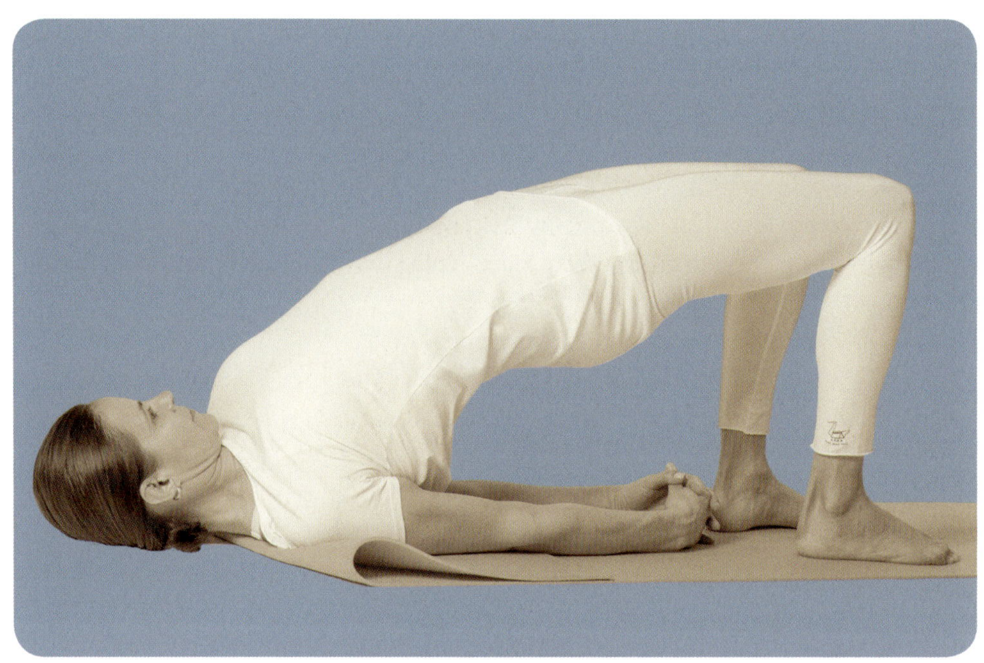

57) Setu Bandhasana
(Die Brücke)

Technik: Falte eine Decke und lege dich auf den Rücken, auf die Decke, mit den Schultern 5 cm unter der Faltkante. Die Arme liegen neben dem Körper. Beuge die Knie und ziehe die Füße zum Gesäß hin, ca. 15-30 cm vom Gesäß entfernt (die genaue Position hängt davon ab, was du tun musst, damit die Unterschenkel beim Eintritt in die Position aufrecht sein können). Halte während der gesamten Position die Füße parallel und die Knie hüftbreit auseinander. Spanne das Gesäß fest an, ziehe den Bauch ein. Atme dann ein, drücke die Füße und Schultern in den Boden und hebe die Wirbelsäule langsam vom Boden ab, einen Wirbel nach dem anderen. Komme so weit nach oben, wie es gut für dich geht. Bringe deine Handflächen hinter dem Rücken zusammen und verschränke die Finger. Oder greife deine Knöchel, wenn die Schienbeine dabei senkrecht bleiben.

Halte die Position und atme normal, erlebe, affirmiere und steigere ihre Qualität.

Um die Position wieder zu verlassen, atme tief ein und komme dann, mit dem Ausatmen, langsam, Wirbel für Wirbel, wieder bis hinunter auf den Boden. Ziehe die Knie für einen Moment zur Brust, dann ruhe dich in *Savasana* aus.

Nimm die Wirkung von *Setu Bandhasana* tief in dir auf und ziehe dich in dein Höheres Selbst in deinem Zentrum zurück.

Drei Pluspunkte für deinen Körper: stärkt den unteren Rücken und die Beine; öffnet die Schultern, die Brust und das Herz; dehnt den vierköpfigen Oberschenkelmuskel (Quadrizeps), den Hüftbeuger und die gesamte Vorderseite des Körpers

Kontraindikationen: Menstruation; Schwangerschaft nach dem ersten Trimester; einige Wirbelsäulenverletzungen; bei Herz-Kreislauf-Problemen: Anstrengung vermeiden

Wie du zu deiner Affirmation kommst

Phase 1: Körper, Geist und Seele

Spüre die Kraft und Festigkeit, die von deinen Beinen und deinem Unterkörper verlangt wird, wenn sich dein Brustkorb öffnet, während du andererseits für deine Schultern Leichtigkeit brauchst. Diese Asana möchte in dir eine Brücke schaffen, die eine Kommunikation zwischen dem praktischen, materiellen, äußeren Teil von dir und deinem Selbst ermöglicht, das auf ganz natürliche Weise mit dem Universum verbunden ist. Wenn dein materieller, mentaler Teil sich von deiner Seele inspirieren lässt, wird es dir vorkommen, als ob das Leben in die bestmögliche Richtung fließt und dir nur Gutes geschehen kann. Affirmiere still:

„Jeder meiner Gedanken ist eine Brücke zur göttlichen Gnade."

Phase 2: Mit Prana arbeiten

Drücke deine Füße nach unten und aktiviere so das *Muladhara-Chakra*. Indem du die Schwerkraft nutzt, um *Muladhara* zu unterstützen, lenke seine Energie dann durch die Wirbelsäule zum Dritten Auge, dem positiven Pol des *Agya-Chakras* und Sitz des höheren Bewusstseins. Dies wird dann zu einem Fluss der Gnade, des Erwachens, der Ausdehnung der Freude. Fühle auf diese Weise, dass du aktiv mit der Gnade zusammenarbeitest. Affirmiere: *„Jeder meiner Gedanken ist eine Brücke zur göttlichen Gnade."*

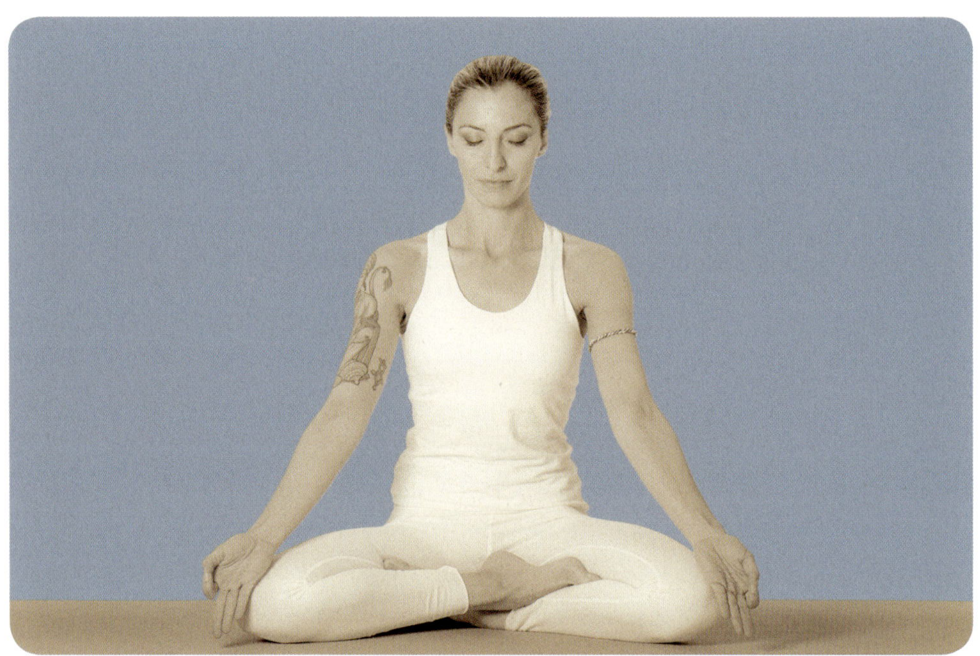

58) Siddhasana
(Die perfekte Stellung)

Technik: Aus *Dandasana* kommend spreize leicht die Beine. Winkele das linke Knie an und schiebe die linke Ferse in die Leiste, dann lasse das linke Knie durch eine Drehung in der Hüfte zu Boden sinken. Die Ferse sollte in den Bereich unterhalb der Geschlechtsorgane drücken. Beuge nun das rechte Knie und lege den rechten Fuß auf den linken Fuß, dann lass das rechte Knie zu Boden sinken und lass es vom Hüftgelenk aus rotieren. Platziere den rechten Knöchel neben dem linken Knöchel. Stecke den rechten Fuß zwischen die linke Wade und den Oberschenkel. Greife nun zwischen der rechten Wade und dem Oberschenkel nach unten und ziehe den linken Fuß zwischen ihnen nach oben. (Nur, wenn dies möglich ist. Bei Männern liegen die Geschlechtsorgane zwischen den Fersen). Bring nun die Hände ins Gyana Mudra (lege Daumen und Zeigefinger jeder Hand aneinander und lasse die anderen drei Finger ausgestreckt). Lege die Hände dann mit den Handflächen nach oben auf die Knie.

Halte die Position und atme normal, erlebe, affirmiere und steigere ihre Qualität.

Um die Asana wieder zu verlassen, löse die Beine und nimm eine beliebige Sitzhaltung ein. Absorbiere die Wirkung von *Siddhasana* und ziehe dich in dein Höheres Selbst in deinem Zentrum zurück.

Wenn du *Siddhasana* während einer Yogasequenz (und nicht während der Meditation) übst, dann praktiziere es auf beiden Seiten.

Drei Pluspunkte für deinen Körper: erhöht die Beweglichkeit der Hüften; beruhigt den Körper; fördert das Bewusstsein für deine Wirbelsäule

Kontraindikationen: keine, wenn du den Anweisungen folgst

Wie du zu deiner Affirmation kommst

Phase 1: Körper, Geist und Seele

In dieser Asana kannst du tiefe Wahrnehmung und Unbeweglichkeit trainieren. Komme in dir in eine Dimension großer Klarheit und vollkommener körperlicher und geistiger Unbeweglichkeit. Du wirst in dir eine innere Welt voll Entschlossenheit und Sicherheit entdecken. Affirmiere:

„Ich entfache das Feuer innerer Freude."

Phase 2: Mit Prana arbeiten

Benutze den Druck der Ferse, die den Schambereich berührt, um die Energie nach oben zu schieben. Benutze zusätzlich die Handhaltung, um die Energie „nach innen und oben" zu ziehen. Entfache in deinem Inneren, in deiner Wirbelsäule, ein Feuer. Steigere es mit deiner Absicht, deiner Konzentration und deiner Hingabe. Lass dieses Feuer zum *Agya-Chakra* aufsteigen. Das Aufsteigen der inneren Energie bringt dir Freude und schließlich Glückseligkeit. Affirmiere: *„Ich entfache das Feuer innerer Freude."*

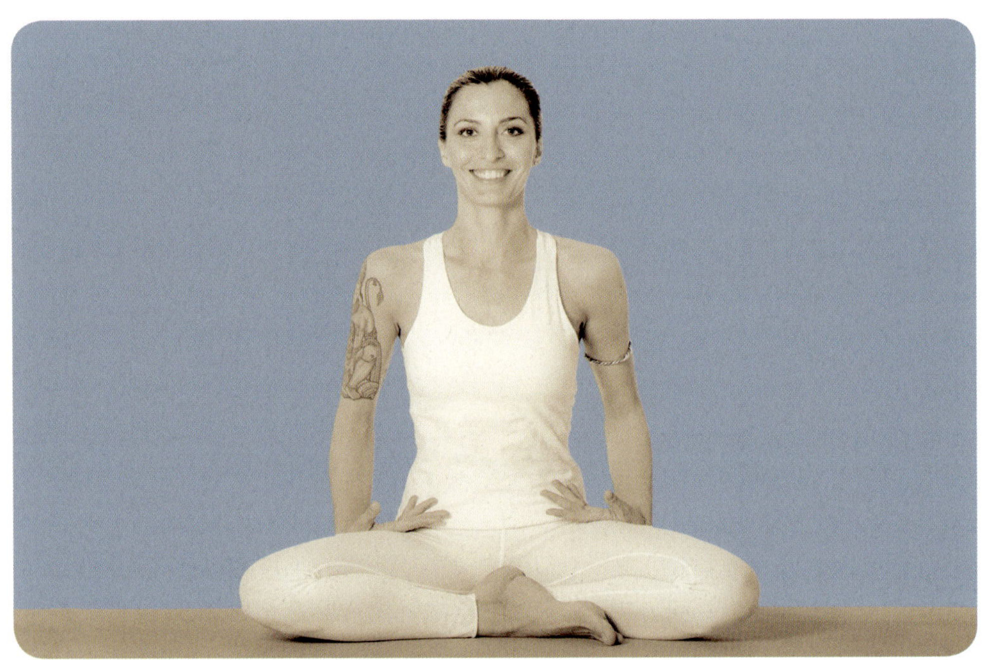

59) Sukhasana
(Die einfache Haltung)

Sukhasana bezieht sich auf jede einer ganzen Reihe von bequemen Sitzpositionen. Wenn man beispielsweise bei einer Variation von *Siddhasana* den oberen Fuß auf den Boden legt, wird es zu *Sukhasana.*

Allgemeiner Hinweis: Ananda-Yoga arbeitet nicht mit Anstrengung. Swami Kriyananda ermutigt den Yogi, „sich in den Haltungen zu entspannen und sich nicht hineinzuzwingen. Das gilt besonders für die Dehnhaltungen."

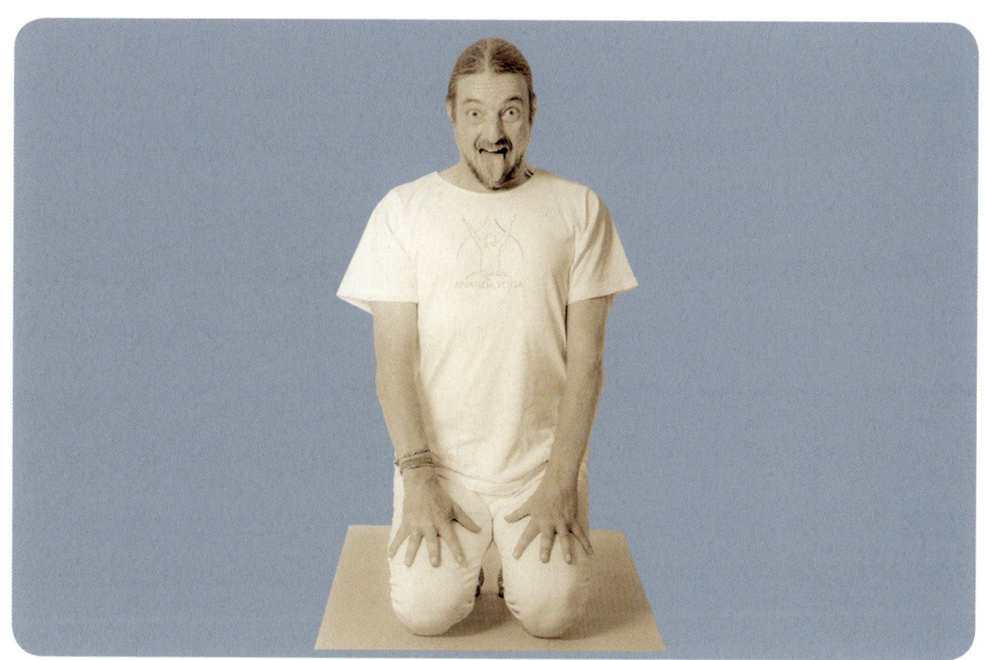

60) Simhasana
(Der Löwe)

Technik: Setze dich in *Vajrasana* (den Fersensitz), aber auf deine Zehen, und lege die Handflächen auf die Knie. Hebe mit dem Einatmen die Brust an und spanne den ganzen Körper leicht an, wie ein Löwe, der im Begriff ist loszuspringen. Spreize die Finger weit, reiße die Augen weit auf und schaue gleichzeitig nach unten, öffne den Mund weit, strecke die Zunge so weit wie möglich nach außen und unten. Atme kraftvoll ein und aus.

Halte die Position, erlebe, affirmiere und steigere ihre Qualität.

Um die Asana wieder zu verlassen, entspanne deinen Körper in *Vajrasana*. Nimm die Wirkung von *Simhasana* ganz in dir auf und ziehe dich in dein Höheres Selbst in deinem Zentrum zurück.

Drei Pluspunkte für deinen Körper: stimuliert die Schilddrüse und die Nebenschilddrüse; entspannt den Hals; belebt den ganzen Körper

Kontraindikationen: keine (wenn es für die Zehen, Knöchel und Knie bequem ist)

Wie du zu deiner Affirmation kommst

Phase 1: Körper, Geist und Seele

Konzentriere dich auf die Richtung deines Blicks und auf deine Atmung, entspanne deine Kiefer- und Wangenmuskulatur. Denke daran, all deine Angst, Wut oder Traurigkeit, die deine Worte und deine Gedanken beschmutzen, aus dir herausfließen zu lassen, aus deinem Mund. Fühle dich frei aus diesem Teil von dir heraus und affirmiere:

„Ich reinige meine Gedanken, meine Worte und all meine Handlungen."

Phase 2: Mit Prana arbeiten

Versuche, sehr viel Energie in das Hals-Chakra zu schicken. Dein Blick nach unten und die ausgestreckte Zunge unterstützen dich bei diesem Unterfangen. Die Bezeichnung „*Vishuddha Chakra*" bedeutet „besonders reines Rad". Spüre, wie sich diese Reinheit im ganzen Körper ausbreitet. Affirmiere: „*Ich reinige meine Gedanken, meine Worte und all meine Handlungen.*"

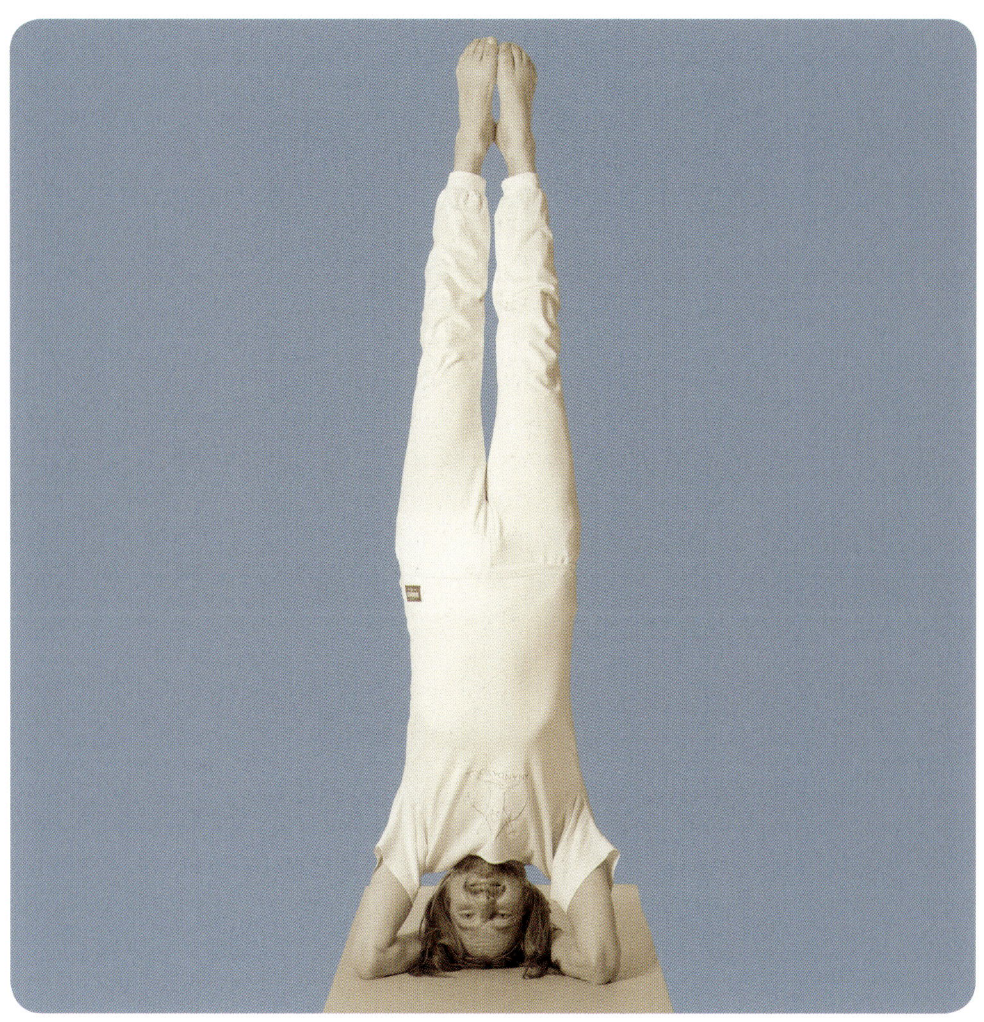

61) Sirshasana
(Der Kopfstand)

Technik: Von *Vajrasana* aus bringe deine Unterarme auf den Boden vor dir. Die Ellenbogen sind schulterbreit auseinander und die Finger sind verschränkt. Lege nun den obersten Punkt des Kopfes auf den Boden, wobei du die Rückseite des Kopfes von den verschränkten Handflächen halten lässt.

Phase 1: Wandere mit den Füßen zum Kopf, bis der Rumpf senkrecht nach oben zeigt und die Oberschenkel in der Nähe des Bauches sind. Übertrage das Gewicht auf die Unterarme und Ellenbogen, lasse nur einen ganz geringen Teil deines Gewichts auf dem Kopf sein. Die Knie können gebeugt sein, aber die Wirbelsäule wird gerade gehalten.

Phase 2: Mit sehr geringem Gewicht auf dem Kopf hebe die Füße langsam an, indem du die Knie beugst, bis die Waden den Rücken der Oberschenkel berühren. Mache nun die Wirbelsäule lang und gerade.

Phase 3: Halte die Knie gebeugt und hebe sie nach oben, zur Decke.

Phase 4: Strecke die Beine nach oben, in die vollendete Haltung. Drücke die Arme weiterhin nach unten und strecke dich durch die Beine nach oben, auch wenn du in der Haltung ein Gefühl der Entspannung kultivierst. Halte die Position und atme normal, erlebe, affirmiere und steigere ihre Qualität. Um die Asana wieder zu verlassen, atme tief ein, und bringe beim Ausatmen die Knie langsam zur Brust und dann die Füße zum Boden. Liege in *Savasana*. Nimm die Wirkung von *Sirshasana* ganz in dir auf und ziehe dich in dein Höheres Selbst in deinem Zentrum zurück.

Drei Pluspunkte für deinen Körper: bringt Energie stark ins Gehirn; stärkt Arme, Schultern und den oberen Rücken; stimuliert alle Drüsen

Kontraindikationen: schwache Arme; Herz-Kreislauf-Probleme; Menstruation; Schwangerschaft nach dem ersten Trimester

Wie du zu deiner Affirmation kommst

Phase 1: Körper, Geist und Seele

Halte die Augen offen und übe, wie ein Kind zu sein, das die Welt verkehrt herum betrachtet. Versuche, jeder Transformation, die du aus diesem neuen Blickwinkel betrachtest, mit Staunen zu begegnen. Auch du selbst weißt nicht, wer du wirklich bist. Jenseits von Körper und Geist, an die du gewohnt bist, denke, dass du etwas Größeres bist und affirmiere:

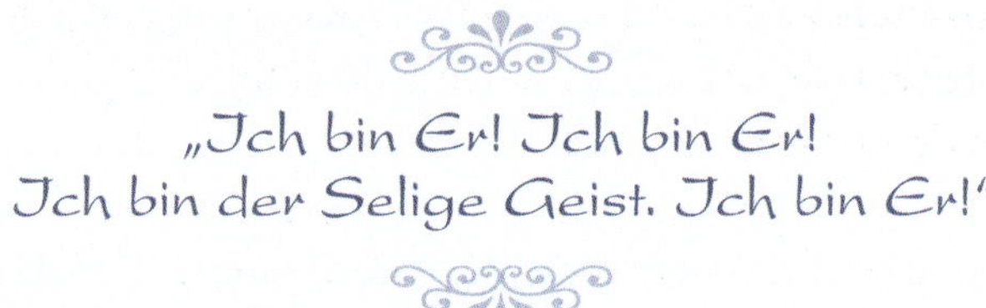

Phase 2: Mit Prana arbeiten

Sobald dein Körper senkrecht ist, konzentriere dich darauf, dass die Energie in deiner Wirbelsäule wie ein Wasserfall nach unten fließt, und fokussiere sie auf dem Punkt zwischen den Augenbrauen, dem *Agya-Chakra*. Stimuliere seine Qualität des spirituellen Bewusstseins und lasse zu, dass sich dein Bewusstsein in ein erleuchtetes Verständnis von dir selbst verwandelt. Affirmiere mental: *„Ich bin Er! Ich bin Er! Ich bin der Selige Geist. Ich bin Er!"*

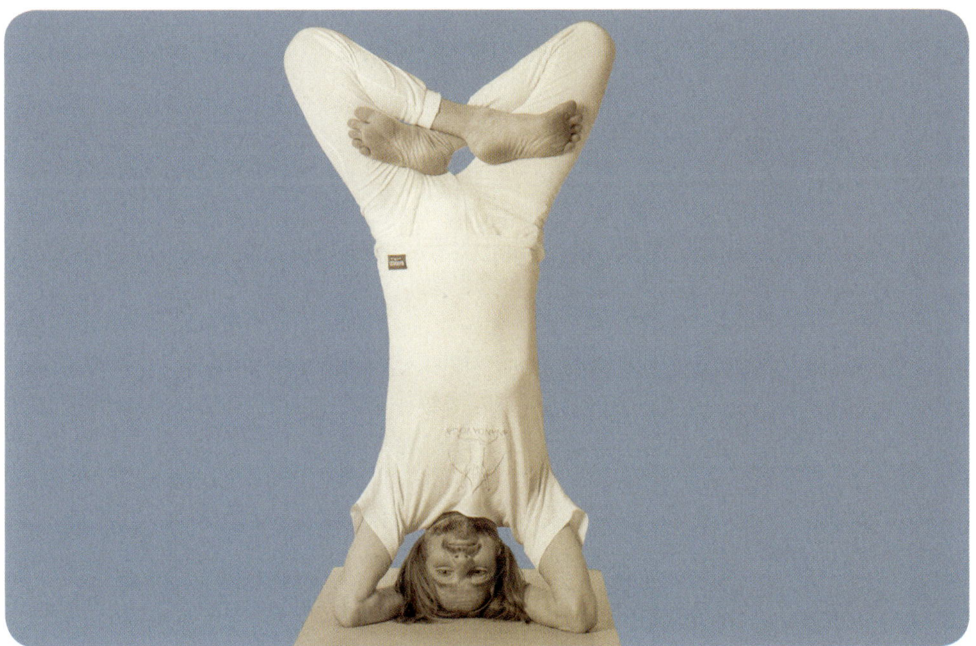

62) Padma Sirshasana
(Der Lotus-Kopfstand)

Ein Foto zeigt Yogananda, wie er diese Haltung seinen Schülern beibringt. Swami Kriyananda lehrte sie auch und erklärte, dass „man die Lotus-Haltung einnimmt, nachdem man in den Kopfstand gelangt ist".

Zusätzliche Kontraindikationen: Knieverletzungen

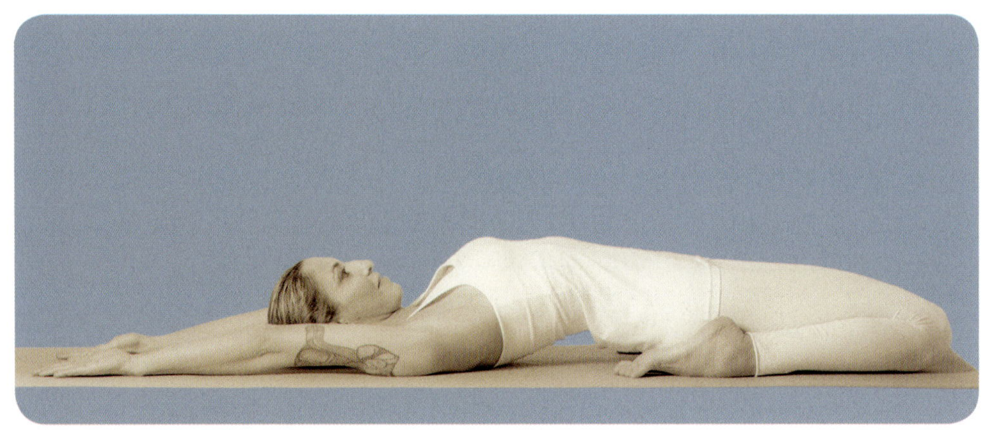

63) Supta Vajrasana
(Der liegende Fels)

Technik: Aus *Vajrasana* kommend, lehne dich nach hinten und lege die Handflächen auf den Boden hinter deine Füße. Lasse sie schulterbreit auseinander sein, wobei die Finger auf die Füße zeigen. Hebe das Becken an, spanne das Gesäß an und drücke das Schambein nach vorne. Lehne dich wirklich auf den Fersen zurück (wenn dies für die Knie bequemer ist, kannst du dich auch zwischen die Füße setzen). Bringe das Kinn zur Brust und lasse langsam die Ellenbogen zu Boden sinken. Komme nur so weit herunter, wie dies für dich bequem ist. Während du dich weiter in die Pose sinken lässt, spanne das Gesäß weiter an und halte die Schultern von den Ohren entfernt. Wenn sich die Knie spreizen oder vom Boden abheben, komme so weit nach oben, dass dies nicht passiert. Beginne nun, die Ellenbogen zu den Hüften zu schieben, und lasse die Schultern zu Boden sinken. Wenn du bequem den ganzen Weg nach unten kommen kannst, strecke die Arme über dem Kopf am Boden aus.

Halte die Position und atme normal, erlebe, affirmiere und steigere ihre Qualität.

Um die Asana wieder zu verlassen, atme ein, rolle dich langsam zur Seite und strecke dich dann in *Savasana* aus. Nimm die Wirkung von *Supta Vajrasana* ganz in dich auf und ziehe dich in dein Höheres Selbst in deinem Zentrum zurück.

Drei Pluspunkte für deinen Körper: verlängert den vierköpfigen Oberschenkelmuskel (Quadrizeps); öffnet die Vorderseite des Körpers; öffnet die Schultern

Kontraindikationen: Knieverletzungen (besonders vorsichtig); Schwangerschaft

Phase 1: Körper, Geist und Seele

In dieser Asana finde deinen Weg, um dich energisch und schützend in den Knien, im Nacken und im Rücken zu halten, aber gleichzeitig völlig entspannt, wo keine Spannung nötig ist. Fühle dich als Herr im Haus deines Körpers, kniend, aber ohne dich zu verbeugen, offen, stark, aber fast hingegeben. So bist du immer der Meister all deiner Handlungen. Du hast das Gefühl, dass du aus dem Reaktionsmechanismus herauskommen kannst. Führe deinen Körper bewusst ins Zuhören und affirmiere:

„Kraftvolle Bewegung oder tiefer Frieden
– die Entscheidung liegt bei mir allein,
die Entscheidung liegt bei mir!"

Phase 2: Mit Prana arbeiten

Spüre die starke Ansammlung von *Prana* in deinen Beinen, die eine energetische Bewegung darstellt. Entspanne deinen Oberkörper, wo die Energie leicht und ruhig fließt. Affirmiere: *„Kraftvolle Bewegung oder tiefer Frieden – die Entscheidung liegt bei mir allein, die Entscheidung liegt bei mir!"*

Allgemeiner Hinweis: Erhöhe nach und nach die Dauer, mit der du die Positionen hältst. Kriyananda lehrt: „Geh nicht in Eile durch die Positionen. Halte jede Position, nachdem du in sie eingetreten bist. Bedenke, dass ihr Nutzen oft erst beginnt, wenn du für eine Weile in einer Haltung geblieben bist."

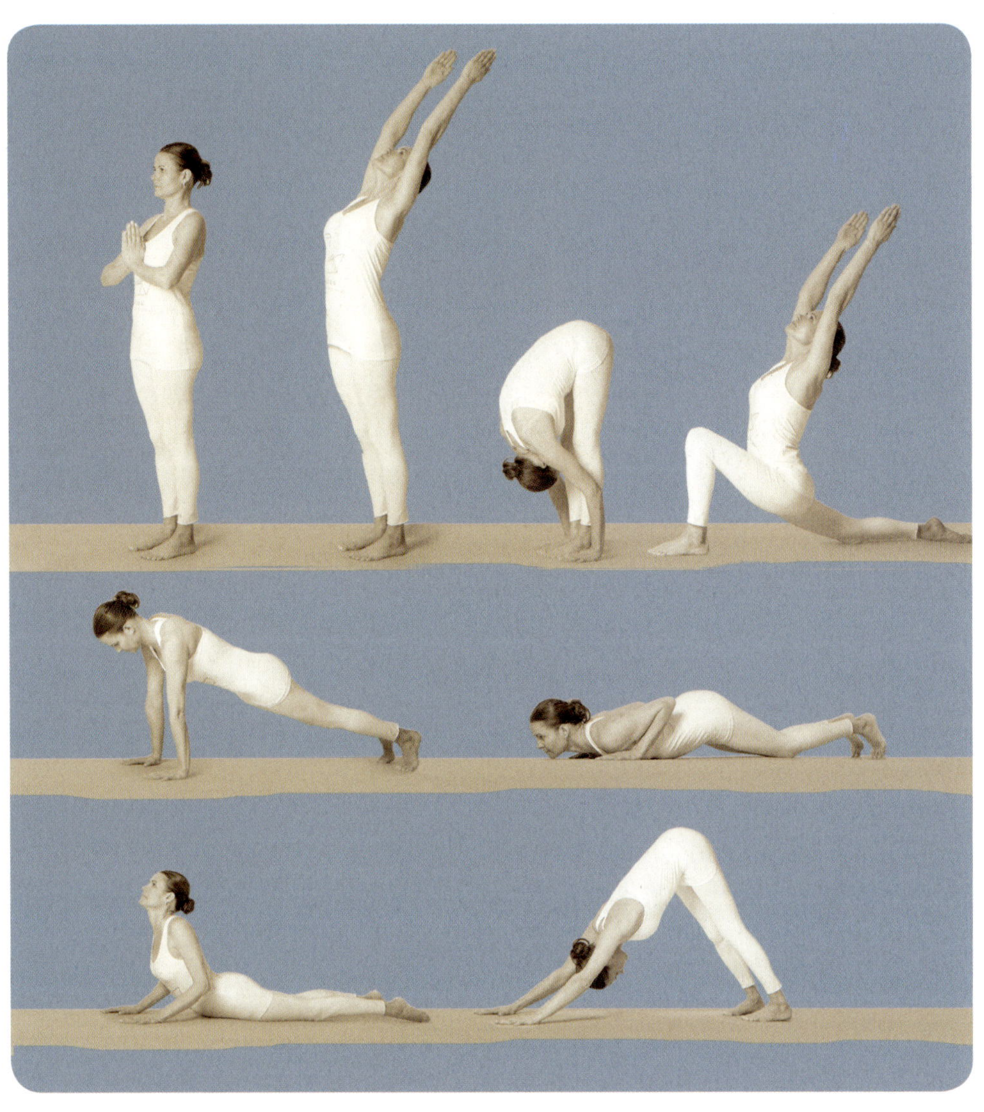

64) Surya Namaskar
(Der Sonnengruß)

Technik: Bevor man *Surya Namaskar* praktiziert, muss der Körper vollständig verinnerlicht haben, wie man jede einzelne Asana richtig praktiziert. *Vinyasa* (also die kontinuierliche Bewegung in Verbindung mit dem Atem), die falsch ausgeführt wird, ist auf lange Sicht schädlich.

Beginne in *Pranamasana*, die Hände vor dem Herzen. Atme dann ein, hebe beide Hände hoch und beuge dich in *Hasta Uttanasana* zurück. Atme dann aus und

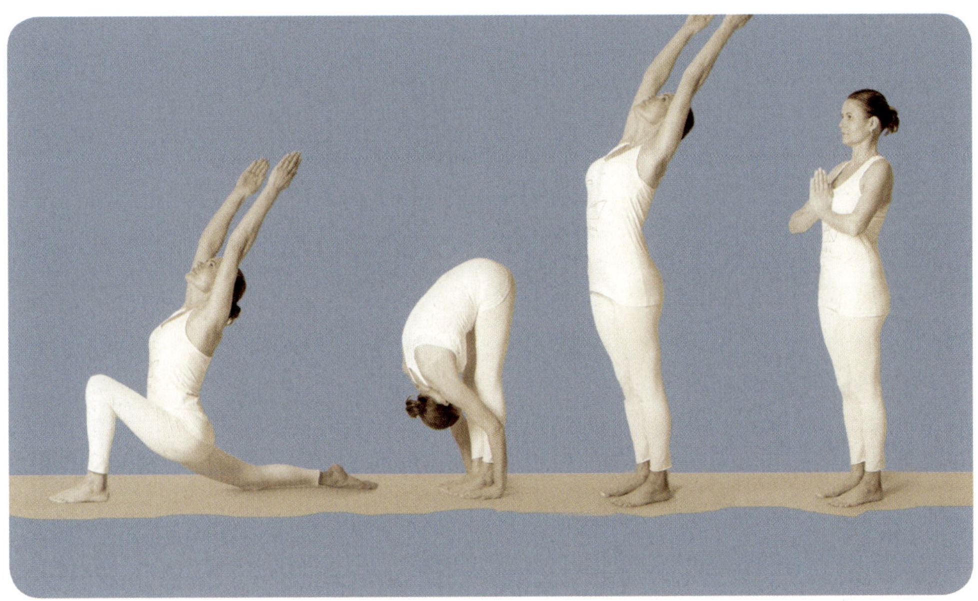

beuge dich nach vorne, zuerst mit einer geraden Wirbelsäule, dann nach unten in *Padahastasana*. Atme ein, bringe den linken Fuß einen Schritt zurück und komme in *Banarasana*. Während du ausatmest, bringe deine Hände auf den Boden und mache einen Schritt zurück in die *Chaturanga Dandasana*, der Stab. Halte diese Haltung kurz, dann halte den Atem an und senke dich in *Ashtanga Namaskar*. Beim nächsten Einatmen komme in *Bhujangasana*. Atme aus und komme in *Adho Mukha Shvanasana*. Atme ein und komme mit dem linken Fuß einen Schritt nach vorne. Erhebe dich in *Banarasana*. Atme aus und komme in *Padahastasana*. Atme ein, hebe dich hoch in *Hasta Uttanasana*. Atme aus, kehre zurück in *Pranamasana*.

Wiederhole die Folge dann auf der anderen Seite.

Nachdem du so viele Folgen geübt hast, wie du willst, ruh dich in *Tadasana* aus. Nimm die Wirkungen von *Surya Namaskar* ganz in dich auf und ziehe dich in dein Höheres Selbst in deinem Zentrum zurück.

Drei Pluspunkte für deinen Körper: stimuliert die körperliche Leistungsfähigkeit; löst viele Verspannungen; erhöht die Durchblutung

Kontraindikationen: beachte die Kontraindikationen für alle Positionen

Phase 1: Körper, Geist und Seele

Während du dich auf die Durchführung dieser Folge vorbereitest, nimm dir in *Tadasana* ein paar Minuten Zeit und halte zwischen den Zyklen einige Sekunden inne. Widme die Sequenz, die du vor dir hast, einem Erwachen des Bewusstseins für dich selbst, ein Bewusstsein, das auch anderen gegenüber deine neue Haltung größeren Vertrauens und vermehrter Verantwortung für das Leben bezeugen kann. *Surya Namaskar* erzeugt tatsächlich ein Erwachen des körperlichen, geistigen und inneren Bewusstseins, wie eine Sonne in dir aufgeht, deren Licht Wissen und innere Freude bringt. Affirmiere:

„Ich verneige mich vor der Sonne,
vor dem Erwachen des inneren Lichts,
vor der Morgenröte eines neuen Bewusstseins
in allen Wesen."

Phase 2: Mit Prana arbeiten

Während du dich bewegst, fühle, dass das kosmisch leuchtende Prana deine Wirbelsäule hinauf- und hinabfließt – beim Einatmen fließt es nach oben zur Sonne des geistigen Auges; beim Ausatmen fließt es von dieser inneren Sonne nach unten, in den ganzen Körper. Nach 12 Runden ruhe dich aus und schaue hin zum Dritten Auge, hin zur göttlichen Ausstrahlung. Affirmiere: *„Ich verneige mich vor der Sonne, vor dem Erwachen des inneren Lichts, vor der Morgenröte eines neuen Bewusstseins in allen Wesen."*

HINWEIS: Der Sonnengruß im Ananda-Yoga

Surya Namaskar ist der einzige „fließende Yoga" (*Vinyasa*) im Ananda-Yoga. In Wahrheit war er nicht Teil des ursprünglichen Ananda-Yoga: Weder Paramhansa Yogananda noch Swami Kriyananda lehrten ihn jemals. Im Laufe der Zeit jedoch wurde er von verschiedenen Yogalehrern des Ananda-Yoga eingeführt. Swami Kriyananda war jedoch kein Freund des schnellen Yoga, des *Vinyasa*. Sein Ziel war genau das Gegenteil: ein langsames, ruhiges, meditatives Yoga anzubieten, das ein tiefes Bewusstsein für Körper, Geist, Energie, die Chakren und das Göttliche ermöglicht.

Einmal bat Gyandev McCord (der in der Vergangenheit die Aufgabe hatte, Ananda-Yoga zu entwickeln) Kriyananda, *Surya Namaskar* gelegentlich als „Druckausgleichsventil" einzusetzen, um mit den rastlosen Erwartungen der Schüler im Hinblick auf Körperlichkeit und „Workout" umzugehen. Kriyananda entwortete ihm: „Okay, aber nur auf einer Basis des „Hier und Jetzt".

Gyandev kommentiert dies mit einem Wortspiel: „Ananda-Yoga ist in der Tat kein „Work-out" (was wörtlich „eine Arbeit nach außen" bedeutet), sondern ein „Work-in" (also ein „nach innen arbeiten")".

Dennoch,… für alle diejenigen, die keine Sportarten außer Yoga ausüben, könnte es von Vorteil sein, Surya Namaskar regelmäßig in ihre Praxis einzubeziehen: Es ist nach den Worten von Yogananda sehr wichtig, den Körper täglich schwitzen zu lassen. Es reichen jedoch 10-15 Minuten, um den Geist des Ananda-Yoga, der sich eigentlich nach innen richtet, nicht zu stören.

Frage: „Also könnte man im Ananda-Yoga *Surya Namaskar* als eine Art Aufwärmübung vor den eigentlichen Positionen verwenden?"

Antwort: „Nein!" Der Sonnengruß besteht aus Asanas, die im Ananda-Yoga als heilig angesehen werden, als Gebete, als überbewusste Symbole, die einen hohen Bewusstseinszustand ausdrücken. Wenn du sie dafür einsetzt, den Körper aufzuwärmen (wie eine Art Gymnastik), wäre dies gleichbedeutend damit, eine Statue von Shiva als Gewicht beim Gewichtheben in einem Fitnessstudio zu benutzen! Mit anderen Worten, wenn du *Surya Namaskar* im Ananda-Yoga verwendest, dann ist er Teil der Asanas und ist ein Gebet, eine Verneigung vor dem göttlichen Licht.

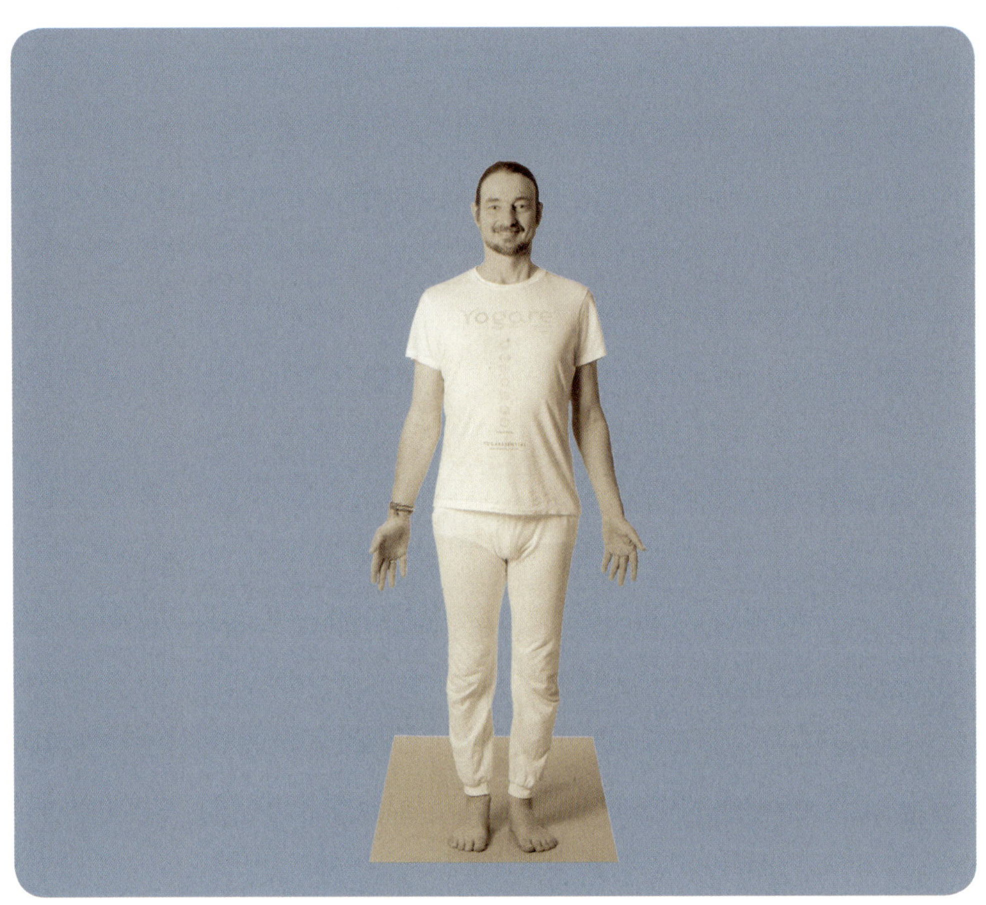

65) Tadasana
(Stehende Berghaltung)

Technik: Stelle deine Füße hüftbreit auseinander, die Zehen zeigen nach vorne, die Füße verwurzeln sich im Boden. Verteile dein Gewicht gleichmäßig auf beide Füße, und auch Ballen und Ferse jeden Fußes tragen dasselbe Gewicht. Lasse deine Knie leicht gebeugt sein, nicht durchgedrückt. Die Wirbelsäule ist gerade (eine leichte Anspannung im Gesäß hilft, wenn du deine Lendenwirbelsäule zu sehr durchbiegst). Ziehe deinen Bauch leicht ein, die Schultern sind leicht nach hinten gezogen, die Brust kommt leicht nach oben. Entspanne die Schultern von den Ohren weg, entspanne die Arme und Hände vollständig. Ziehe das Kinn leicht ein. Hebe dich vom Scheitel des Kopfes her hoch und schaue nach oben zum Dritten Auge. Halte die Position und atme normal, erlebe, affirmiere und steigere ihre Qualität. Um die Asana wieder zu verlassen, lasse alle Anspannungen im Körpers los und spüre den

Unterschied. Nimm die Wirkung von *Tadasana* ganz in dir auf und ziehe dich in dein Höheres Selbst in deinem Zentrum zurück.

Drei Pluspunkte für deinen Körper: fördert die korrekte Haltung während des Tages; trainiert das Körperbewusstsein; beseitigt falsche Haltungsgewohnheiten

Kontraindikationen: keine

Wie du zu deiner Affirmation kommst

Phase 1: Körper, Geist und Seele

Spüre die solide und feste Unterstützung unter deinen Füßen und stelle dir vor, dass sie wie eine solide und felsige Basis eines Berges sind. Baue dir mit deiner mentalen Einstellung von Stärke und Festigkeit eine offene und feste Haltung wie ein Berg, halte deine Augen geschlossen. Sei so aktiv in deinem Körper, dass niemand in der Lage wäre, dich aus dem Gleichgewicht zu bringen, wenn du jetzt einen Stoß bekämest. Um die Bergposition zu vervollständigen, richte deinen Blick auf den Punkt zwischen deinen Augenbrauen und erschaffe den Gipfel dieses Berges, der sich nicht in deinem Körper befindet, sondern über ihm, wohin dein Blick innerlich ausgerichtet ist. Stelle dir diesen weißen und schneebedeckten Gipfel vor, der vom reinsten und tiefsten Teil von dir selbst bewohnt wird, jenem Teil von dir selbst, der den Sinn deiner Reise, deines Lebens kennt. Wende dich an dein höchstes Selbst, das jede Antwort kennt, die dein Verstand sucht. Affirmiere:

„Ich bin bereit, jeder Deiner Anweisungen zu folgen."

Phase 2: Mit Prana arbeiten

Aktiviere deine Füße nach unten und deinen Kopf nach oben – nimm wahr, wie beide Handlungen dein inneres Prana anheben. Stehe aufrecht und in Stille, lasse diese aufsteigende Energie dein Bewusstsein auf das Dritte Auge (*Agya-Chakra*) heben, das dir überbewusste Führung anbietet. Lasse dich vom Überbewusstsein lenken, nicht vom Ego. Affirmiere: *„Ich bin bereit, jeder Deiner Anweisungen zu folgen.“*

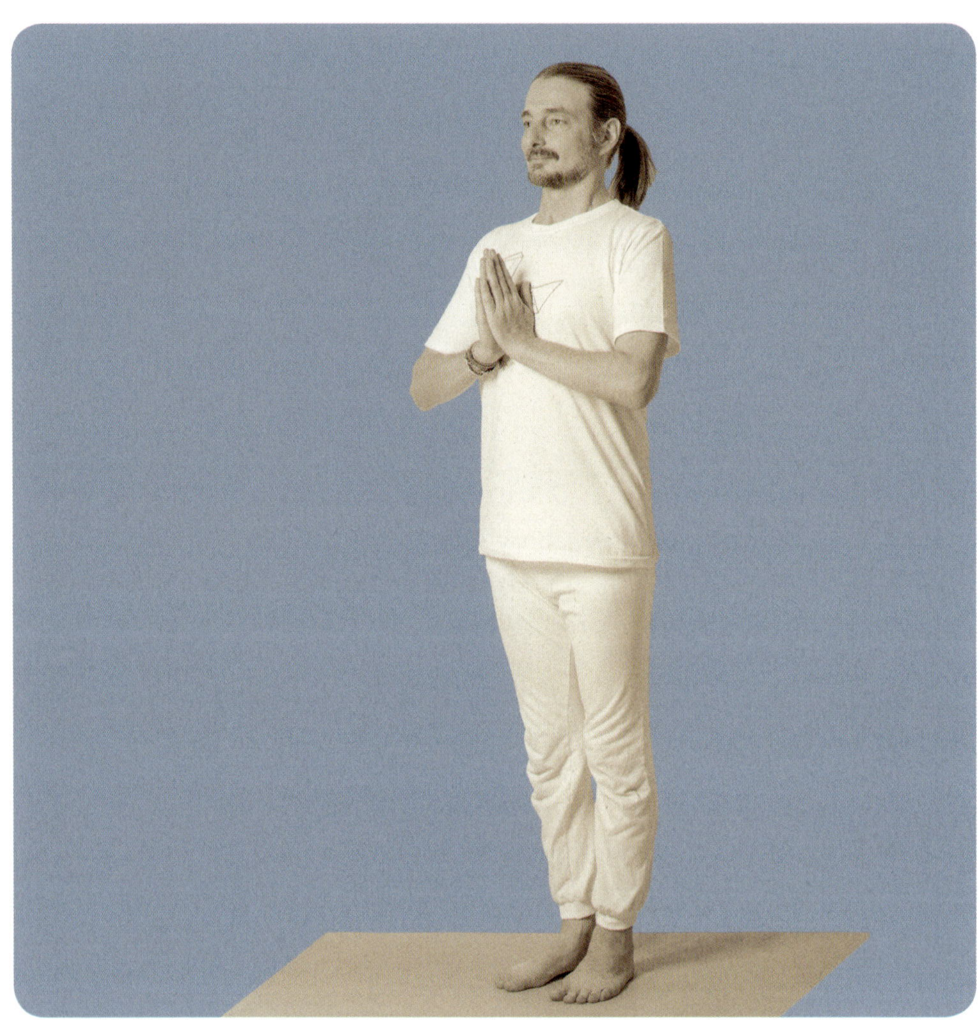

66) Pranamasana
(Das Gebet)

Dies ist die erste Haltung von *Surya Namaskar* und kann als gelegentliche Variation von *Tadasana* verwendet werden, mit der gleichen zum Gebet ausgerichteten Haltung, mit der du dich der höheren Führung öffnest.

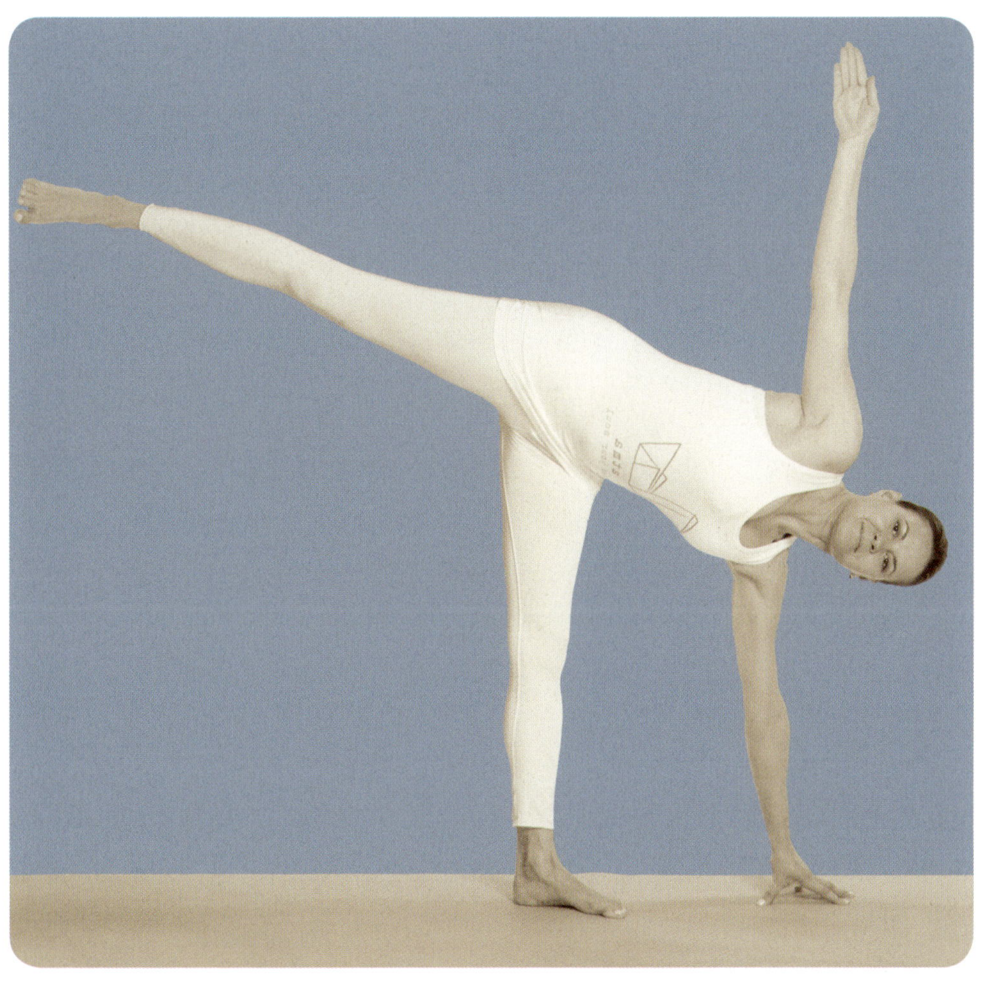

67) Tola Trikonasana
(Das Gleichgewichts-Dreieck)

Technik: Von *Tadasana* aus verlagere dein Körpergewicht auf den linken Fuß. Atme ein, verlängere deine Wirbelsäule, atme aus, beuge dich von den Hüften aus nach vorne und lege die Fingerspitzen auf den Boden. Atme erneut ein und hebe das rechte Bein nach oben, es bildet eine Linie mit der Wirbelsäule. Mit dem nächsten Einatmen bringe deinen rechten Arm in eine vertikale Haltung und drehe gleichzeitig dein Becken, deine Brust und deinen Kopf. Achte darauf, dein linkes Knie nicht zu überstrecken. Setze die linke Hand ein, um der Haltung Stabilität zu verleihen, aber stelle sicher, dass sie nicht dafür verwendet wird, das Gewicht des Körpers zu tragen.

Verlängere dich aktiv und gleichmäßig in alle Richtungen: nach unten mit dem linken Bein und Arm; nach oben mit dem rechten Arm; nach hinten durch das rechte Bein und nach vorne durch die Oberseite des Kopfes. Schaue auf einen Punkt vor dir. Halte den Hals in einer Linie mit der Wirbelsäule.

Halte die Position und atme normal, erlebe, affirmiere und steigere ihre Qualität.

Um die Asana wieder zu verlassen, atme ein und bringe langsam deinen Oberarm und dein Bein nach unten, komme dann von *Padahastasana* nach oben in *Tadasana*, richte dich also auf. Nimm die Wirkung von *Tola Trikonasana* ganz in dir auf und ziehe dich in dein Höheres Selbst in deinem Zentrum zurück.

Übe die Haltung auf der anderen Seite.

Drei Pluspunkte für deinen Körper: öffnet Brust, Schultern und Hüften; stärkt die Beine; belebt den ganzen Körper

Kontraindikationen: Herz-Kreislauf-Probleme; Schwangerschaft; Menstruation

Wie du zu deiner Affirmation kommst

Phase 1: Körper, Geist und Seele

Alle Sinne sind aktiv, um das Gleichgewicht in dieser Asana zu halten, die dich zwingt, ganz in der Gegenwart zu bleiben, völlig eingetaucht in die einzige Realität, die es gibt, die des Hier und Jetzt, in einen Raum der Zeit, in dem alles möglich ist. Affirmiere:

„Ich erweitere mich vollständig
in die Gegenwart hinein."

Phase 2: Mit Prana arbeiten

Dehne dich in alle Richtungen und fühle, wie sich dein Prana überallhin ausdehnt, von deiner Mitte aus nach außen. Fühle dich voll von Energie, die ruhig in dein Leben, in die Gegenwart ausstrahlt. Affirmiere: *„Ich erweitere mich vollständig in die Gegenwart hinein."*

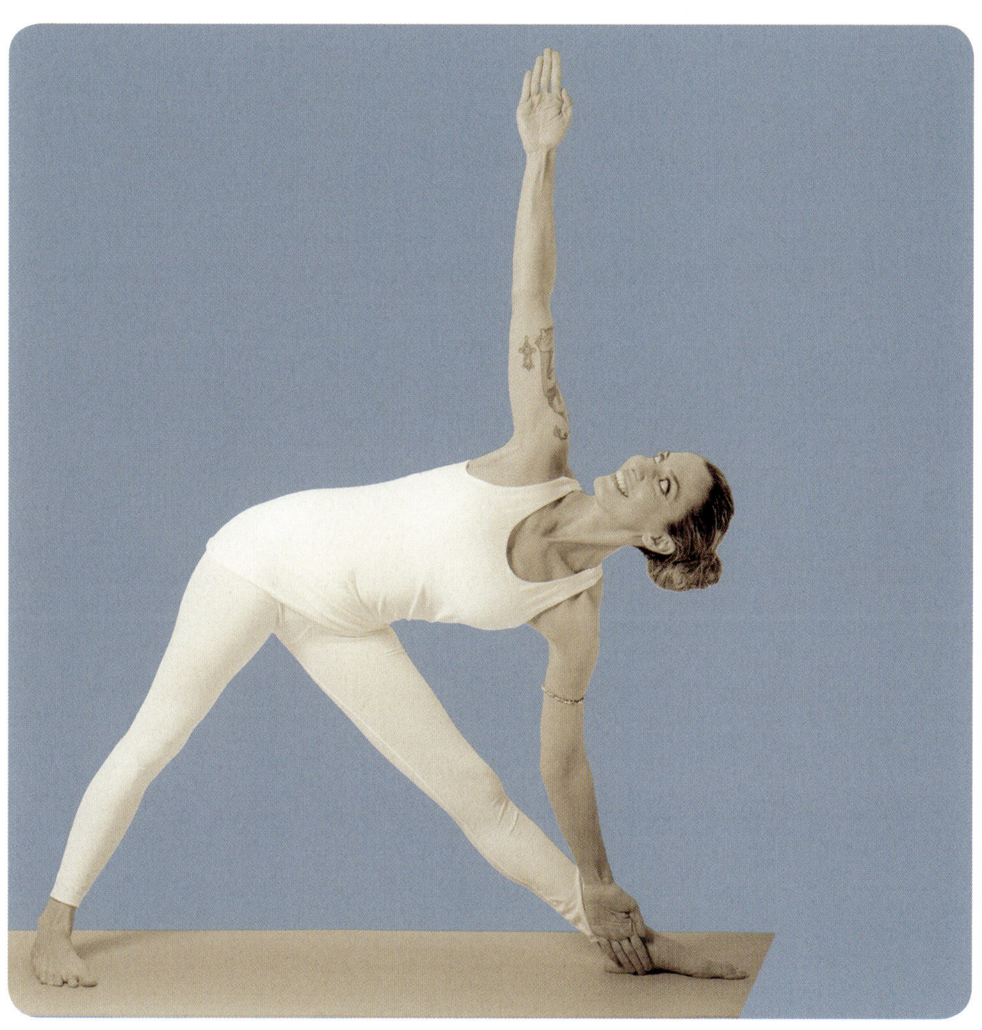

68) Trikonasana
(Das Dreieck)

Technik: Von *Tadasana* aus nimm die Füße etwa eine Beinlänge weit auseinander. Öffne die linke Hüfte, drehe den Fuß um 90 Grad nach außen. Achte darauf, dass das linke Knie in die gleiche Richtung zeigt wie die linken Zehen. Wenn die rechte Hüfte leicht nach vorne kommt, drehe den rechten Fuß etwas weiter nach innen. Richte deine Füße so aus, dass eine Linie vom zweiten Zeh durch die Ferse verläuft, die genau auf die Mitte des Fußgewölbes des rechten Fußes zuläuft. Aktiviere den linken vierköpfigen Oberschenkelmuskel (Quadrizeps) und lasse beide Füße aktiv in den Boden sinken. Bringe die Hände seitlich bis in eine horizontale Position, die

Handflächen zeigen nach vorne. Atme dann ein und bewege die linke Hüfte nach unten (und die rechte nach oben) und bringe dabei den Oberkörper mit der geraden Wirbelsäule (einschließlich des Halses) nach links. Wenn du dich mit gerader Wirbelsäule so weit wie möglich nach links gedehnt hast, atme aus und lasse den linken Arm nach unten sinken, wobei die linke Hand auf dem linken Bein abgelegt werden kann, wo immer sie es berührt. Hebe beim Einatmen den rechten Arm senkrecht nach oben, wobei die Handfläche nach vorne zeigt und sich nach oben streckt. Halte die Schultern weg von den Ohren. Versuche, deine Brust nach oben zu drehen. Atme ein und verlängere dich durch deinen geraden Hals, dann atme aus und drehe den Kopf, um auf den erhobenen rechten Arm zu schauen. Spüre, wie deine Wirbelsäule lang und offen ist und der ganze Körper aktiv.

Halte die Position und atme normal, erlebe, affirmiere und steigere ihre Qualität.

Um die Asana wieder zu verlassen, drehe zuerst den Kopf zurück, dann beuge das Knie leicht (falls erforderlich) und komme dann mit dem nächsten Einatmen langsam nach oben, wobei du mit dem ausgestreckten Arm nach oben ziehst. Kehre zurück in *Tadasana*. Nimm die Wirkung von *Trikonasana* ganz in dir auf und ziehe dich in dein Höheres Selbst in deinem Zentrum zurück.

Übe dann die Haltung auch auf der anderen Seite.

Drei Pluspunkte für deinen Körper: dehnt die Kniesehnenmuskulatur; öffnet die Hüftgelenke; revitalisiert den ganzen Körper

Kontraindikationen: keine, wenn die Wirbelsäule und der Hals gerade bleiben und das Knie nicht verdreht wird

Wie du zu deiner Affirmation kommst

Phase 1: Körper, Geist und Seele

Öffne die ganze Seite, die sich nach oben dreht, atme in diese Seite ein und spüre die starke Wirbelsäule. Werde mit deinem ganzen Willen magnetisch. Stelle dir vor, dass dein Arm seitlich wie eine Antenne nach oben zeigt, eine Antenne, die die Energie von oben anzieht. Je mehr Willen du hast, dich so stark zu halten und deinen Körper zu unterstützen, desto stärker ist der Energiefluss von oben, den du anziehst. Verteile die enorme innere Vitalität durch deinen Körper und deinen Geist, fühle dich ganz lebendig! Affirmiere:

„Energie und Freude erfüllen meine Körperzellen, Freude strömt zu mir herab!"

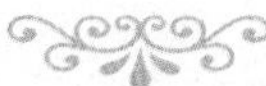

Halte während der Pause die Handflächen leicht nach oben und spüre dich wie in einer Kaskade aus Licht und Vitalität. Spüre, je stärker dein Wille ist, desto stärker ist auch der Energiefluss, den er anzieht.

Phase 2: Mit Prana arbeiten

Spüre, dass ein Energiefluss aus dem Kosmos in dich hinabströmt und durch den ausgestreckten Arm in dich eintritt. Strahle diese freudige Energie nach außen in deinen ganzen Körper aus. Der Körper wird wie ein leuchtender Stern – strahlend, energetisch, glücklich. Affirmiere: *„Energie und Freude erfüllen meine Körperzellen, Freude strömt zu mir herab!"*

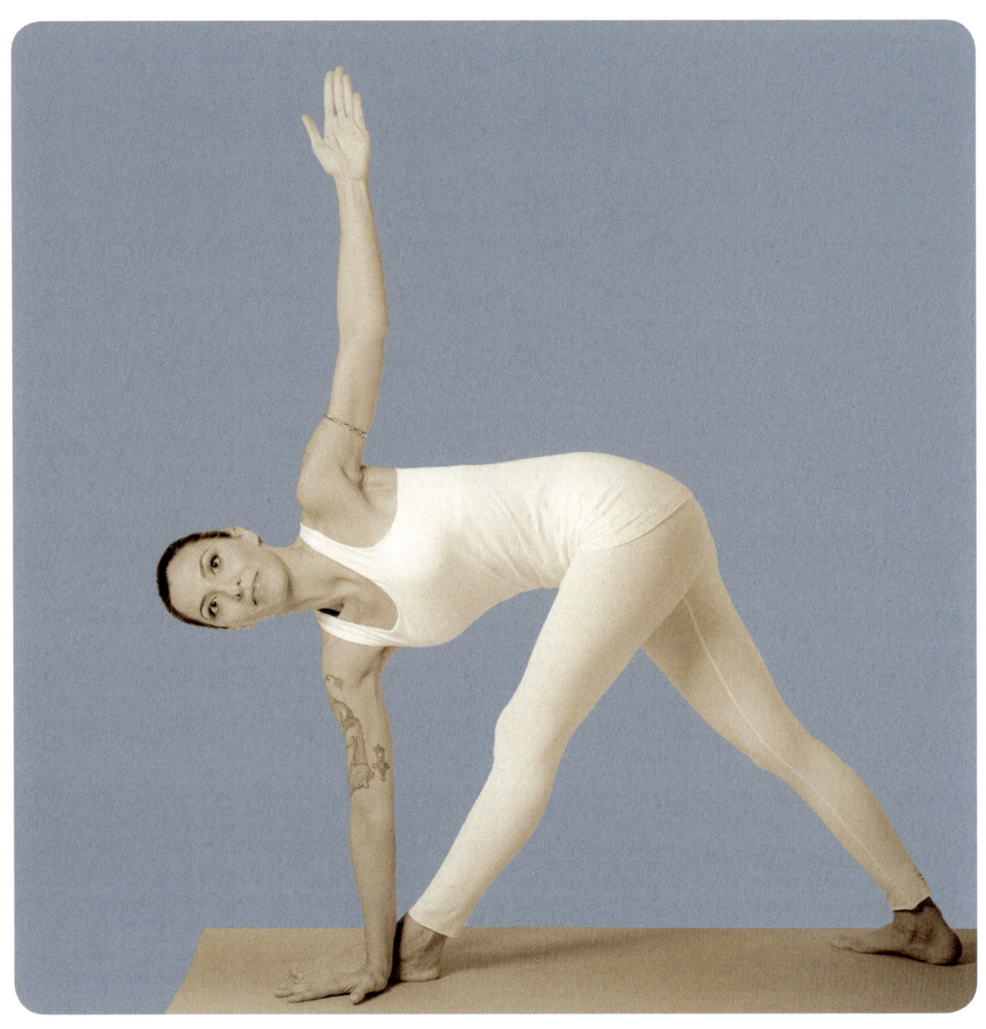

69) Parivritta Trikonasana
(Das gedrehte Dreieck)

Dies ist eine klassische Variante von *Trikonasana*, bei der eine Drehung hinzugefügt wird.

Zusätzliche Kontraindikationen: Schwangerschaft

Klassische Magenübungen: Die folgenden drei Übungen sind traditionelle Hatha-Yoga-Techniken, die Swami Kriyananda in die Yogasequenzen integrierte. Yogananda lehrte sie auch.

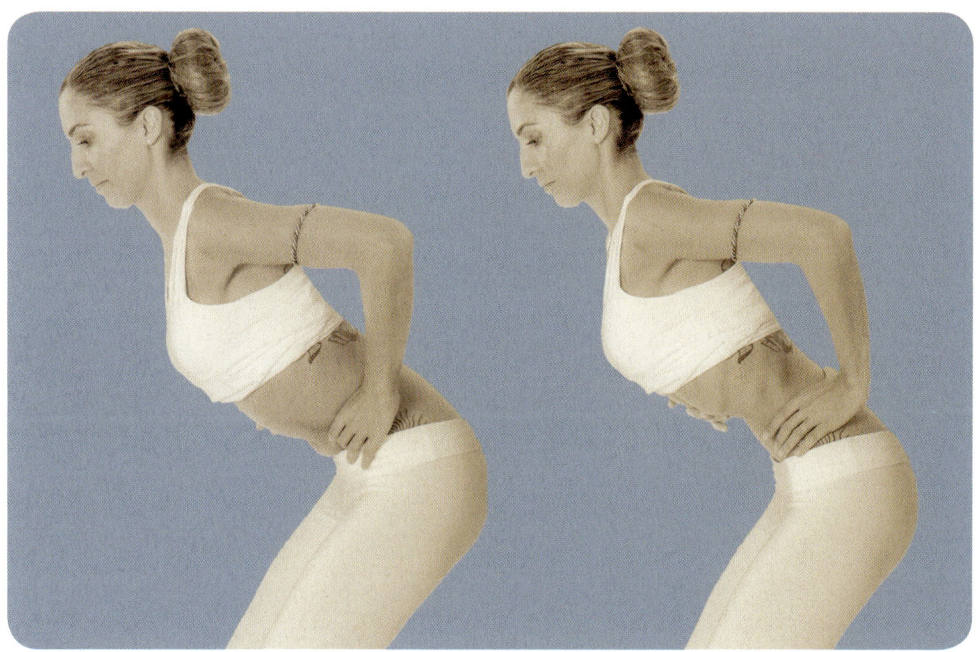

70) Uddiyana Bandha
(Der Magenheber)

Uddiyana Bandha im Stehen wird in Kapitel 9 unterrichtet, wo die *Bandhas* ausführlich erklärt werden.

Yogananda lehrte die folgende Variante (in den *Praecepta Lektionen*):

Stehe aufrecht. Schließe die Augen. Lege beide Hände mit leichtem Druck auf den Bauch, eine über die andere. Ziehe den unteren Bauchteil zusammen und spanne ihn an. Halte, während du den oberen Teil zusammenziehst und anspannst. Entspanne dann beide Teile. Wiederhole diese Übung 6-mal.

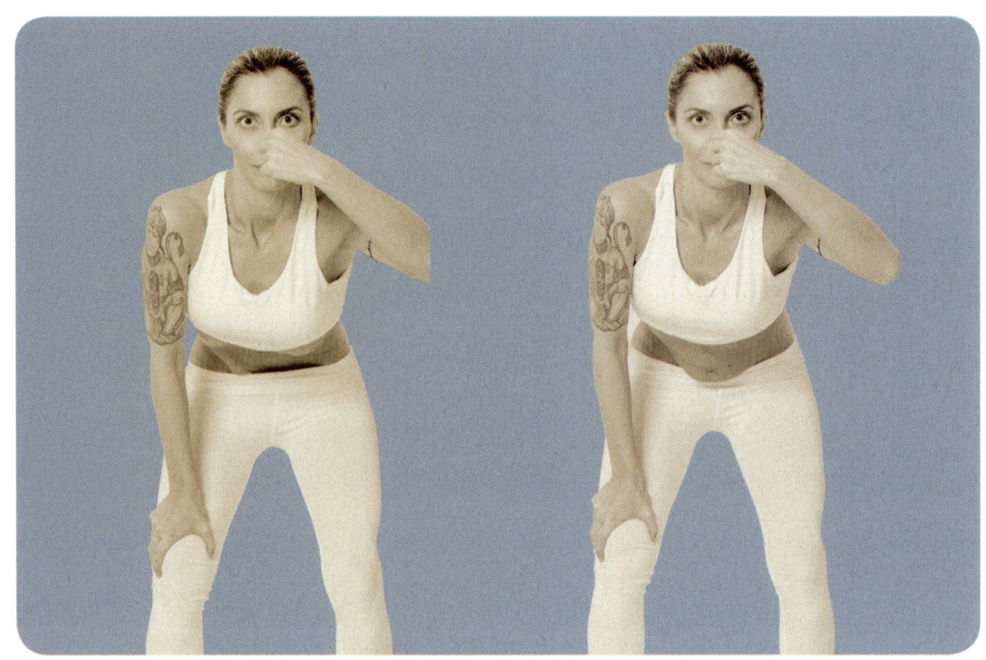

71) Agni Sara
(Die Essenz des Feuers)

Yogananda lehrte es auf diese Weise (in den *Praecepta Lektionen):*

Stehe aufrecht vor einem Stuhl mit Armlehnen. Lehne dich nach vorne und greife nach den Armlehnen des Stuhls. [Du kannst alternativ die Hände auch auf die Oberschenkel legen]. Halte die Arme gerade. Atme schnell und vollständig aus. Verschließe die Nasenlöcher und den Mund mit den Fingern der linken Hand. Wenn der Atem vollständig ausgehalten ist, ziehe langsam den Bauch so weit wie möglich ein und lasse ihn dann so weit wie möglich herausschnellen. Wiederhole dies dreimal und halte die ganze Zeit den Atem an. Dann atme ein. Wiederhole die obige Übung 5-mal. Bei Verdauungsstörungen oder Verstopfung 10-mal wiederholen.

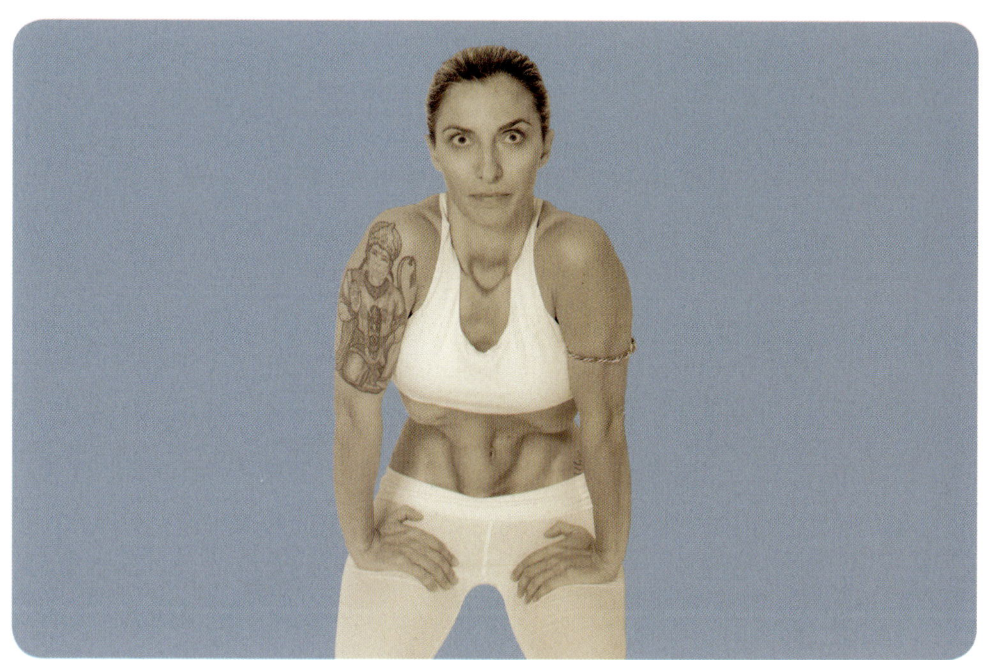

72) Nauli
(Die Magenisolierung)

Auf einem Foto kann man Yoganandas Schüler bewundern, die Nauli vorführen, während der Meister ihnen diese alte Technik beibringt. Um es zu üben, lege die Hände auf die Oberschenkel, drücke auf die Handkanten und richte den Rücken auf. Versuche, den linken Bauchmuskel von dem rechten zu trennen, indem du mit der linken Handkante auf den linken Oberschenkel drückst. Wechsele mehrmals zwischen der Isolierung der linken und rechten Seite hin und her. Sobald du Erfolg hast, lasse diese Muskeln sich „drehen", indem du den Wechsel zwischen ihnen kontinuierlich abwechselnd gestaltest.

Drei Pluspunkte für deinen Körper: alle drei stimulieren die Verdauung; verbessern die Aufnahme der Nahrung; energetisieren die Ausscheidung

Kontraindikationen: Menstruation; Schwangerschaft

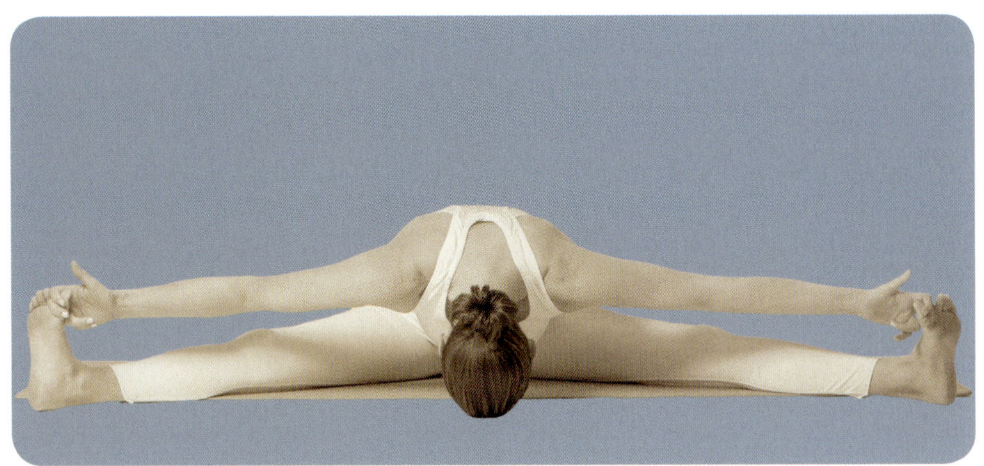

73) Upavistha Konasana
(Der Spreizsitz)

Technik: Sitze aufrecht (oft am besten auf einem Kissen) und spreize die Beine weit. Verlängere die Fersen nach außen, die Zehen zeigen nach oben. Atme tief ein und strecke die Arme hoch; atme aus und beuge dich mit gerader Wirbelsäule nach vorne, lege deine Hände auf die Beine. Um in die zweite Phase zu gelangen, atme erneut ein und mache die Wirbelsäule noch länger, dann atme aus und neige dich nach unten, runde dabei die Wirbelsäule, aber halte sie lang.

Fahre auf diese Weise einige Atemzüge lang fort und lasse dich währenddessen so weit wie möglich nach unten sinken, ohne dass es anstrengend wird. Halte die Schultern von den Ohren fern. Die Hände greifen nach den Zehen (wenn sie bis dorthin kommen), ansonsten halten sie die Waden.

Halte die Position und atme normal, erlebe, affirmiere und steigere ihre Qualität.

Um die Asana wieder zu verlassen, lege die Hände auf den Boden, um dir zu helfen, und komme mit dem Einatmen langsam nach oben. Sitze dann in *Dandasana*. Nimm die Auswirkungen von *Upavishta Konasana* ganz in dir auf und ziehe dich in dein Höheres Selbst in deinem Zentrum zurück.

Drei Pluspunkte für deinen Körper: dehnt die hinteren Oberschenkelmuskeln; öffnet die Hüften; entspannt den Rücken

Kontraindikationen: einige Wirbelsäulenverletzungen

Phase 1: Körper, Geist und Seele

Atme geduldig, ohne je das Herabsinken in diese Asana zu erzwingen. Ganz, ganz langsam lösen sich alle Muskelverspannungen. Öffne deine Hüften und dein Becken, du wirst feststellen, dass dies Hand in Hand mit einem Gefühl von Offenheit geht. Wie vielen Widerständen begegnest du? Widerstand dagegen, dich offen zu halten bei deinen täglichen Herausforderungen, bei deinen tiefsten Konflikten? Jetzt hast du die Möglichkeit, alle Umstände in dir zu begrüßen, wie ein Kind, das in der Schule neue Lektionen lernt. Betrachte deine Herausforderungen als Lektionen, aus denen du neue Weisheit schöpfen kannst. Affirmiere:

„Ich heiße jede Gelegenheit zum Wachstum willkommen."

Phase 2: Mit Prana arbeiten

Halte deine Arme und Beine weit offen, um das Leben anzunehmen. Mit der Vorwärtsbeuge stimuliere das Fließen des zweiten Chakras, das weiß, wie man sich an neue Situationen, Herausforderungen und Chancen anpasst. Affirmiere: „*Ich heiße jede Gelegenheit zum Wachstum willkommen.*"

Allgemeiner Hinweis:

Übe regelmäßig – und alle Haltungen (einschließlich *Upavistha Konasana*) werden angenehmer, tiefer und effektiver werden. Swami Kriyananda erinnert uns daran: „Der Schüler wird angehalten, jeden Tag wenigstens ein kleines bisschen zu üben."

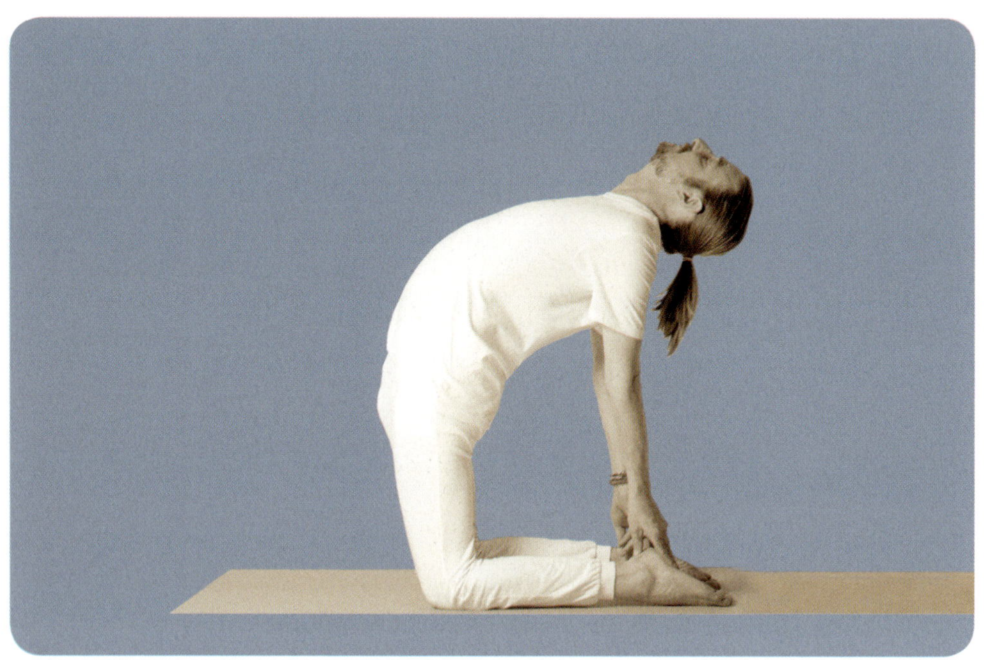

74) Ustrasana
(Das Kamel)

Technik: Aus *Vajrasana* komme hoch auf deine Knie. Die Arme sind an deinen Seiten, die Oberschenkel stehen senkrecht und die Zehen zeigen nach hinten. Spanne das Gesäß an und bringe den Bauch nach innen. Halte die Spannung während der gesamten Asana. Atme ein und hebe deinen Herzraum nach oben und leicht nach hinten an, atme aus und bleibe in dieser aktiven Haltung. Nimm mehrere Atemzüge, um dich immer weiter in gleicher Weise nach hinten zu beugen, während die Oberschenkel senkrecht bleiben. Tu dies so lange, bis du die Hände auf den Fersen unter dir ablegen kannst, ohne den Oberkörper zu verdrehen. Ziehe das Kinn ein und beuge trotzdem den Kopf nach hinten, wobei du den Hals in einer Linie mit dem Rest der Wirbelsäule halten solltest. Öffne aktiv deinen Brustbereich.

Halte die Position und atme normal, erlebe, affirmiere und steigere ihre Qualität.

Um die Asana wieder zu verlassen, atme langsam und tief ein und komme zurück in eine neutrale Position (ohne den Körper zu verdrehen) und komme dann für einen Moment in *Balasana*. Setze dich auf, nimm die Wirkung von *Ustrasana* ganz in dir auf und ziehe dich in dein Höheres Selbst in dein Zentrum zurück.

Drei Pluspunkte für deinen Körper: verlängert die Vorderseite des Körpers: Bauch, Brust und Schultern sowie die Oberschenkel; stärkt den Rücken; erzeugt Flexibilität in der Wirbelsäule

Kontraindikationen: einige Wirbelsäulenverletzungen

Wie du zu deiner Affirmation kommst

Phase 1: Körper, Geist und Seele

Bringe deinen Atem in deine Brust und setze ihn ein, um dein Gefühl der Offenheit zu verstärken. Wenn deine Einstellung dem Leben gegenüber offen und selbstbewusst wird, dann und nur dann wird das Leben dir wunderbare Geschenke bringen. Halte dich deshalb offen, sowohl im Körper wie auch in deinem Geist, nach oben, nach außen, wie es dein Geist bereits will, und stelle dir eine schöne Ausstrahlung von oben auf dein Herz vor. Affirmiere:

„Mit ruhigem Vertrauen
öffne ich mich Deinem Licht."

Wenn du die Asana wieder verlässt, dann lausche, wenn du kannst, in *Vajrasana* auf dieses wunderbare Gefühl der Offenheit, das die Asana in dir hinterlässt. Richte deinen Blick auf das Dritte Auge, denke an die Liebe in deinem Leben, ohne an eine bestimmte Person zu denken. Spüre einfach, dass da Liebe in dir ist, öffne dich für die Vorstellung, dass du selbst die Liebe bist.

Phase 2: Mit Prana arbeiten

Spüre, dass dein Körper aus Licht besteht, ein leuchtendes Symbol, das deine Seele zum Ausdruck bringt; in dieser Haltung drückt es die Liebe zum Licht aus. Öffne dein *Anahata-Chakra* energetisch nach oben, in einer Geste der Hingabe. Affirmiere: *„Mit ruhigem Vertrauen öffne ich mich Deinem Licht."*

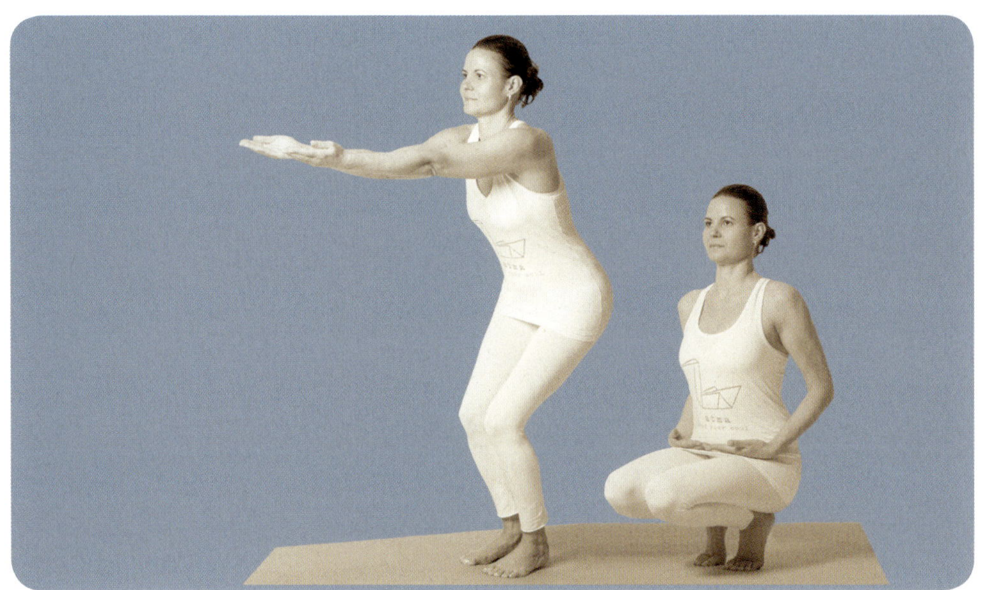

75) Utkatasana
(Der Stuhl)

Technik: In *Tadasana* drehe die Handflächen nach vorne. Hebe dann einatmend die Arme hoch bis zur Horizontalen, während du gleichzeitig auf die Zehenspitzen kommst. Halte nun den Atem an, beuge die Knie und beginne, dich wie auf dem Rand eines Barhockers hinzusetzen. Die Fersen kommen fast bis zum Boden hinunter. Atme weiterhin normal, halte die Wirbelsäule lang und gerade, die Schultern nach unten und die Arme gerade. Beuge dich aus den Hüften heraus leicht nach vorne und schiebe das Becken leicht nach hinten. Während die Füße nach unten drücken, verlängert sich die Oberseite deines Kopfes nach oben.

Halte die Position und atme normal, erlebe, affirmiere und steigere ihre Qualität.

Um in die zweite Phase der Position zu gelangen, atme ein; atme aus, setze dich auf die Fersen und balanciere auf den Ballen der Füße. Halte die Handflächen an der Verbindungsstelle von Oberschenkeln und Bauch nach oben. Halte den Oberkörper aufrecht, die Oberseiten der Oberschenkel horizontal und lasse die Knie ganz nach vorne zeigen. Affirmiere weiterhin die Qualität der Asana.

Um die Asana wieder zu verlassen, schwinge die Arme beim Einatmen energetisch nach vorne und hoch über deinen Kopf, während du dich schnell auf die Zehenspitzen erhebst (bei niedrigem Blutdruck langsam hochkommen) und nach *Tadasana* zurückkehrst. Nimm die Wirkung von *Utkatasana* ganz in dir auf und ziehe dich in dein Höheres Selbst in deinem Zentrum zurück.

Drei Pluspunkte für deinen Körper: stärkt, vitalisiert und entspannt die Beine; entlastet müde Füße; befreit den unteren Rücken (in der zweiten Phase)

Kontraindikationen: bei Knieproblemen die zweite Phase auslassen; bei niedrigem Blutdruck die Position ganz langsam verlassen

Wie du zu deiner Affirmation kommst

Phase 1: Körper, Geist und Seele

Denk daran, deine Fersen hochzuheben, ohne sie zu bewegen. Dehne dich nach oben und schaffe einen starken Widerstand gegen die Schwerkraft. Dann bleibe bewegungslos, konzentriere dich nur auf den Atem und halte deinen Blick auf einen festen Punkt gerichtet. Konzentration und Atemkontrolle sind die Schlüssel, die Yoga benutzt, um dich in eine Dimension zu bringen, in der das Bewusstsein die Materie dominiert.

Halte deine Position für ein paar Minuten. Beobachte die Anstrengung des Körpers, ohne dich emotional hineinziehen zu lassen, denke, dass sie der Kontrolle deines Willens unterliegt. Affirmiere still:

„Mein Körper ist keine Bürde.
Er ist federleicht."

Nach einer weiteren Minute senke dich in die zweite Phase der Position hinab und halte sie für 2 oder 3 Minuten, immer mit maximaler Konzentration auf den Atem und die Richtung deines Blicks. Sobald du die Position verlassen hast, spüre das Gefühl der Leichtigkeit, das in dir bleibt.

Phase 2: Mit Prana arbeiten

Diese Haltung ist auch ein wunderbares Werkzeug, um das kraftvolle erste Chakra zu aktivieren, in dem die Kundalini ihren Sitz hat. Wiederum lässt die Kraft im *Muladhara-Chakra*, die dich verwurzelt, dich auch aufsteigen; sie erzeugt in dir ein Gefühl der Leichtigkeit. Wenn man den Nabel leicht einzieht, hat man das Gefühl zu „fliegen". Mit dieser energetischen Leichtigkeit affirmiere: *„Mein Körper ist keine Bürde. Er ist federleicht."*

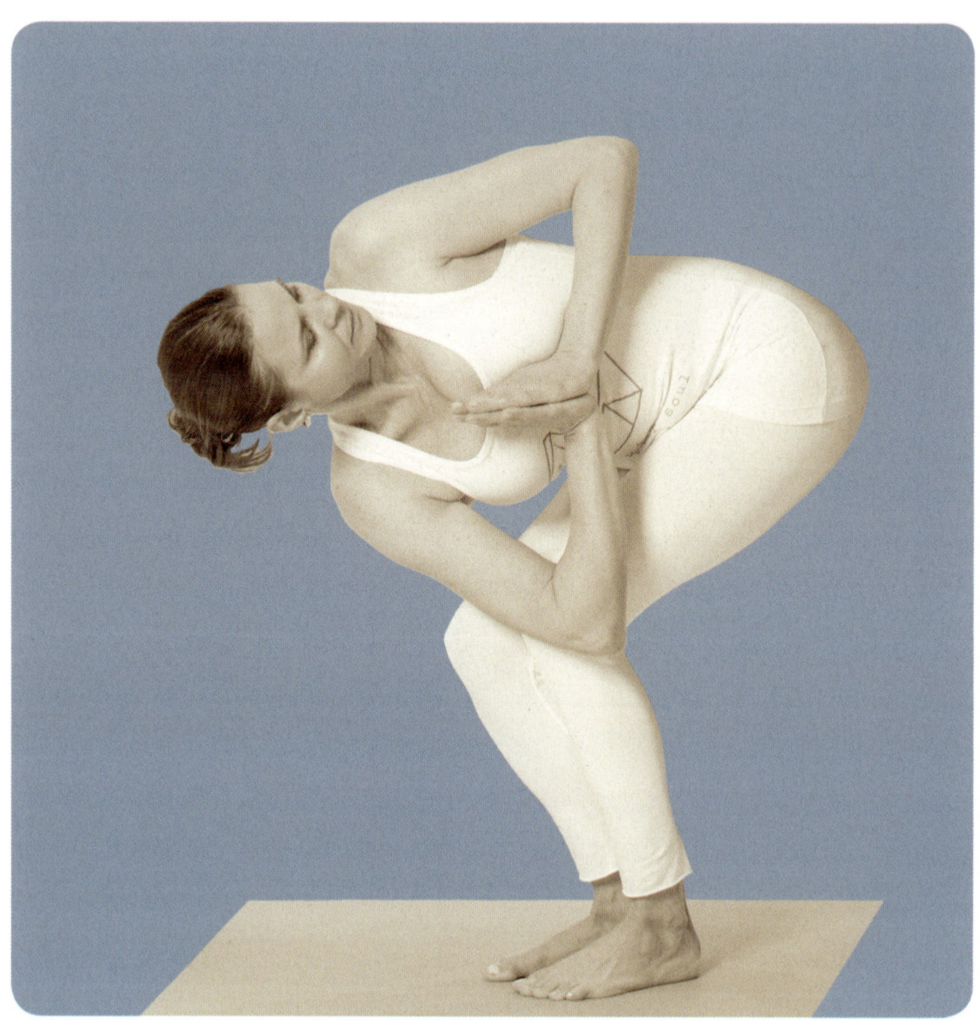

76) Parivritta Utkatasana
(Der gedrehte Stuhl)

Dies ist eine Variante von *Utkatasana*. Die Drehung lenkt das Prana im Körper nach oben und unterstreicht so das „erhebende" Gefühl dieser Haltung. Gleichzeitig bestätigt sie ihre Leichtigkeit.

Zusätzliche Kontraindikationen: Schwangerschaft

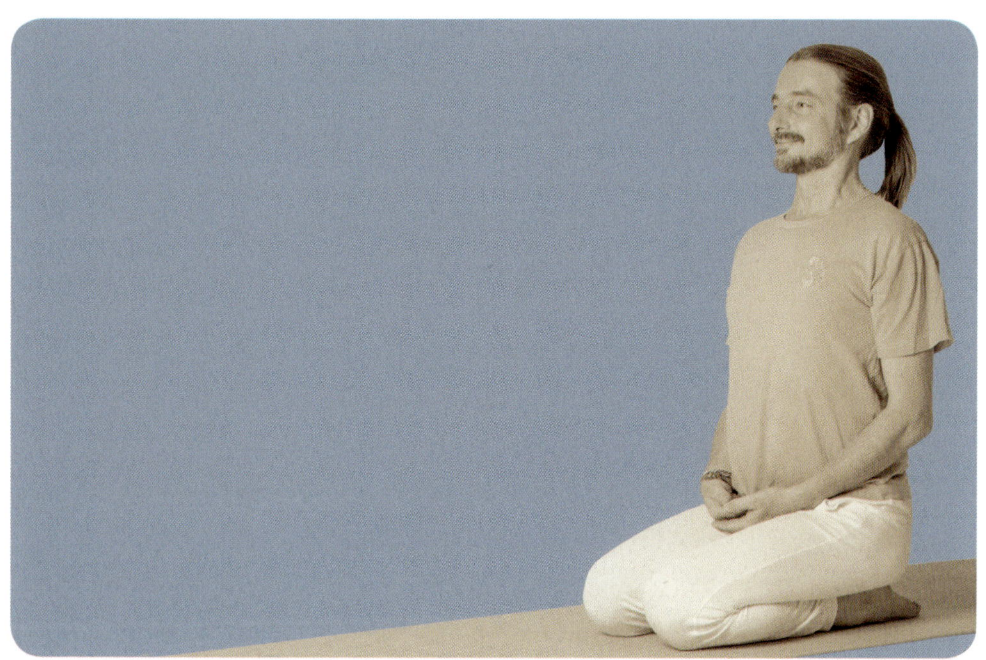

77) Vajrasana
(Der Fels)

Technik: Setze dich auf deine Fersen, die Knie parallel, die Zehen zeigen nach hinten. Lege den rechten großen Zeh über den linken großen Zeh. Lege die Hände in die Leiste, die Handflächen nach oben; die rechte Hand liegt auf der linken Hand. Verlängere die Wirbelsäule nach oben durch den obersten Punkt des Kopfes. Öffne die Brust und die Schultern und halte die Schultern weg von den Ohren. Halte das Kinn parallel zum Boden. Das Entspannen der Beine erzeugt ein stabiles Gefühl (wie ein „Fels"), während das Niederdrücken der Füße ein Gefühl der Kraft erzeugt (wie ein „Blitz", was eine weitere Bedeutung des Namens *Vajra* ist).

Halte die Position und atme normal, erlebe, affirmiere und steigere ihre Qualität.

Um die Asana wieder zu verlassen, lasse jede Aktivierung des Körpers gehen und spüre, wie der Unterschied in der Empfindung ist. Nimm die Wirkung von *Vajrasana* ganz in dich auf und ziehe dich in dein Höheres Selbst in deinem Zentrum zurück.

Drei Pluspunkte für deinen Körper: dehnt die Hüft-, Knie- und Sprunggelenke; spült venöses Blut aus den Beinen und Füßen; stimuliert die Verdauungsorgane

Kontraindikationen: bei empfindlichen oder verletzten Knien setze dich auf ein Kissen oder eine Meditationsbank; sonst lasse die Position einfach weg.

Wie du zu deiner Affirmation kommst

Phase 1: Körper, Geist und Seele

Drücke deine Beine in Richtung Boden, stelle dir vor, du wolltest die Pomuskeln von deinen Fersen ablösen, ohne dies jedoch zu tun. Aktiviere die Innenseiten der Oberschenkel und ziehe den Bauch ein. Beobachte nun, wie du auch bei einem völligen Fehlen jeder äußeren Bewegung eine große potenzielle Energie in deinem Inneren erzeugen kannst, so, als ob du von einem Moment zum anderen aufspringen könntest, obwohl du bewegungslos erscheinst. Lasse diese körperliche Empfindung für ein paar Minuten in dir wachsen. Spüre, wie hinter der Ruhe und der Kontrolle eine hohe, starke Energie steckt, genau wie du dies auch in deinem Leben spüren kannst: ruhig, aber bereit zu handeln, weit weg von jeglicher Reaktivität. Affirmiere innerlich:

„In der Stille berühre ich meine innere Stärke."

Stoppe nun die aktiven Impulse, die du eingesetzt hast, halte ganz sanft die Position und gehe immer tiefer in das Hören auf dich selbst ein. Lasse zu, dass die Unbeweglichkeit des Körpers auch deinen Geist vollständig zur Ruhe bringt.

Phase 2: Mit Prana arbeiten

Es gibt zwei Varianten zum Ausprobieren. Zuerst *entspanne* die Beine und stelle dir vor, dass dein Körper so fest und schwer ist, dass du keinen einzigen Muskel bewegen kannst. Atme normal, und stelle dir bei jedem

Ausatmen vor, dass du nach unten in den Boden sinken würdest. Versuche allmählich, dir der feinstofflichen Energien im Körper bewusst zu werden, die sich frei bewegen, obwohl der Körper ganz unbewegt ist; fange an, dich mit diesen mächtigen Energien zu identifizieren, mit deiner eigenen inneren Freiheit vom Körper statt mit dem Körper selbst.

Die zweite Variante besteht darin, die Beine nach unten zu *aktivieren* und so die Kraft des *Muladhara-Chakras* zu stimulieren: Es verwurzelt dich, hebt dich aber auch kraftvoll nach oben. Die Intensität wird stärker, wenn du auch *Mula Bandha* und *Uddiyana Bandha* anwendest. In völliger Stille, diese innere Kraft wahrnehmend, schätze voll und ganz, warum *Vajrasana* auch „Blitz- und Donner-Haltung" bedeutet. In beiden Fällen affirmiere: „*In der Stille berühre ich meine innere Stärke.*"

Allgemeiner Hinweis:

Vajrasana gibt uns Stille, Ruhe und Stabilität. Ruhe ist ein vorrangiges Ziel für Yogis, und deshalb sollte unsere Yogapraxis immer in einer ruhigen Atmosphäre durchgeführt werden. Swami Kriyananda erklärt: „Im Gegensatz zu den meisten körperlichen Übungen sind die Yogastellungen nicht aufregend, sondern eliminieren Aufregung aus dem System."

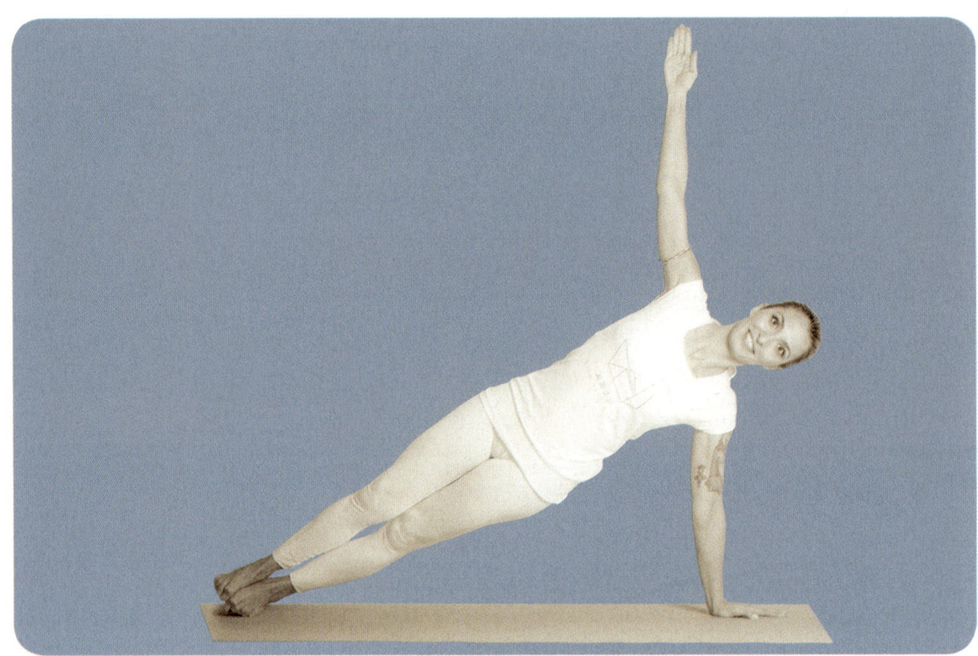

78) Vasishthasana
(Vasishthas Stellung)

Technik: Beginne in *Chaturanga Dandasana*, der vorderen Planke: Der Körper ist in einer geraden Linie, auf Händen und Zehen ruhend, die Hände sind unter den Schultern, die Füße zusammen. Atme nun ein und hebe den rechten Arm zur Seite und nach oben und drehe den Körper gleichzeitig um 90 Grad nach rechts. Das rechte Bein und der rechte Fuß liegen auf dem linken Bein und Fuß. Der Körper bleibt in einer geraden Linie – weder nach unten noch nach oben gewölbt. Die Arme sollten senkrecht zum Boden stehen und sich in entgegengesetzte Richtungen erstrecken. Lasse nicht zu, dass deine Schultern sich zum Hals hin bewegen, sondern strecke sie stark durch den linken oder rechten Arm. Schaue geradeaus, oder drehe den Kopf nach oben, um nach oben zu schauen.

Halte die Position und atme normal, erlebe, affirmiere und steigere ihre Qualität.

Um die Position wieder zu verlassen, atme ein und aus, kehre mit dem Oberarm wieder nach unten bis zum Boden zurück und komme in *Balasana*. Nimm die Wirkung von *Vasishtasana* ganz in dir auf und ziehe dich in dein Höheres Selbst in deinem Zentrum zurück.

Übe die Haltung auf der anderen Seite.

Drei Pluspunkte für deinen Körper: kräftigt den ganzen Körper; stärkt die Beine und die tief gelegenen Muskeln des Bauches; stärkt die Schultern

Kontraindikationen: bei Verletzungen am Handgelenk oder Empfindlichkeit: Mache eine Faust.

Wie du zu deiner Affirmation kommst

Phase 1: Körper, Geist und Seele

Halte deinen Blick fest auf die Hand gerichtet, die hochgehalten wird oder vor dir ausgestreckt ist, fördere in dir die Kraft und die Konzentration. Sie sind die Zutaten, mit denen du jeder Störung durch eine geistige Unruhe begegnen kannst. Erreiche in dir die Ebene deiner Intuition und Entschlossenheit. Affirmiere:

„Das ruhige Feuer meiner Konzentration verbrennt jede Unruhe und jede Zerstreuung."

Phase 2: Mit Prana arbeiten

Konzentriere dich darauf, Ströme konzentrierter Energie von der Wirbelsäule nach außen in vier Richtungen zu senden: in deine Beine, in deine Oberarme, die Unterarme, den Kopf. Lass deine Absicht Kontrolle sein, außerdem Konzentration und eine yogische Selbstbeherrschung von Körper und Geist, die Vasishtha erreicht hat. Affirmiere: *„Das ruhige Feuer meiner Konzentration verbrennt jede Unruhe und jede Zerstreuung."*

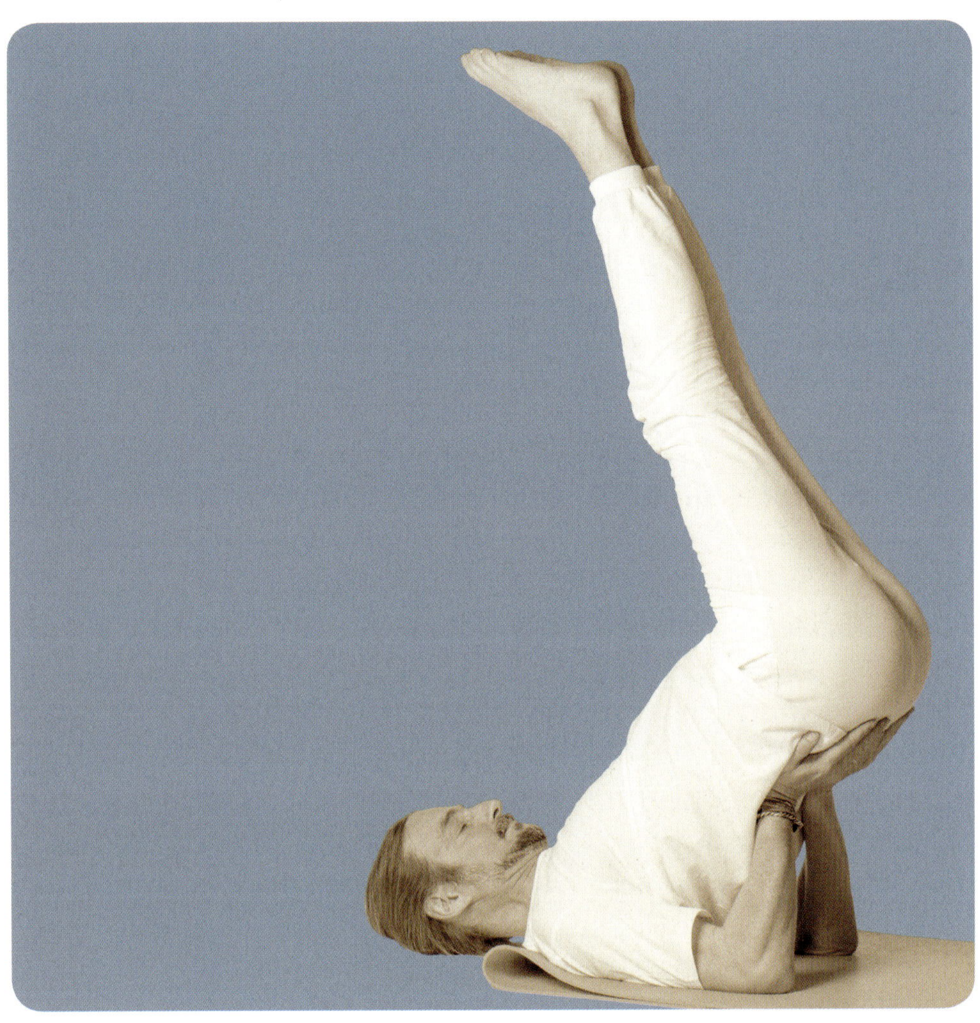

79) Viparita Karani
(Einfache Umkehrstellung)

Technik: Falte eine Decke (oder zwei) und lege dich in Rückenlage mit dem Kopf bis zu den Schultern 5 cm über die gefaltete Deckenkante. Lege die Arme an deine Seite, die Handflächen zeigen nach unten. Atme ein und hebe die Beine senkrecht hoch. Hebe dann beim nächsten Einatmen das Gesäß an, indem du die Hände und die Rückseiten der Arme in den Boden drückst. Beuge die Ellenbogen, lege die Handkanten aneinander und lasse den oberen Hinterrand des Beckens nach unten in die Hände sinken. Lege die Fingerspitzen auf das Steißbein. Strecke die Wirbelsäule hoch. Halte die Ellenbogen schulterbreit auseinander. Der Oberkörper sollte etwa in einem Winkel von 45 Grad zum Boden stehen. Die Füße sind über der Brust, nicht weiter hinten. Drücke die Rückseiten der Arme und die Schultern in den Boden und verlängere dich durch die Beine nach oben.

Halte die Position und atme normal, erlebe, affirmiere und steigere ihre Qualität.

Um die Position wieder zu verlassen, ziehe die Knie langsam nach unten zur Brust, dann lasse die Hände auf den Boden sinken und komme langsam, mit voller Kontrolle, Wirbel für Wirbel, wieder nach unten. Ruhe in *Savasana*. Nimm die Wirkung von *Viparita Karani* ganz in dir auf und ziehe dich in dein Höheres Selbst in deinem Zentrum zurück.

Drei Pluspunkte für deinen Körper: stimuliert das Verdauungssystem; normalisiert die Schilddrüse und die Nebenschilddrüse; entleert das venöse Blut aus den Beinen

Kontraindikationen: Herz-Kreislauf-Probleme; Menstruation; Schwangerschaft nach dem ersten Trimester; einige Wirbelsäulenverletzungen

Wie du zu deiner Affirmation kommst

Phase 1: Körper, Geist und Seele

Bevor du in die Position kommst, setze dich einen Moment mit geschlossenen Augen hin, die Augen hoch zum Dritten Auge gerichtet. Und bitte die vitale Essenz, die alles Leben beseelt, durch dich aus dem Mund des OM (Medulla oblongata) zu fließen, sodass es dich beruhigt und sich an dein Herz wendet und von dort in deine Hände strömt. Reibe deine Hände gegeneinander und lasse sie zu einer Verbindung werden, um in dir das Wissen um dein Bewusstsein zu wecken, und eine Verbindung zu jenem tiefsten und reinsten Teil in dir herzustellen – denjenigen Teil von dir, der das Gefühl deiner Existenz kennt, der alle Antworten auf deine Zweifel in sich trägt und der in der Lage ist, die nützlichste Wirklichkeit für dein Wachstum und für das, was dich umgibt, zu erzeugen.

Dann komme mit dieser Absicht in deine Haltung, mit allergrößter Aufmerksamkeit auf den magnetisierenden Effekt deiner Hände auf dem Sakrum (Kreuzbein), dem Sitz einer kraftvollen ursprünglichen Energie, die in dir lebt – der Kundalini-Energie. Und während du in dieser Umkehrhaltung bist, lenke bewusst die Kundalini-Energie zum Dritten Auge, wobei du mehrmals geistig wiederholst:

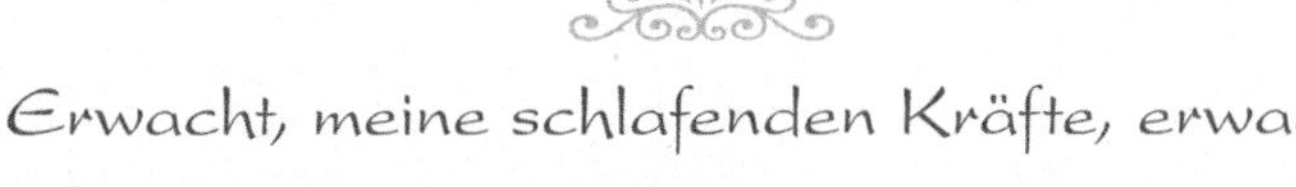

Wenn du die Position wieder verlassen hast, bleibe in *Savasana* und lausche unmittelbar auf dein Herz, den Blick immer noch weiter auf den Mittelpunkt deiner Stirn gerichtet. Beobachte, ob eine Eingebung erscheint oder ob eine Antwort auf eine Frage aufkommt, die du in deinem Inneren gestellt hast.

Phase 2: Mit Prana arbeiten

Diese Haltung wird allgemein als ein „Mudra" bezeichnet – sie erzeugt eine starke energetische Wirkung: Die Hände stimulieren die Kundalini am *Muladhara-Chakra*, so wie es bei *Sarvangasana*, *Sirshasana* oder *Halasana* nicht möglich ist. Um den in Phase 1 beschriebenen Effekt zu verstärken, füge noch *Jivha Bandha* hinzu. Ziehe den Energiefluss bewusst zum Gehirn, zum Dritten Auge, um Erleuchtung zu finden. Mit dieser Absicht affirmiere: *„Erwacht, meine schlafenden Kräfte, erwacht!"*

Allgemeiner Hinweis:

Viparita Karani ist eine zutiefst spirituelle Position. Tatsächlich ist Yoga seit unendlichen Zeiten immer eine spirituelle Wissenschaft gewesen. Swami Kriyananda erklärt: „Die tiefsten Wirkungen in den meisten Yogastellungen sind spiritueller Natur."

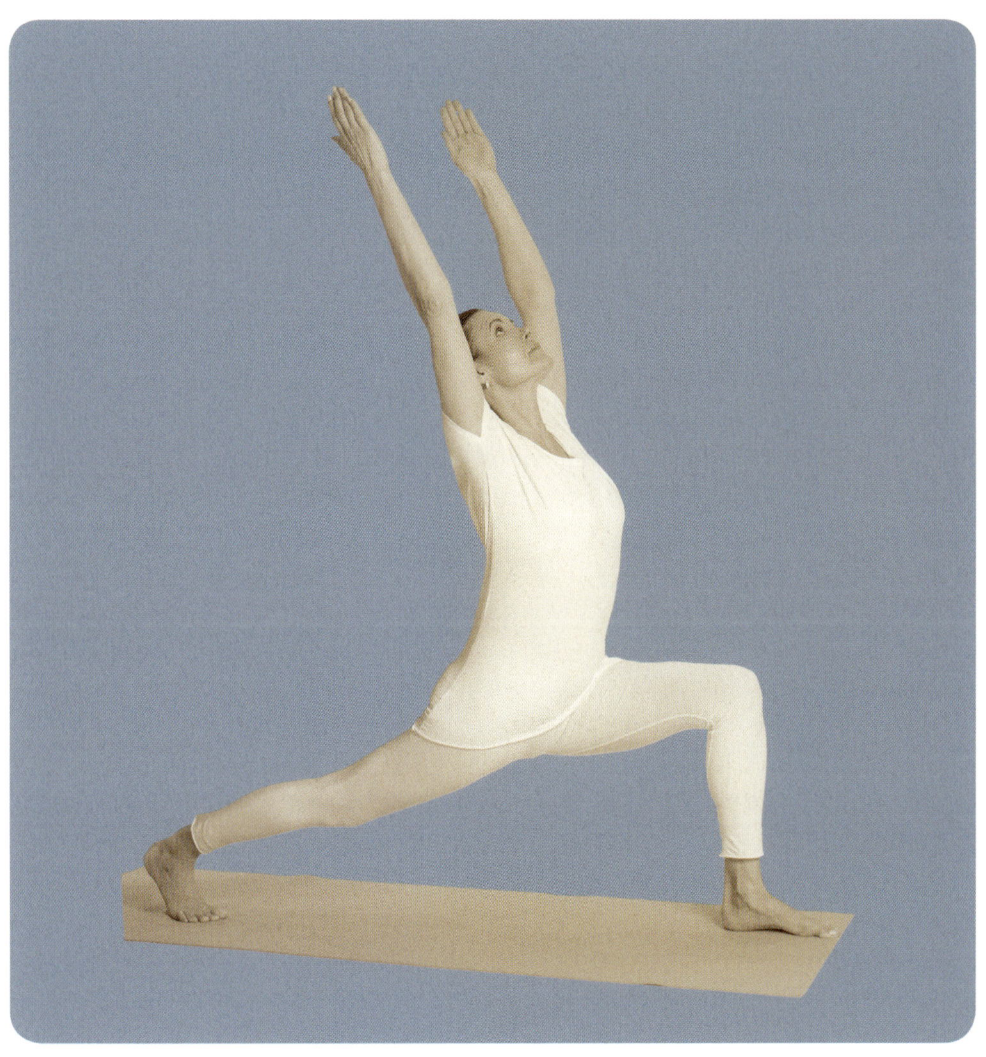

80) Virabhadrasana 1
(Krieger 1)

Technik: Von *Tadasana* aus mache mit dem rechten Bein einen großen Schritt zurück und drehe den Fuß gerade so weit nach außen, dass du mit der Fußsohle den Boden berühren kannst. Alternativ kannst du auch die Ferse angehoben halten (was schwieriger ist, aber besser. Wenn der Fuß gedreht wird, sollte auch das Becken leicht gedreht werden. Wenn der Fuß jedoch mit angehobener Ferse gerade ist, zeigt das Becken nach vorne). Beuge das linke Knie über dem Fußgelenk und komme in einen tiefen Ausfallschritt, (wenn möglich, den Oberschenkel horizontal halten). Das rechte Bein ist gerade. Verwurzle deine Beine in den Boden und spüre, wie die daraus resultierende Kraft dem ganzen Körper zur Verfügung steht. Spanne das Gesäß an und ziehe den Bauch ein. Die Brust zeigt nach vorne, die Hüften sind auf beiden Seiten gleich hoch, die Wirbelsäule ist senkrecht und die Schultern sind gesenkt. Atme nun ein und hebe deine Arme hoch, hebe deine Brust an und komme in eine leichte Rückwärtsbeuge. Die Arme sind gerade, die Handflächen sind zueinander gewandt. Lege deinen Kopf leicht in den Nacken; der Hals in einer Linie mit der Wirbelsäule, während du nach oben schaust.

Halte die Position und atme normal, erlebe, affirmiere und steigere ihre Qualität.

Atme ein, um die Position wieder zu verlassen, dann bringe mit einem Ausatmen die Arme wieder nach unten. Atme erneut ein, kehre beim Ausatmen mit den Beinen zurück und komme ausatmend in *Tadasana*. Nimm die Wirkungen von *Virabhadrasana 1* ganz in dir auf und ziehe dich in dein Höheres Selbst in deinem Zentrum zurück.

Übe dann die Haltung auf der anderen Seite.

Drei Pluspunkte für deinen Körper: öffnet Brust, Bauch und Hüften; stärkt die Beine; bringt Kraft in den ganzen Körper

Kontraindikationen: einige Wirbelsäulenverletzungen

Wie du zu deiner Affirmation kommst

Phase 1: Körper, Geist und Seele

Stark in deinen Beinen erzeugst du eine grundlegende Festigkeit für deine Kräfte – wie ein Krieger –, aber schau nach oben, um dich nach oben zu öffnen, weil der Krieger im Dienst eines größeren Guten steht, als es dein eigenes, kleines, persönliches Interesse sein könnte. Du wirst entdecken, dass du, wenn du dich in den Dienst für eine bessere Welt stellst, eine Energie bekommst, die viel größer ist als deine kleine, individuelle Energie. Affirmiere:

„Ich stimme meinen Willen
auf den Urquell aller Kraft ein."

Phase 2: Mit Prana arbeiten

Erlebe das Gefühl, dass der Körper aus Licht besteht – ein leuchtendes Symbol, das Kraft ausdrückt. Stimme dich auf das *Muladhara-Chakra* ein, während du die Füße nach unten drückst; nimm die Kraft dieses Chakras wahr. Verteile dieses Gefühl der Kraft in deinen leuchtenden Körper, während die erhobenen Arme deine weise Offenheit für eine höhere Quelle symbolisieren. Affirmiere: *„Ich stimme meinen Willen auf den Urquell aller Kraft ein."*

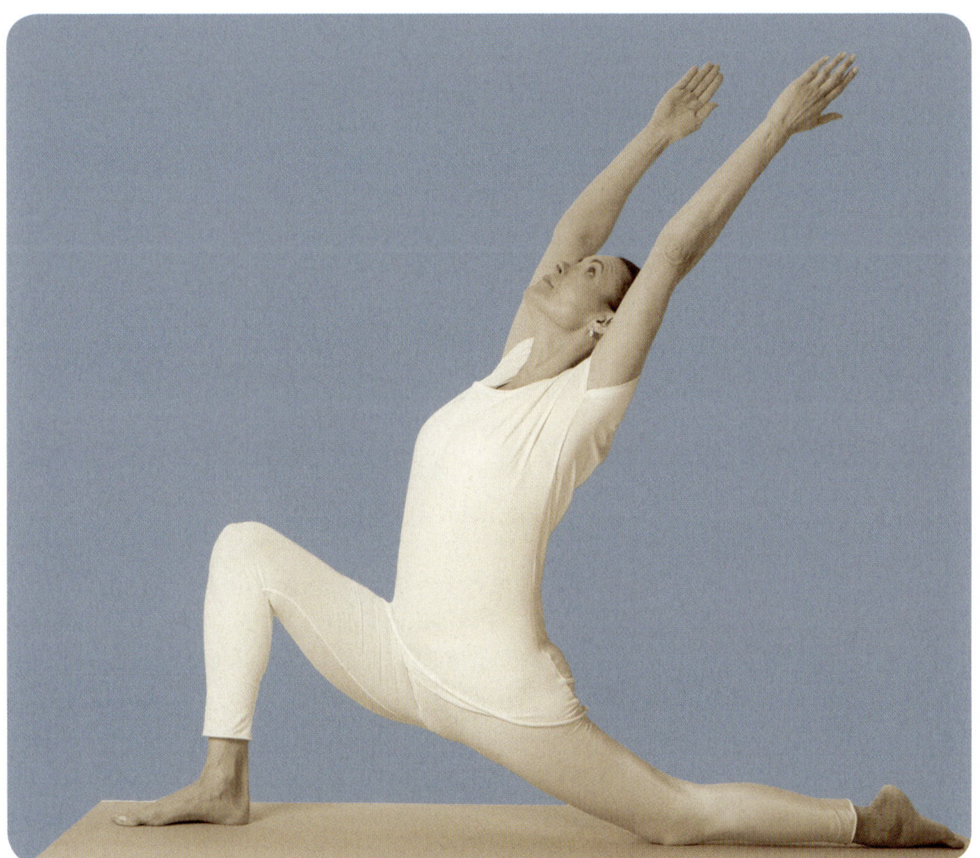

81) Banarasana
(Der Affe)

Banarasana ist Teil des Sonnengrußes und vermittelt ein inneres Gefühl, das dem von *Virabhadrasana 1* ähnelt – kraftvoll und aktiv offen für eine höhere Quelle.

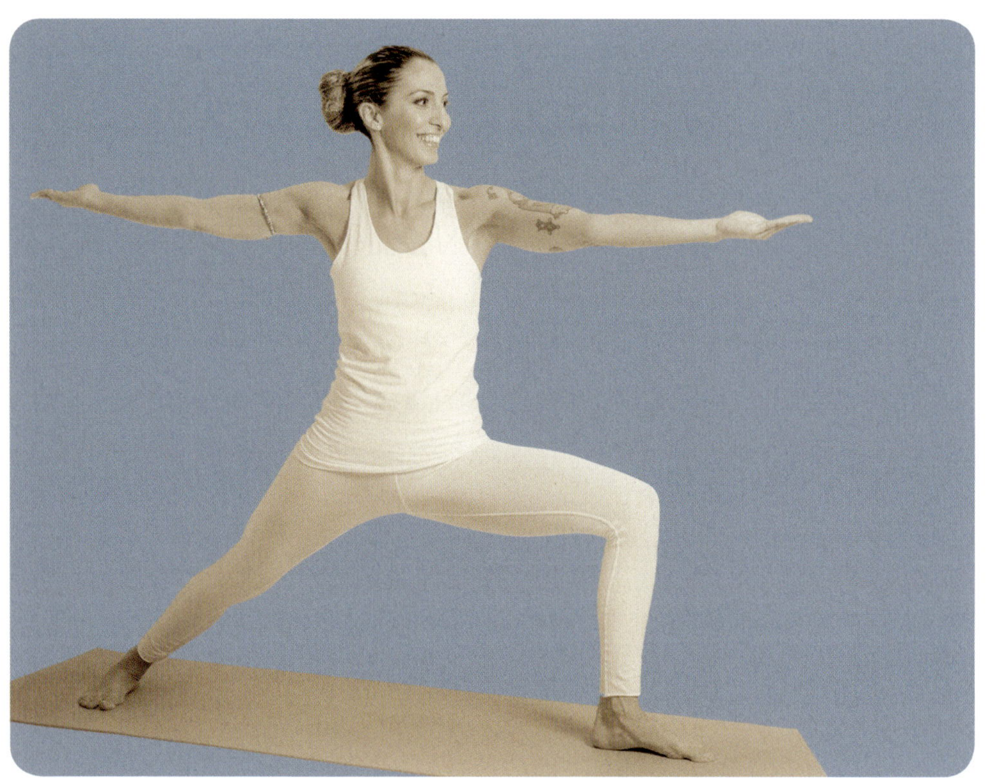

82) Virabhadrasana 2
(Krieger 2)

Technik: Von *Tadasana* aus spreize die Beine (breiter als eine Beinlänge). Öffne die linke Hüfte, drehe den linken Fuß um 90 Grad nach außen. Atme ein und verlängere die Wirbelsäule, dann atme aus und beuge das linke Knie, richte es über dem Knöchel aus, wobei der Oberschenkel in die gleiche Richtung zeigt wie die linken Zehen. Wenn dabei die rechte Hüfte ein wenig nach vorne kommt, drehe den rechten Fuß leicht nach innen ein. Positioniere die Füße so, dass eine Linie vom zweiten Zeh durch die Ferse des linken Fußes genau auf die Mitte des Spannes des rechten Fußes zuläuft. Drücke die Füße nach unten. Die Brust zeigt nach vorne. Halte die Hüften auf einer Linie parallel zum Boden, die Wirbelsäule ist aufrecht. Atme ein und ziehe die Arme bis zur Horizontalen hoch, lasse die Handflächen nach oben zeigen und verlängere dich durch die Fingerspitzen nach außen. Atme aus und entspanne die Schultern nach unten. Atme wieder ein und strecke den Nacken, ziehe das Kinn ein, dann atme aus und drehe den Kopf nach links, wobei du das Kinn parallel dazu hältst. Strecke dich durch den Scheitel nach oben.

Halte die Position und atme normal, erlebe, affirmiere und steigere ihre Qualität.

Um die Asana wieder zu verlassen, drehe zuerst wieder den Kopf zurück. Atme ein und strecke das Bein; dann senke, beim Ausatmen, die Arme. Schließe deine Beine, kehre zurück nach *Tadasana*. Nimm die Wirkungen von *Virabhadrasana 2* ganz in dir auf und ziehe dich in dein Höheres Selbst in deinem Zentrum zurück.

Übe dann die Haltung auf der anderen Seite.

Drei Pluspunkte für deinen Körper: stärkt die Beine, insbesondere den vierköpfigen Oberschenkelmuskel (Quadrizeps); öffnet die Hüften; verbessert die Haltung

Kontraindikationen: keine (wenn alle Anweisungen befolgt werden)

Wie du zu deiner Affirmation kommst

Phase 1: Körper, Geist und Seele

Halte die Position, indem du versuchst, denjenigen inneren Geisteszustand zu erreichen, die sie zum Ausdruck bringt. Lausche vor allem, sei empfänglich, denn die Asana hat eine besondere Sprache. Halte dieses reine Lauschen für wenigstens 2 Minuten aufrecht, komme in Einklang damit.

Du wirst schnell erkennen, dass die Asana in dir ein starkes Gefühl von Kraft und Mut erweckt, aber ohne Arroganz. Bringe die Potenz des Universums selbst zum Ausdruck, die kreative Urkraft, die allen Dingen zugrunde liegt. Spüre dich als Teil dieses Wunders der Schöpfung und der Natur. Denke an den Ausdruck des Lebens, das durch dich hindurchströmt, das im Yoga als etwas Heiliges und Göttliches angesehen wird, und affirmiere innerlich: „*Voller Freude drücke ich die göttliche Kraft aus.*“

Phase 2: Mit Prana arbeiten

Dies ist eine Kriegerpose, deshalb strahle deine Kraft aus und lasse sie von der Wirbelsäule nach außen leuchten, in alle Richtungen. Erfülle dein ganzes Wesen mit einem kraftvollen Fluss von Prana. *Sei* ein Krieger. Die nach oben gerichteten Hände symbolisieren, dass du diese Kraft von einer höheren Quelle, dem Göttlichen, erhältst. Affirmiere: „*Voller Freude drücke ich die göttliche Kraft aus.*“

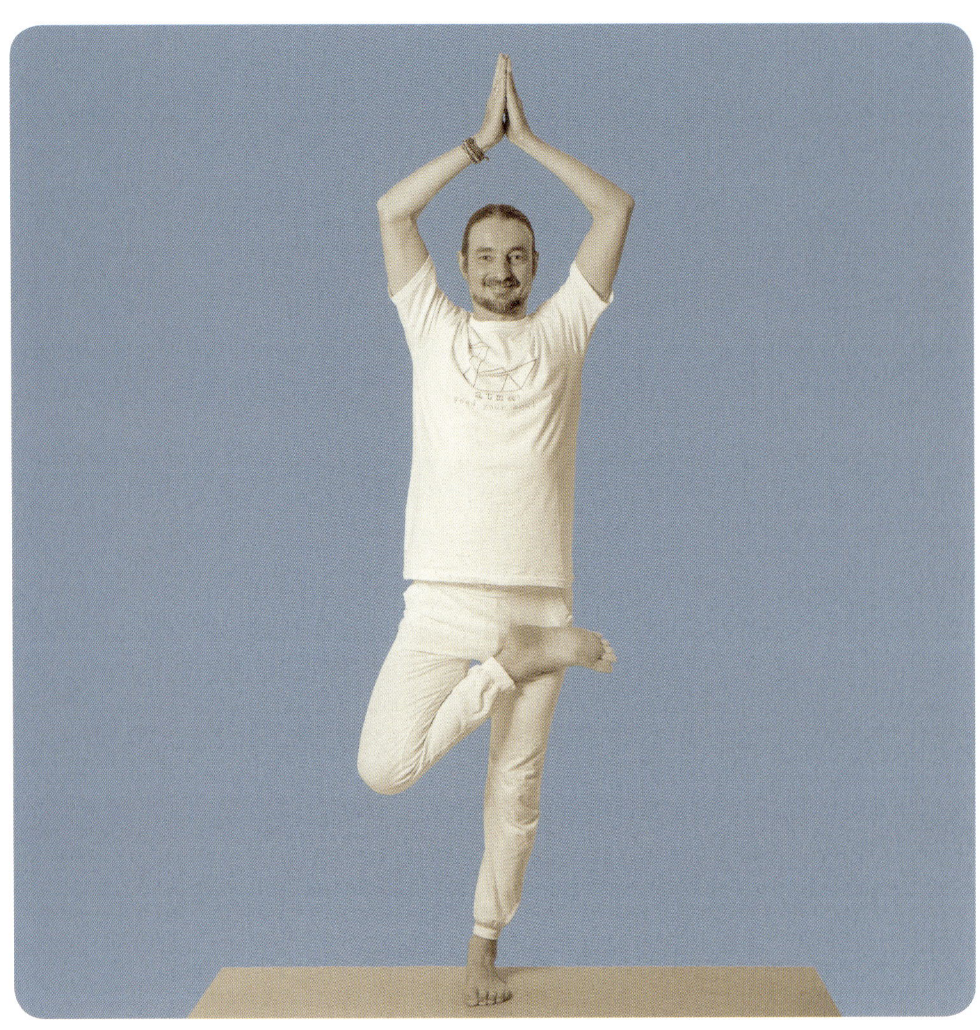

83) Vrikasana
(Der Baum)

Technik: Von *Tadasana* aus verschiebe das Gewicht auf den linken Fuß und lasse den Fuß sich in den Boden verwurzeln. Fixiere den Blick auf einen festen Punkt. Bringe das rechte Knie bis zur Brust, und drehe von der Hüfte aus das gebeugte Bein nach unten, den Fuß in der Leiste. Halte das Gesäß angespannt und überprüfe, ob die Wirbelsäule gerade ist, ob die rechte Hüfte nicht nach außen drückt. (Wenn du diese Halblotusposition nicht einnehmen kannst, stelle den Fuß auf den Oberschenkel und drücke beide gegeneinander, das Knie zeigt dabei nach rechts.) Atme ein und lasse die Hände über den Kopf nach oben kreisen, lege die Handflächen aneinander und strecke dich nach oben. Beuge beim Ausatmen die Ellenbogen, sodass du die Schultern weicher machst, die Wirbelsäule aber lang hältst. Finde dein Gleichgewicht.

Halte die Position und atme normal, erlebe, affirmiere und steigere ihre Qualität.

Um die Asana wieder zu verlassen, atme tief ein und hebe die Arme an; mit dem Ausatmen bringe sie dann nach unten. Von der Hüfte aus drehend, bringe das Knie nach oben und entspanne dann den Fuß nach unten in *Tadasana*. Nimm die Wirkung von *Vrikasana* ganz in dir auf und ziehe dich in dein Höheres Selbst in deinem Zentrum zurück.

Übe die Haltung dann auf der anderen Seite.

Drei Pluspunkte für deinen Körper: strafft die Beinmuskulatur; öffnet die Hüftgelenke; verbessert den Gleichgewichtssinn

Kontraindikationen: bei Herz-Kreislauf-Problemen lege die Hände bitte auf dein Herz; im Falle einer Knieverletzung übe die Halblotusstellung bitte nicht

Wie du zu deiner Affirmation kommst

Phase 1: Körper, Geist und Seele

Fühle dein Standbein wie eine Wurzel eines kraftvollen Baumes und lasse zu, dass die Vorderseite des hochgestreckten Teils deines Körpers sich verlängern kann, ja, sogar ein wenig hin-und herschwankt, so, als würde er vom Wind bewegt werden. Stelle dir zusammen mit deinem Atem die Lebendigkeit vor, die der Baum durch seine Blätter in sich aufnimmt. Konzentriere dich auf die Festigkeit und gleichzeitige Biegsamkeit deines lebendigen Stammes, also auf deine Wirbelsäule. Wenn es dir gelingt, in deinem Zentrum zu stehen, wirst du entdecken, dass auch du wie ein Baum, der immer, durch alle Jahreszeiten hindurch, seine Majestät bewahrt, in dir die Ruhe bewahren kannst, ganz gleich, was für eine Veränderung sich auch in deinem Leben ergibt. Affirmiere innerlich:

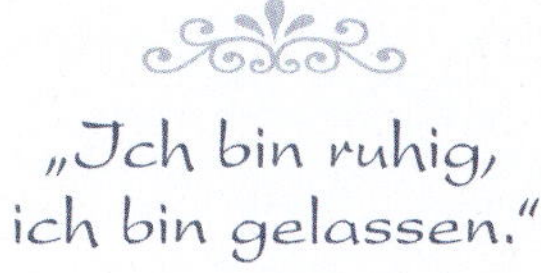

„Ich bin ruhig,
ich bin gelassen.“

Phase 2: Mit Prana arbeiten

Oh, Yogi, lass' deine Energie immer in deiner Wirbelsäule zentriert sein, was dich ruhig und unerschütterlich macht: *Yogas chitta vritti nirodha*! Wenn du auf einem Bein stehst, zieht sich dein Prana automatisch in die innere Mitte, zur Wirbelsäule, zurück. Versuche, eine „aufrechte Linie der Energie" wahrzunehmen, die sich zwischen deinen Handflächen zu deinen Fingern nach oben erstreckt. Zentriere dich tief in deinem Inneren. Wie bei allen Asanas drücke bewusst dein inneres Selbst, deine Seele aus; in diesem Fall ihre unerschütterliche Ruhe. Affirmiere: *„Ich bin ruhig, ich bin gelassen."*

Allgemeiner Hinweis:

Ananda-Yoga betont ein tiefes Bewusstsein, und dieses Bewusstsein erfordert langsame Bewegungen. Dies gilt insbesondere, wenn man sich der subtilen Energie im Körper bewusst werden will. Swami Kriyananda schreibt: „Die Stimulierung des Bewusstseins für die Energie durch körperliche Spannung erfordert ein ruhiges, nach innen gerichtetes Bewusstsein. Beim Laufen oder Werfen eines Balles ist die Muskelspannung beteiligt, aber dabei ist die Konzentration ganz auf die Auswärtsbewegung gerichtet. Für die Entwicklung eines inneren Bewusstseins von Energie als der wahren Kraft hinter der Muskelspannung ist es notwendig, dass alle entsprechenden körperlichen Bewegungen **langsam**, **harmonisch** und **bewusst** sind."

Die Gefahr dabei ist, dass eine langsame und nach innen gerichtete Yogapraxis energiearm wird und dadurch die Yogastellungen zu „ätherisch" werden. Das wäre ein großer Fehler! Niedrige Energie führt zu… nichts. Der Begriff „Niedrigenergie" ist im yogischen Vokabular nicht vorhanden. Deine Asanas sollen darum langsam und nach innen gerichtet sein und doch mit Vitalität, Energie und einem Körper gefüllt sein, der „Shakti" zum Ausdruck bringt.

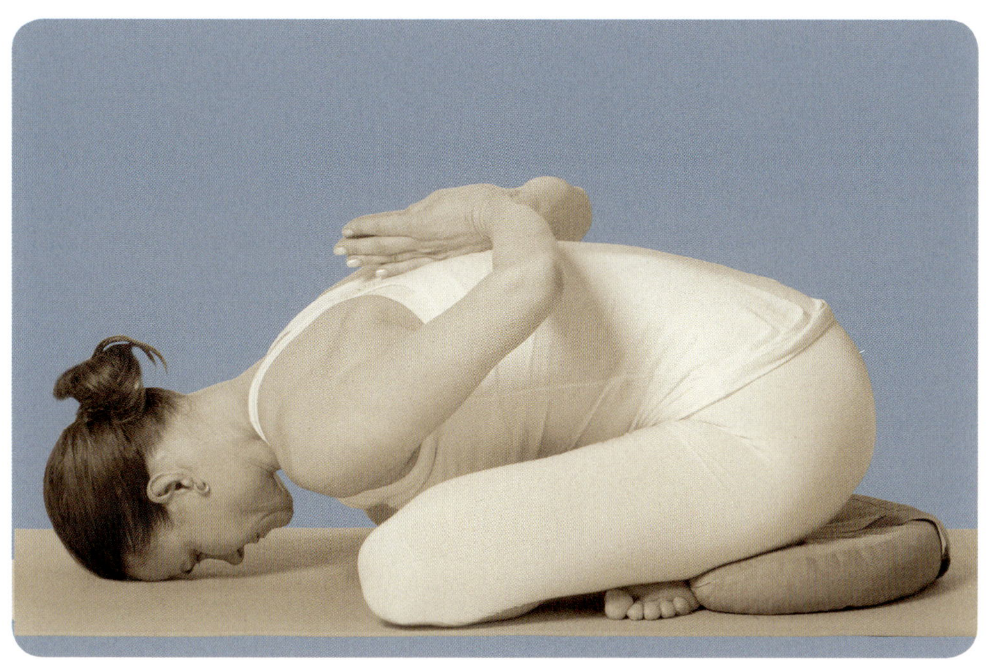

84) Yoga Mudra

Technik: Sitze in einer bequemen Haltung (oft am besten auf einem Kissen), mit gekreuzten Beinen (oder in *Padmasana*). Lege die Handflächen hinter dem Rücken zusammen, wobei die Finger nach oben zeigen. Atme ein, verlängere die Wirbelsäule und beuge dich mit dem Ausatmen nach vorne – zunächst von den Hüften aus, mit gerader Wirbelsäule. In der zweiten Phase atme wieder ein und strecke dich weiter aus, dann atme aus, entspanne dich nach vorn und lege die Stirn auf den Boden. Wenn sie ihn nicht berührt, lege dir ein Kissen darunter.

Halte die Position und atme normal, erlebe, affirmiere und steigere ihre Qualität.

Um die Asana wieder zu verlassen, lege die Hände auf den Boden, damit du leichter nach oben kommst, und richte dich beim Einatmen langsam auf. Setze dich in *Dandasana*. Nimm die Wirkung von *Yoga Mudra* ganz in dir auf und ziehe dich in dein Höheres Selbst in deinem Zentrum zurück.

Drei Pluspunkte für deinen Körper: verlängert den Trizeps; öffnet die Handgelenke; entspannt den Rücken

Kontraindikationen: Schwangerschaft

Wie du zu deiner Affirmation kommst

Phase 1: Körper, Geist und Seele

Komme mit innerer Achtsamkeit in diesen Augenblick der Rückbesinnung, der dir ganz allein gehört. Lass zu, dass das Leben selbst dich empfängt, genauso, wie du bist, verneige dich vollständig und versuche so, dich zu erinnern, dass du eine Einheit bist, deren Leben einen Sinn hat, ein Ziel, und dass es wirklich gewollt ist. Verneige dich und denke, dass du empfangen und geliebt bist, weil es dich gibt, und nicht, weil du in einer bestimmten Weise bist oder etwas Gutes tust. Affirmiere:

„Ich bin Dein,
nimm mich an!"

Phase 2: Mit Prana arbeiten

Diese Haltung ist ein Bogen. Biete die Energie der Medulla oblongata dem Dritten Auge im Geiste der Hingabe an. Lasse bewusst dein Gefühl von „Ich", das in der Medulla oblongata sitzt, in eine höhere Realität los; in den Geist, in die Göttliche Gegenwart. Die Hände, die im Gebet hinter dem Herzen vereint sind, helfen dir dabei. Affirmiere: *„Ich bin Dein, nimm mich an!"*

Das Folgende ist ein guter Leitfaden für alle Asanas: Übe bewusst „*ananda*“, die innere Freude deiner Seele. Lasse sie wachsen! Und dann strahle sie nach außen aus, zu allen deinen Mitmenschen.

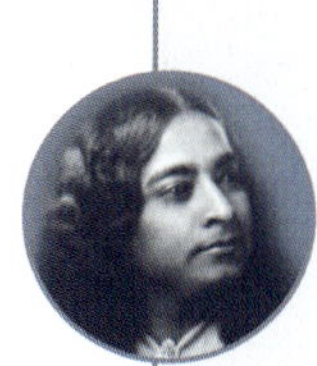

Affirmiere jetzt mit Yogananda:

„Beginnend heute mit der frühen Morgendämmerung
werde ich Freude auf alle ausstrahlen, die ich treffe.
Ich werde der geistige Sonnenschein sein
für alle, die meinen Weg kreuzen.
Ich werde die Kerzen des Lächelns verbrennen
im Schoß der Freudlosen.
Vor dem unvergänglichen Licht meines Jubels
wird die Dunkelheit die Flucht ergreifen.“

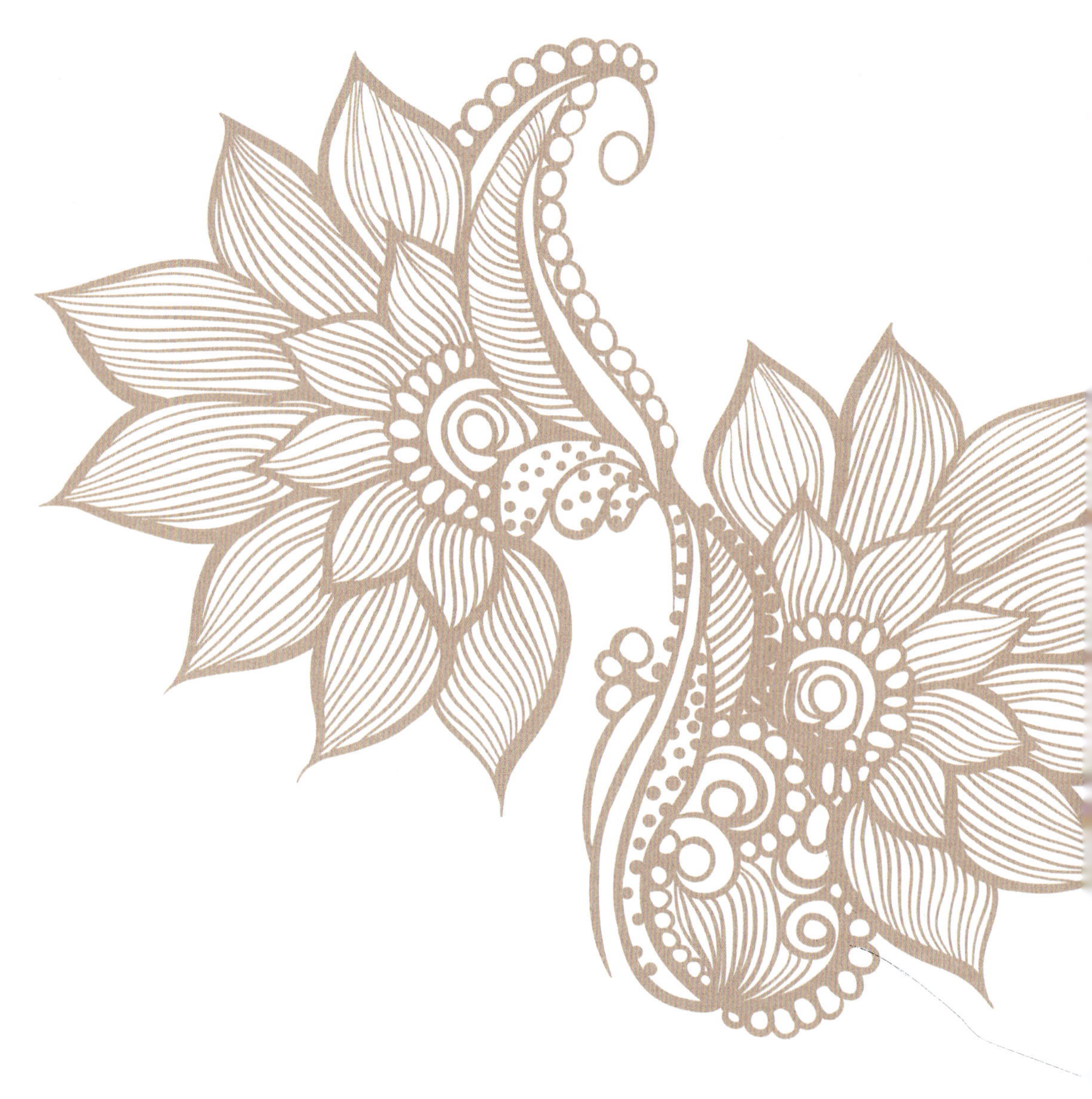

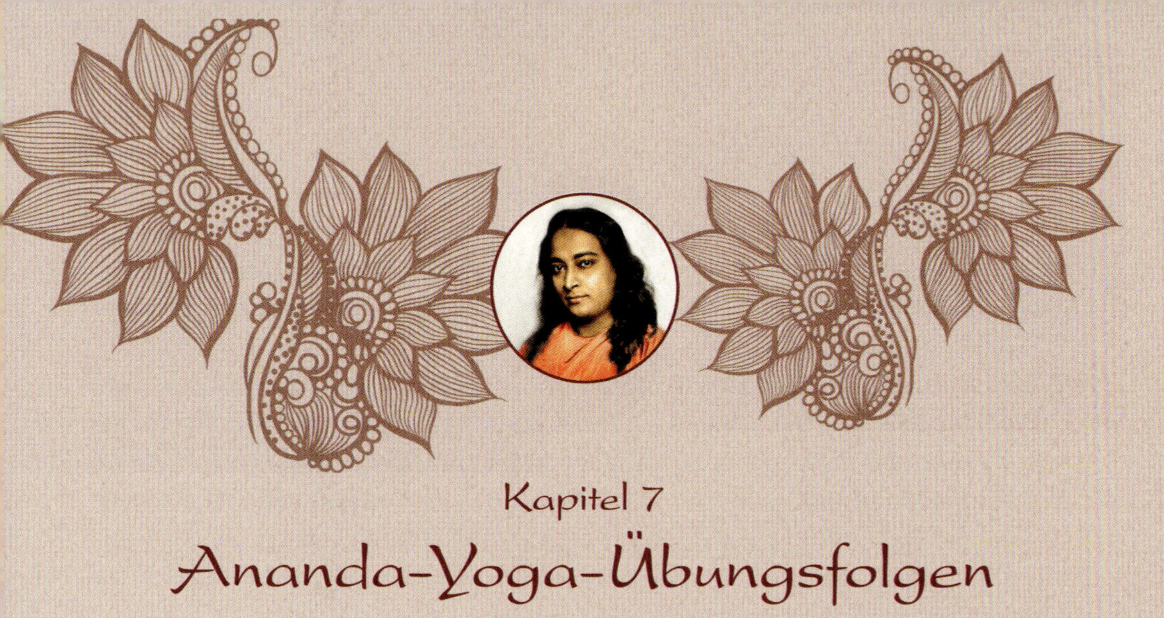

Kapitel 7

Ananda-Yoga-Übungsfolgen

„Das kosmische Gesetz kann nicht
zusammengefasst oder verändert werden
und der Mensch würde gut daran tun,
sich in Harmonie mit ihm zu bringen."

Autobiographie eines Yogi

Yoga-Folgen designen

Die Ananda-Yoga-Folge ist folgendermaßen aufgebaut:

- Zentrieren (Meditation, Pranayama)
- Aufwärmen (mit Yoganandas Energie-Aufladeübungen)
- Asanas: Stehhaltungen; Bodenhaltungen; Umkehrhaltungen (Kopf tiefer als Herz)
- Savasana (Tiefenentspannung)
- Pranayama, Meditation

Wir wollen nun diese Punkte, einen nach dem anderen, genauer betrachten.

Zentrieren

Der erste Teil einer Ananda-Yoga-Sequenz ist das Zentrieren: Sie besteht aus einem Pranayama und/oder einer kurzen Meditation. Auf einer Aufnahme erklärt Swami Kriyananda: „Denke daran, dass dein Bewusstseinszustand, während du die Positionen übst, ein sehr, sehr wichtiger Teil der Haltungen ist. Denn schließlich sollen diese Positionen dein ganzes Sein verändern. Und dieses Sein ist ein Strahlen, das von deinem Inneren ausgeht und nach außen leuchtet. Was du in deinem *Inneren* bist, das wirst du auch im *Außen* sein. Es ist daher sehr wichtig, dass du dich vor Beginn der Haltungen aufrecht hinsetzt, ein paar Atemübungen machst, ein paar Augenblicke lang meditierst und deinen Geist beruhigst. Erst dann, mit dieser meditativen Ruhe und Harmonie, übst du die Haltungen selbst."

Warm-Up

Der nächste Schritt ist das Aufwärmen. Mit einem kalten Körper macht es keinen Spaß, die Asanas zu üben, er kann sie auch nicht gut ausführen. Swami Kriyananda rät daher: „Es ist besser, wenn der Körper warm ist, wenn er sie ausführt." Das von ihm als „warm" empfohlene Aufwärmen sind Yoganandas *Energie-Aufladeübungen*.

„Diese Energie-Aufladeübungen können ein wunderbarer Anfang für deine Yogastunde sein. Sie lehren dich nicht nur, die Wahrnehmung der Energie im Körper zu entwickeln. Sie dienen auch dazu, den ganzen Körper richtig aufzuwärmen, da die Asanas nur geübt werden sollten, wenn der Körper warm ist."

Im Laufe der Zeit wurden andere Arten von Aufwärmübungen (nicht von Kriyananda unterrichtet) Teil der Ananda-Yoga-Sequenzen:

- Langsame, sanfte, fließende Bewegungen, die den Körper dehnen, gepaart mit dem Atem und Bewusstsein während ihrer Ausführung. Jede Bewegung ist für einen bestimmten Körperteil vorgesehen: für den Hals, für die Schultern, für die Arme, für die Wirbelsäule, für die Hüften, für die Beine oder für den Bauch.

- Ein dynamischer Yoga-Flow, um den Körper stark zu erwärmen und zu dehnen.
- Statische Dehnungen: eine Dehnung für eine längere Zeit zu halten, mit allmählicher Entspannung der Muskeln.

Diese Aufwärmphase sollte nicht zu einem vorherrschenden Teil einer Ananda-Yoga-Sequenz werden: In einer Sitzung von 1,5 Stunden sollte sie nicht länger als 10-20 Minuten dauern.

Wenn du außer Yoga keine anderen Sportarten machst, könnte es aus gesundheitlichen Gründen sinnvoll sein, 15-20 Minuten dynamisches Aufwärmen durchzuführen; oder beginne deine Asana-Sitzung mit mehreren Runden *Surya Namaskar.* Der Grund dafür ist, dass unser Körper jeden Tag schwitzen sollte. Yogananda lehrte: „Mache jeden Tag irgendeine Art von Bewegung, bis im ganzen Körper Schweiß ausbricht. Erkältungen und andere ähnliche Krankheiten werden bald verschwinden."

Asana

An diesem Punkt fangen wir mit der eigentlichen Asana-Praxis an.

Wir beginnen die Sequenz mit **Stehhaltungen**, die aktiv und energetisch sind. Die erste Haltung ist in der Regel eine Haltung, die das Gleichgewicht trainiert, wie z.B. *Vrikasana*, *Garudasana*, *Natarajasana* und andere. Sie dienen dazu, unser Bewusstsein in der Wirbelsäule zu zentrieren.

Dann geht es weiter **auf den Boden**. Die letzte aktive Haltung der Sitzung ist eine **Umkehrhaltung**, um unsere innere Energie bewusst zum Dritten Auge zu lenken.

Jeder **Beugung in eine Richtung folgt eine Beugung in die Gegenrichtung**, sowohl aus körperlichen als auch aus spirituellen Gründen, was Swami Kriyananda folgendermaßen erklärt: „...um den Körper immer wieder in einen Zustand des Gleichgewichts zu bringen, denn die Lehre des Yoga sagt, dass man die Gegensätze der Dualität neutralisieren und sich mit der einen zentralen Realität, dem *adwaitischen*, nichtdualen Geist, der für immer im Auge des Sturms der Schöpfung ruht, identifizieren sollte."

Zuerst kommt die Vorwärtsbeuge, dann die Rückwärtsbeuge, nicht umgekehrt. Vorwärtsbeugungen stimulieren das zweite Chakra (*Svadhisthana*); Rückwärtsbeugungen stimulieren das höhere Herzchakra (*Anahata*) und bringen die Energie nach oben.

Doppelseitige Haltungen werden **zuerst nach links, dann nach rechts** ausgeführt und folgen dem feinstofflichen Fließen der Energie in der Wirbelsäule, in *Ida* (links) und *Pingala* (rechts).

Der **Atem** wird bewusst eingesetzt, wenn man in die Asana kommt und sie wieder verlässt, und auch, während man in der Asana ist. Normalerweise atmest du mit einer Aufwärtsbewegung ein und atmest mit einer Abwärtsbewegung aus.

Wir üben mit **einem Moment der Unbeweglichkeit und des Bewusstseins nach jeder Asana**, indem wir die Energie in die Wirbelsäule und nach oben zum Dritten Auge in Richtung auf unser höheres Bewusstsein bringen. Während einer Haltung fließt die Energie aus den Chakren nach außen und lässt den Körper strahlen; während dieses Momentes der Stille fließt sie zurück, „hinein und hinauf".

Leichtere **Variationen** sind verfügbar, wenn eine Haltung einmal unangenehm ist oder schmerzt. Kontraindizierte Haltungen sollten nicht geübt werden.

Tiefe Entspannung

Dann genießen wir eine Pause in *Savasana*. Das Hauptziel dabei ist, tief in das innere Bewusstsein einzutauchen, das durch die Asanas geweckt wurde.

Meditation

Nach *Savasana* kannst du jede der meditativen Positionen einnehmen und in eine tiefe Meditation gehen. Eine Ananda-Yoga-Sitzung endet immer mit einer Meditation, selbst wenn sie ganz kurz ist.

Nach dem Unterricht

Normalerweise gibt es eine natürliche Stille und Innerlichkeit, wenn ein Ananda-Yoga-Unterricht beendet ist.

Wie lange sollte man die Haltungen halten?

In seinem Buch *Raja Yoga* empfiehlt Swami Kriyananda oft, eine Haltung etwa 30 Sekunden lang zu halten. Natürlich hängt dies von der Haltung ab: Vorwärtsbeugungen, die zum Beispiel weniger anspruchsvoll sind, können länger gehalten werden als etwa Rückwärtsbeugungen.

Kriyanandas Folgen, die etwa 30-40 Minuten dauerten, sehen so aus:

- Drei Pranayamas
- Eine zweiminütige Meditation
- 17 Asanas, ab und zu mit *Savasana* (Entspannung) durchsetzt
- Eine fünfminütige Tiefenentspannung

Mit anderen Worten, 17 Haltungen (einige auf beiden Seiten) werden in 20-30 Minuten geübt: Das bedeutet, dass eine halbe Minute pro Haltung das richtige Timing ist, wenn man die Zeit zum Beginn und Ende der Haltung und den Moment der Stille zum Innehalten und Bewusstwerden nach jeder Asana mit einbezieht.

Andererseits, wie wir bereits gesehen haben, bietet Swami Kriyananda auch einen entgegengesetzten Ratschlag an: „Denke immer daran, dass es besser ist, einige wenige Haltungen langsam und gut zu üben, als viele von ihnen hastig.“ Und er fügt hinzu: „Denke daran, dass die positiven Folgen oft erst dann beginnen, wenn du eine Weile in einer Position geblieben bist.“

Hierin liegt also unsere Wachstumsrichtung. Am Anfang halten wir die Asanas nicht sehr lange. Aber wenn wir vorankommen, wenn unsere Praxis immer stärker und tiefer wird, dann üben wir weniger Asanas und halten sie wesentlich länger. „Die Dauer jeder Haltung sollte schrittweise erhöht werden“, erklärt Kriyananda. Unsere Asanas werden so zu einer Meditation.

Deine eigenen Bedürfnisse

Es gibt jedoch keine festen Regeln, wie lange eine Haltung gehalten werden sollte, welche Folgen man üben sollte oder welche Schwerpunkte man setzen soll. Die Wahrheit ist, dass Yoga eine hochindividualisierte Praxis ist: Was bei jemand anderem funktioniert, könnte bei dir nicht funktionieren.

Ursprünglich gab der Yogalehrer jedem Schüler eine personalisierte Praxis, sowohl körperlich wie auch geistig. Es gab nicht für alle eine standardisierte Art von Praxis. Bishnu Ghosh zum Beispiel, der Hatha-Yoga von Yogananda gelernt hat, folgte dieser Methode, ebenso Buddha Bose. Die gleiche individualisierte Lehre wurde von Krishnamacharya (einem modernen Vater des Hatha-Yoga) erteilt, nachdem er Mysore verlassen hatte. Anstatt Standardfolgen zu unterrichten, erhielt jeder Schüler seine eigene Praxis: „Lehre, was für einen bestimmten Menschen angemessen ist."

Der Grund dafür ist ganz einfach: Ein Mensch zum Beispiel könnte viel mit Rückwärtsbeugen arbeiten, um seine Haltung zu verbessern oder eine Tendenz zur Depression zu überwinden. Ein anderer Mensch dagegen sollte eher Vorwärtsbeugen betonen, um Entspannung und Ruhe zu entwickeln oder psychische Beschwerden aufzulösen, die sich als Spannungen im Rücken oder in den Beinen manifestieren.

Spüre darum, was dein Körper und dein Geist brauchen. Das kann sich von Tag zu Tag ändern; was heute für dich funktioniert, ist vielleicht nicht das, was du morgen brauchst. Wir sind keine festen Statuen, sondern veränderliche Individuen, und Yoga ist deshalb eine ganz individuelle Kunst und sollte es auch sein. Eines Tages wirst du vielleicht das Bedürfnis haben, viele Asanas dynamisch zu machen, einschließlich *Surya Namaskar.* Am nächsten Tag aber wirst du vielleicht das Gefühl haben, nur wenige Asanas üben zu wollen und sie für eine lange Zeit zu halten.

Vielleicht befindest du dich gerade in einer emotionalen Krise: In diesem Fall funktionieren manchmal schnelle und dynamische Folgen am besten, um Spannungen loszulassen und dir zu helfen, deine Energie zu steigern und nicht zu viel darüber nachzudenken. Es kann aber auch sein, dass gerade eine sehr ruhige Sequenz dir wirklich hilft, mit ihren tiefen, beruhigenden Atemzügen.

Devi, die gemeinsam mit ihrem Mann Jyotish die spirituelle Leiterin vom weltweiten Ananda-Verbund ist, sagt es so: „Du brauchst ein personalisiertes Yoga, damit du erkennst, was bei dir funktioniert. Auf diese Weise wirst du ein Wissenschaftler des Yoga."

Kurz gesagt, finde frei deinen eigenen Weg zur Praxis, entsprechend deiner Persönlichkeit, deinen Anlagen und deinen aktuellen Bedürfnissen:

„Jeder Mensch ist einzigartig in seiner eigenen Menschlichkeit und muss sich in gewisser Weise einzigartig ausdrücken. Grundlegende, universelle Lehren können allen Menschen angeboten werden, aber wenn einmal der prinzipielle Sinn verstanden ist, dann kann jeder Mensch eine gewisse Freiheit spüren, wie er sie ausdrücken möchte – auf die Art und Weise, die für seinen eigenen Körper am natürlichsten ist."

Bringe deine Persönlichkeit ins Gleichgewicht!

Aber Vorsicht, unsere spontanen Vorlieben können uns leicht an der Nase herumführen! Ein „feuriger" Mensch (im Ayurveda *Pitta* genannt) zum Beispiel wird natürlich dazu neigen, eine sehr dynamische Praxis zu praktizieren, während es für ihn viel besser wäre, seine innere Ruhe durch langsames Üben zu betonen. Auf der anderen Seite neigt ein „Erdenmensch" (*Kapha*) spontan dazu, langsam und gemütlich zu üben, während eine intensivere Sitzung für ihn von größerem Nutzen wäre. Ein „luftiger" Mensch (*Vata*) neigt dazu, sich die ganze Zeit zu bewegen, würde aber gut daran tun, langsam zu üben und seinen Körper zu stärken.

Folgen

Nach diesem ganzen Schreiben über die individuelle Praxis… präsentieren wir nun spezifische Folgen! Der Grund dafür liegt einfach darin, dir eine Struktur zu geben, etwas, womit du arbeiten kannst, um dich in Bewegung zu bringen. Wir beschreiben hier nun sieben Ananda-Yoga-Sequenzen – eine für jeden Tag der Woche.

Die Sequenzen sind auf eine Dauer von 45 Minuten ausgelegt. (36) Wir folgen dabei (mehr oder weniger) dem eher schnellen Rhythmus von Swami Kriyananda. Wenn es zu viele Asanas in einer Folge für dich gibt, lasse einfach einige von ihnen ausfallen (immer unter Berücksichtigung der Prinzipien, wie eine Ananda-Yoga-Folge aufgebaut ist).

Diese Sequenzen sollten deine Gesundheit und Heilung stimulieren. Sie beinhalten eine Vorwärts- und eine Rückwärtsbeuge, eine Beuge nach links und nach rechts, eine Drehung, eine Umkehrhaltung und eine Zeit der tiefen Entspannung. Auf diese Weise werden die Naturkräfte (die sich als Prana manifestieren) angeregt, frei in alle Richtungen zu fließen und den Körper in seinen göttlichen Naturzustand zurückzubringen.

„Die Yogastellungen helfen, den Körper durch das Naturgesetz zu harmonisieren. Dem Yogi wird so gezeigt, wie er seine eigenen schlummernden Kräfte entwickeln kann, statt sich schwach auf irgendwelche äußeren Hilfsmittel für sein körperliches Wohlbefinden zu verlassen."

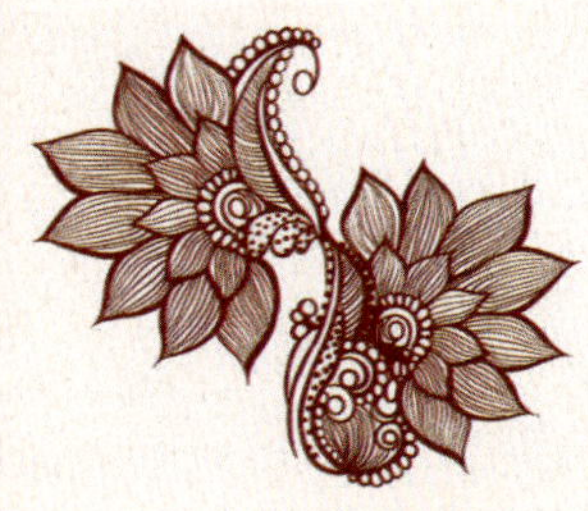

FOLGE 1

Montag

Zentrieren

Nadi Shodanam (oder ein anderes Pranayama) und 2 Minuten Meditation.

Warm-Up

(alle aus Yoganandas Energie-Aufladeübungen entnommen)

Doppelatmung mit zusammengeführten Handflächen, 12-mal:

Strecke deine Arme auf Schulterhöhe zur Seite aus, bringe dann mit einer doppelten Ausatmung mit gebeugten Knien deine Arme vor dem Körper zusammen, sodass sich die Handflächen berühren. Mit einer doppelten Einatmung spanne den ganzen Körper wie in einer Welle nach oben an, während du deine Beine aufrichtest und die Arme gegen eine widerstehende Kraft nach hinten ziehst. Mit einer doppelten Ausatmung entspanne dann den Körper nach unten.

Gehen auf der Stelle, 50 Schritte:

Gehe mit übertriebenem Marschierschritt auf der Stelle, hebe dabei die Knie hoch und schwinge den gegenüberliegenden Arm hinauf und hinab.

Laufen auf der Stelle, 50 Schritte:

Laufe auf der Stelle, hebe die Knie wie in der vorherigen Übung an und hebe gleichzeitig die Fersen nach hinten hoch, um gegen das Gesäß zu schlagen, wenn dir das möglich ist. Die Arme bleiben hängen, in den Ellenbogen gebeugt.

Schulterkreisen:

Lasse deine Finger auf den Schultern ruhen und drehe die Schultern unter Spannung in großen Kreisen, zuerst nach hinten, dann nach vorne.

Untere Wirbelsäulendrehung

Spreize die Füße und beuge die Arme in den Ellenbogen. Lege sie auf Höhe der Hüften an den Körper, drehe die Hüften und den Unterkörper in eine Richtung, während sich die Schultern und Arme in die andere Richtung bewegen. Die Bewegungen sind lebhaft und klar definiert. Bewege dich mehrmals nach links und rechts.

Wirbelsäulenrotation:

Mit gespreizten Füßen, die Hände an den Hüften, den Kopf in einer Linie mit der Wirbelsäule und den Blick geradeaus gerichtet, beuge dich leicht nach vorne und wölbe die Wirbelsäule nach hinten. Mit Spannung in der Wirbelsäule drehe den Oberkörper dreimal in jede Richtung, wobei du die Beine und Hüften nicht bewegst.

Seitliche Wirbelsäulenstreckung:

Spreize die Füße, lege die Hände auf die Hüften und spanne die Wirbelsäule an. Drücke dich gegen diese Spannung nach links und dann nach rechts.

Aufladung von 20 Körperteilen, in 4 Teilen

Die Beschreibung ist in Kapitel 4 zu finden.

Asana

Tadasana *(Stehender Berg)*
Vrikasana *(Baum)*
Padahastasana *(Taschenmesser)*
Muktasana *(Freiheitshaltung)*
Ardha Chandrasana *(Halbmond)*
Trikonasana *(Dreieck)*
Uddiyana Bandha *(Magenstraffung), dann* Nauli *(Magenheber)*
Vajrasana *(Fels)*
Simhasana *(Löwe)*
Janushirasana *(Kopf an Knie)*
Salabhasana *(Heuschrecke) oder* Chakrasana *(Rad)*
Jathara Parivartanasana *(liegende Drehung)*
Halasana *(Pflug)*
Matsyasana *(Fisch)*
Savasana*(Tiefenentspannung)*

Meditation

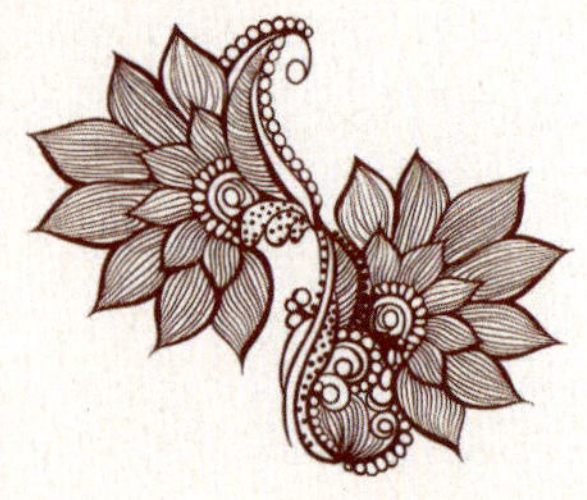

FOLGE 2

Dienstag

Zentrieren
(wie oben)

Warm-Up
(wie oben)

Asana

Garudasana *(Adler)*
Utkatasana *(Stuhl)*
Parsvotanasana *(seitliche Streckung)*
Virabhadrasana 1 *(Krieger 1)*
Trikonasana *(Dreieck), oder* Parivritta Trikonasana.
Prasarita Padotanasana *(Vorwärtsbeuge mit offenen Beinen)*
Hasta Uttanasana
Parvatasana *(sitzender Berg)*
Sasamgasana *(Hase)*
Ustrasana *(Kamel)*
Paschimotanasana *(Kniekuss)*
Dhanurasana *(Bogen)*
Ardha-Matsyendrasana *(Sitzende Drehung)*
Viparita Karani *(Einfache Umkehrstellung)*
Savasana *(Tiefenentspannung)*

Meditation

in Siddhasana

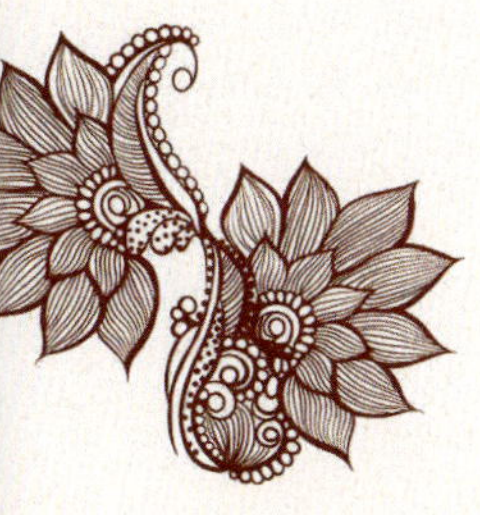

FOLGE 3

Mittwoch

Zentrieren
(wie oben)

Warm-Up
(wie oben)

Asana

Surya Namaskar *(Sonnengruß), 3 Runden*
Ardha Chandrasana *(Halbmond)*
Parsvakonasana *(seitliche Streckung)*
Tola Trikonasana *(Gleichgewichts-Dreieck)*
Padahastasana *(Klappmesser)*
Natarajasana *(Tanzender Shiva)*
Adho Mukha Shvanasana *(Herabschauender Hund)*
Purvotanasana *(Streckung der Vorderseite)*
Pavanamuktasana *(Freie Winde)*
Upavishta Konasana *(Spreizsitz)*
Bhujangasana *(Kobra)*
Balasana *(Kind)*
Rajakapotasana *(Königstaube)*
Jathara Parivartanasana *(liegende Drehung)*
Sarvangasana *(Schulterstand)*
Savasana *(Leichenstellung)*

Meditation

in Padmasana *(Lotus) oder im Halblotus.*

FOLGE 4

Donnerstag

Zentrieren
(wie oben)

Warm-Up
(wie oben)

Asana

Ganapatiasana *(Ganeshas Position)*
Padahastasana *(Klappmesser)*
Muktasana *(Befreite Haltung)*
Maha Mudra, *3 Runden*
Parighasana *(Tor)*
Sasamgasana *(Kaninchen)*
Ustrasana *(Kamel)*
Navasana *(Boot)*
Bhujangasana *(Kobra)*
Akarshana Dhanurasana *(Pfeil und Bogen)*
Dhanurasana *(Bogen)*
Salabhasana, Klassische Haltung *(Heuschrecke)*
Ardha Matsyendrasana *(Drehsitz)*
Yoga Mudra
Sarvangasana *(Kerze)*
Savasana *(Tiefenentspannung)*

Meditation

FOLGE 5

Freitag

Zentrieren
(wie oben)

Warm-Up
(wie oben)

Asana

Vrikasana *(Baum)*
Surya Namaskar *(Sonnengruß), 3 Runden*
Trikonasana *(Dreieck)*
Virabhadrasana 2 *(Krieger 2)*
Utkatasana *(Stuhl), oder Parivritta Utkatasana*
Pavanamuktasana *(Freie Winde)*
Vasishtasana *(Vasishtas)*
Gomukhasana *(Gesicht des Lichts)*
Paschimotanasana *(Kniekuss)*
Supta Vajrasana *(Rückenlage)*
Baddha Konasana *(Schmetterling)*
Salabhasana mit offenen Armen *(Heuschrecke)*
Ardha Matsyendrasana *(Drehsitz)*
Setu Bandhasana *(Brücke)*
Savasana *(Tiefenentspannung)*

Meditation

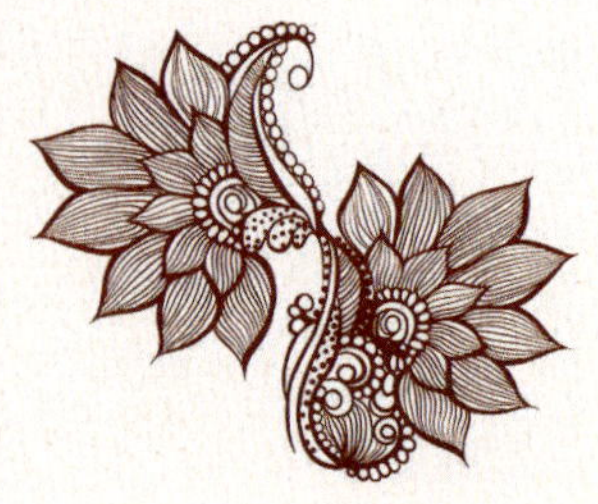

FOLGE 6

Samstag

Zentrieren

(wie oben)

Warm-Up

(wie oben)

Asana

Vrikasana *(Baum)*
Utkatasana *(Stuhl)*
Ardha Chandrasana *(Halbmond)*
Trikonasana *(Dreieck)*
Paschimotanasana *(Kniekuss)*
Matsyasana *(Fisch)*
Bakasana *(Kranich oder Planke)*
Padmasana, *oder* Parvatasana *(sitzender Berg)*
Mayurasana *(Pfau) oder* Ashtanga Namaskar.
Navasana *(Boot)*
Bhujangasana *(Kobra)*
Jathara Parivartanasana *(Hase)*
Karnapirasana *(Ohrenverschluss) oder* Halasana *(Pflug)*
Pincha Mayurasana *(Pfauenfeder) oder* Setu Bandhasana *(Brücke)*
Savasana *(Tiefenentspannung)*

Meditation

FOLGE 7

Dynamischere Folge

Sonntag

Warm-Up

Alle Energie-Aufladeübungen, energisch (15 Min.)
oder ein dynamisches Warm-up (15 Min.)

Zentrieren

Meditation (1 Minute)

Asana

Surya Namaskar *(Sonnengruß), 12 Runden (15 Minuten)*
Ardha Chandrasana *(Halbmond)*
Maha Mudra, *12 Runden*
Jathara Parivartanasana *(liegende Drehung)*
Sirshasana *(Kopfstand)*
Savasana *(Tiefenentspannung)*

Meditation

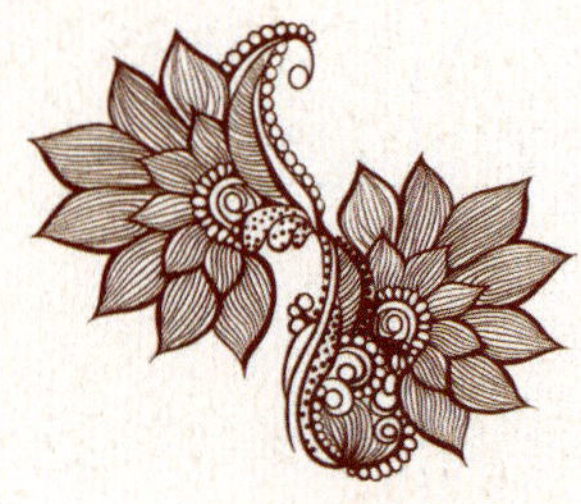

Alternative FOLGE 7

Meditativ

Es könnte gut sein, dem Körper an einem Tag der Woche Ruhe zu gönnen und keine Asanas zu üben. Meditation kommt jedoch nie zur Ruhe! Im Gegenteil, Yogananda lehrte, wie wichtig es sei, einen Wochentag festzulegen, an dem man viel länger als sonst meditiert. In diesem Sinne könntest du auch wünschen, Folgendes zu üben:

Alle Energie-Aufladeübungen, *(15 Min.)*
Maha Mudra *10 Minuten*
Pranayama *20 Minuten*

Lange Meditation

Denke daran: Genieße die Haltungen (alle!), habe Spaß, erforsche, sei kreativ von innen heraus. Übe mit einem Lächeln, damit Ananda (Freude) in deinem Herzen wächst.

Affirmiere jetzt mit Yogananda:

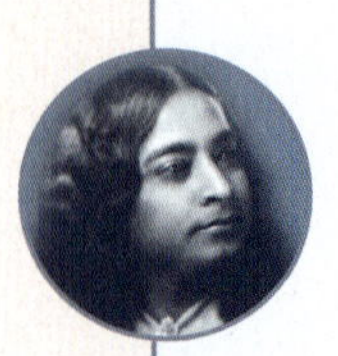

„Glück ist mein größtes, mein göttliches Geburtsrecht,
der vergrabene Schatz meiner Seele.
Ich habe festgestellt, dass ich endlich
heimlich reich sein werde.
jenseits der Träume, die Könige träumen."

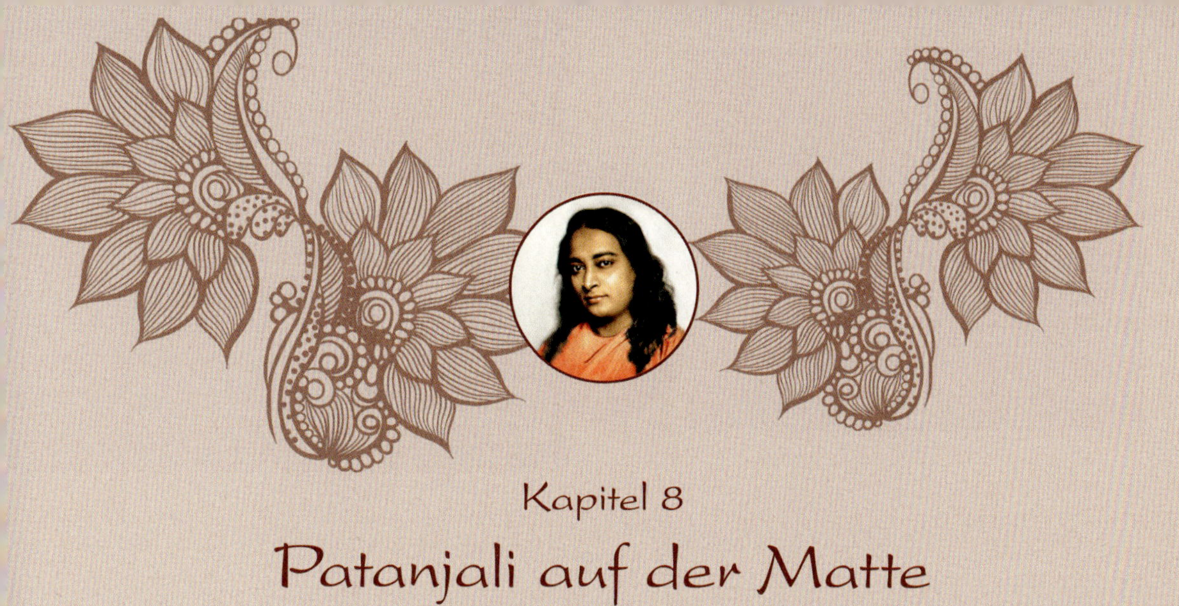

Kapitel 8

Patanjali auf der Matte

Das Yogasystem, wie es von Patanjali beschrieben wird, ist unter der Bezeichnung „Der Achtfache Pfad" bekannt. Die ersten Schritte, (1) Yama und (2) Niyama, erfordern die Beachtung von zehn negativen und positiven Moralvorstellungen... Die nächsten Schritte sind (3) Asana (die rechte Haltung); die Wirbelsäule muss gerade gehalten werden und der Körper fest in einer bequemen Haltung für die Meditation. Dann (4) Pranayama (Kontrolle von Prana, der feinstofflichen Lebensströme); und (5) Pratyahara (der Rückzug der Sinne von den äußeren Objekten). Die letzten Schritte sind Formen des Yoga selbst: (6) Dharana (Konzentration); den Geist an einem Gedanken festhalten; (7) Dhyana (Meditation), und (8) Samadhi (die Wahrnehmung im göttlichen Bewusstsein).

Autobiographie eines Yogi

Paramhansa Yogananda lehrte im Westen kein neues Yoga. Im Gegenteil, er brachte das uralte und authentische Yoga mit und drückte es auf moderne Weise aus. Seine Lehren basieren, wie er erklärte, auf drei der sechs indischen *Darshana* (Philosophien): *Samkhya*, *Yoga*, *Vedanta*. Diese drei sind keine Gegenspieler, wie sie oft dargestellt werden, sondern eine Dreieinigkeit: Sie gehören zusammen.

- **Samkhya** erklärt, wie die Welt gestaltet wird, sodass sie zu Leiden führen muss. Es ist das „Warum“ der Spiritualität, das den Grundstein für die Suche nach Befreiung (Moksha) legt.
- **Yoga** *i*st das „Wie“ der Spiritualität. Es lehrt praktische Methoden, um ein Bewusstsein der Einheit (*Samadhi*) zu erreichen.
- **Vedanta** ist das „Ende“ der Spiritualität. Es erklärt den Zustand der Einheit mit dem Absoluten (Brahma).

Der praktischste dieser drei Bereiche ist Yoga. Der große Vertreter des klassischen Yoga ist Patanjali, der Autor der berühmten Yoga-Sutras. In diesem Text erläutert er den Weg des Raja-Yoga (Meditation), der zu Einheit und Ekstase führt. Er besteht aus acht Schritten, „Ashtanga“ genannt, die oft als „acht Glieder“ übersetzt werden und in dem Zitat aus der *Autobiografie eines Yogi* oben aufgeführt sind.

Diese acht Schritte sind der Weg des *Raja-Yoga* (der Meditation), der zur Erleuchtung führt. Als solche werden sie in Kapitel 10 diskutiert.

Sie sind jedoch nicht nur auf die Meditation anwendbar, sondern sie enthalten praktische Weisheit und sollten auch auf unsere Asana-Praxis angewendet werden, wie Swami Kriyananda erklärt. (37) Um es einfach auszudrücken, müssen sie auf unsere Yogamatte gebracht werden. Betrachten wir also jetzt die acht Schritte, einen nach dem anderen, und sehen wir, wie wir das verwirklichen können.

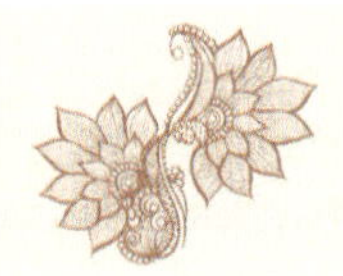

1 & 2 Yama und Niyama

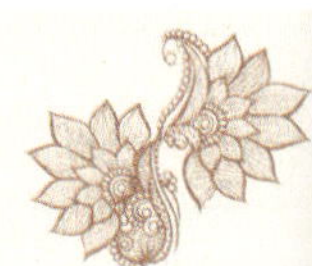

Die ersten beiden Schritte sind Patanjalis *Yamas* und *Niyamas*. Sie sind die *Don‘ts* und die *Dos* auf dem yogischen Pfad und bestehen aus zehn Lehren. Manchmal werden sie daher auch die „Zehn Gebote“ des Yoga genannt. „Gebot“ jedoch scheint ein eher mittelalterliches Konzept zu sein. „Wachstumsrichtung“ klingt besser. Die *Yamas* und *Niyamas* beschreiben nützliche Einstellungen, die die Grundlage für unser yogisches Wachstum und unsere Entwicklung bilden. Angewandt auf die Asanas schenken sie uns inneren Fortschritt in unserer Praxis.

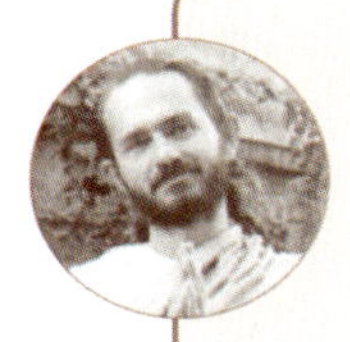

„Die ersten beiden Stufen, Yama und Niyama, sind notwendig für jeden echten Fortschritt in den Haltungen. Ohne sie werden die Haltungen einfach zu einem System von Fitness-Übungen – gut für einige Muskeln und Knochen, aber nicht viel mehr."

Hier nun also die zehn *Yamas* und *Niyamas*, wie sie auf unsere Asana-Praxis angewendet werden.

Yama

Gewaltlosigkeit (ahimsa):

In den Asanas solltest du deinem Körper nie wehtun. Asanas lieben eine dynamische Dehnung, aber sie hassen Schmerzen. Schmerz ist der Ausdruck deines Körpers, der „Nein!" sagt. Vermeide alle Extreme: Der Weg des Yoga ist ein Weg der Mäßigung in allen Dingen. Schenke deinem Körper Liebe.

„In der Asana gehe nur ein wenig, wenn überhaupt über den Punkt des Angenehmen hinaus, niemals bis zu einem Schmerzpunkt. Man sollte niemals Gewalt gegen den eigenen Körper anwenden. Zwinge dich darum nicht in die Haltung. Mache deine Praxis eher zu einem Prozess der Selbsterforschung, statt zu einem Akt grimmiger Selbstbestrafung."

Wahrheit (Satya):

Wenn du übst, dann sei dir selbst gegenüber immer ehrlich. Frage immer: *„Was passiert hier gerade in meinem Körper, in meinem Geist, in meinen Gefühlen?"* Höre auf deine eigenen inneren Wahrnehmungen: Versuche, deine eigenen Körperrhythmen aufzunehmen und zu verstehen und, indem du das tust, mache diese Wissenschaft wirklich zu deiner eigenen.

„Wenn du die Haltungen praktizierst, sei dir deines Körpers innerlich bewusst... Konzentriere dich auf die Spannung, die dich daran hindert, sich nicht weiter zu strecken; nimm diese Erkenntnis vollständig wahr. Du wirst feststellen, dass du, wenn du dich erst einmal wirklich diesem „Hindernis gestellt" und es als das akzeptiert hast, was es ist, in der Lage sein wirst, es loszulassen, wie du es nie tun könntest, wenn du nur versuchen würdest, es zu ignorieren. In allen Yogastellungen ist es notwendig, eine Haltung strenger Wahrhaftigkeit, das heißt einfach Bewusstheit einzunehmen, als notwendige Voraussetzung für höchste Meisterschaft."

Nicht-Wünschen (Asteya):

Egoistisches Verlangen bestätigt nur den Mangel. Es führt nur dazu, dass unsere gesamte Gesellschaft noch leistungsorientierter wird. Verlangen macht uns zu einem Bettler und das ist einer der größten Feinde des Yogi, der ja versucht zu erkennen, dass er nichts im Außen braucht, um glücklich zu sein. Das Glück liegt im Inneren, in diesem Moment der Wahrnehmung. Wenn wir in unser Inneres gehen, so lehren die großen Yogis, werden wir einen riesigen Schatz finden: Das ganze Universum gehört bereits uns.

„Während du übst, versuche, das Bewusstsein zu erhalten, dass die ganze Energie des Universums bereits dir gehört, und du ihr befehlen kannst. Öffne dich geistig für diesen Fluss nach innen und lenke ihn durch deinen Körper durch den unmittelbaren Einsatz deines Willens. Strahle ihn auch nach außen aus, in voller Harmonie und mit deinem Segen für alle Menschen, denn es genügt nicht, einfach aufzuhören, aus dem Ozean des Lebens nur zu nehmen. Wenn die verbietenden Regeln des Yama zur Vollkommenheit gebracht werden, werden sie Energie auf sehr positive Weise freisetzen. Es liegt in der eigenen Natur deiner Seele, sich bis zur Unendlichkeit auszudehnen. Der größte Irrtum in einer Haltung des Nehmens liegt letztlich darin, dass sie das Bewusstsein dazu bringt, sich in sich selbst zusammenzuziehen."

Noch ein Gedanke: Wünsche peitschen innere Wirbel auf und bringen uns dazu, unseren inneren Frieden nicht mehr zu spüren. Die Asanas sollten also lieber mit einer Haltung des Friedens geübt werden. Lass' deine grundlegende Richtlinie besser Patanjalis Definition von Yoga sein: „*Yogas chitta vritti nirodha*" – Yoga ist die Beruhigung und Stille der Wirbel unserer Gefühle, unseres Bewusstseins. Tiefe innere Ruhe und Frieden ist das Ziel.

Nicht-Sinnlichkeit (Brahmacharya):

Sinnlichkeit bindet uns an unseren Körper und an das schmerzhafte Gesetz der Dualität, das die Welt regiert. Die Sinne sind das *äußere* Ende des Nervensystems, während das Dritte Auge sein *inneres* Ende ist. Dieses innere Ende, das „Dritte Auge", das „Auge von Shiva", ist der Ort, zu dem der Yogi seine Energien auszurichten versucht, um von der Dualität zur Einheit zu gelangen.

„Versuche, deine Energie und dein Bewusstsein durch die Wirbelsäule nach oben zu erhöhen bis zu dem Punkt zwischen den Augenbrauen. Suche mit Hilfe dieser Körperhaltungen die Energie des Körpers nach oben zum Gehirn zu lenken. Lasse nicht zu, dass sie verschwendet wird durch körperliche oder geistige Anspannung oder durch Unruhe in deinen Bewegungen."

Nicht-Anhaftung (Aparigraha):

Unsere Anhaftungen zu überwinden ist der Weg zur Freiheit. Eine unserer größten Anhaftungen ist unsere Einstellung zu unserem Körper und zu dem, was er diktiert. Wir lernen, dies während der Yoga-Asanas zu beherrschen.

„In deiner Praxis der Yogahaltungen ist es wichtig, die Anhaftung an den Körper zu überwinden.Erkenne, dass der Körper dir gegeben worden ist, um ihn zu benutzen, nicht, um ihn zu verwöhnen. Du bist die allzeitvollkommene, ewige Seele. Lerne, dich nicht den Diktaten des Körpers zu beugen, noch in dir selbst seine Gefühle der Müdigkeit anzunehmen. Du solltest nie sagen: „Ich bin müde." Dein Körper mag müde sein, aber dein Körper ist nicht das Selbst. Sage, wenn du musst: „Mein Körper braucht Ruhe". Aber versuche allmählich, den Körper zu disziplinieren, als wäre er ein launisches Kind, bis es jedem Befehl deines Willens gehorcht."

Niyama

Sauberkeit (Saucha):

Die Reinigung des Körpers war schon immer eines der Hauptziele des Hatha-Yoga. Wenn wir alle Unreinheiten wegnehmen, bleibt die angeborene Vollkommenheit zurück: Körper, Geist und Seele sind in ihrem natürlichen Zustand.

„Bei der Praxis des Hatha-Yoga sollte Sauberkeit als oberstes Prinzip angesehen werden. Es ist wahrscheinlich die Essenz der Hatha-Yoga-Praxis, die Toxine sowie andere physikalische Verunreinigungen, die Ausdruck von Spannungen sind und die den Fluss der Energie im Körper behindern, aus dem Körper zu entfernen."

Zufriedenheit (Santosha):

Patanjali lehrt, dass die Praxis der Zufriedenheit schließlich zur Glückseligkeit führt. Es ist die höchste Einstellung, die auf der Matte geübt werden kann. Viel Spaß! Übe die Asanas darum mit einem nach innen gerichteten Lächeln. Übe Freude. Lass sie im Mittelpunkt deiner Erfahrung stehen, ja, sogar deine wichtigste Leitlinie sein. Hab' Spaß. Lächle! Sei leicht! Lass deine Praxis wirklich ein „Ananda-Yoga" sein, ein Yoga der inneren Freude.

„Wenn man mit bewusster Zufriedenheit den Bestrebungen des Herzens widerstehen kann, außerhalb seiner selbst nach etwas zu greifen, was Zufriedenheit bringt, dann spürt man Freude im Inneren, unaufhörlich... Übe darum die Yogastellungen, immer und überall mit einem Gefühl stiller Freude. Fühle dich fast so, als würdest du lächeln, während du sie übst. Lerne den Rhythmus und die Fähigkeiten deines eigenen Körpers kennen, und führe sie sanft auf den Weg zur Perfektion... Auch im Yoga kann man viel schneller vorankommen, wenn man die Lehre der großen Yogis im Auge behält, dass Zufriedenheit die höchste Tugend ist."

Strenge, Selbstkontrolle (Tapasya):

Tapasya wird gewöhnlich als Strenge übersetzt, was heißt, so zu handeln, dass man eine Verwandlung erreicht. Strenge bedeutet, dass wir uns nicht von unseren Gewohnheiten diktieren lassen, sondern dass wir die Art, wie wir leben, bewusst kontrollieren. Wir trainieren uns selbst, um Meister unserer selbst zu werden. Auch diese Haltung wird während der Asanas geübt.

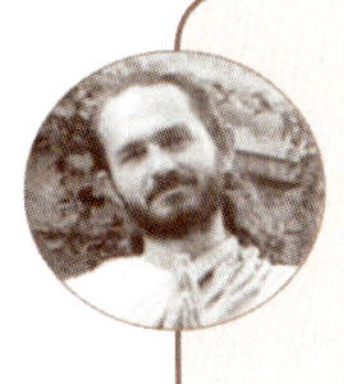

„Jede Handlung des Yogis sollte in voller Absicht erfolgen. Man sollte sich mit dem Gefühl hinsetzen, seinen Körper zur Ruhe zu bringen, statt sich auf einen Stuhl fallen zu lassen. Man sollte sich bewegen, reden, lächeln und essen – immer mit dem Gefühl, sein eigener Herr zu sein, nie mit dem Gefühl, dass sein Körper die Herrschaft besitzt – wie ein Auto auf einem Hügel, wenn die Bremsen plötzlich versagen... Im Hatha-Yoga sollte man immer sehr bewusst und doch harmonisch sein, bei jeder Bewegung, auch wenn es nur um das Strecken eines Fingers geht. Strenge, weit davon entfernt, eine grimmige Haltung zu meinen, ist in Wirklichkeit die Begleiterscheinung einer Haltung vollkommener innerer Zufriedenheit."

Tapasya bedeutet auch Disziplin in der eigenen Praxis. Übe jeden Tag, zumindest für kurze Zeit, auch wenn die Zeit knapp ist. Versuche, die Körperhaltungen stets zur gleichen Tageszeit zu machen. Regelmäßigkeit ist ein wichtiges Merkmal einer yogischen Disziplin. Yogananda sagt uns: „Bringe Regelmäßigkeit in dein Leben. Gott schuf Regelmäßigkeit. Die Sonne scheint bis zur Dämmerung und die Sterne bis zum Morgengrauen."

Selbststudium (Swadhyaya):

Selbststudium bezieht sich sowohl auf das Studium unserer Persönlichkeit (unseres Selbst), indem wir es analysieren, als auch auf das Studium unserer Seele (des – übergeordneten – Selbst). Wir haben in diesem Buch bereits dargestellt, dass Ananda-Yoga eine wunderbare Praxis von *Swadyhyaya* ist, des Studiums unseres höheren Selbst.

„Swadhyaya ist das höchste Abenteuer der Selbstfindung. Aber auch hier bedeutet Selbststudium viel mehr als reine Selbstanalyse und Erforschung unserer verborgenen Motive. Es bedeutet auch, in einem tieferen Sinne, Selbsterkenntnis. Patanjali sagt, dass man, wenn man seine Praxis des Swadhyaya vervollkommnet, die Kraft erlangt, mit Wesen auf einer höheren Sphäre der Existenz zu kommunizieren, und ihre Hilfe zu empfangen... Durch Selbststudium und die daraus resultierende Entdeckung von tiefen Bewusstseinszuständen in einem selbst erreicht man die Frequenzebenen, auf denen es möglich ist, mit großen Seelen zu kommunizieren. Wenn man möchte, dass einem von ihnen geholfen wird, muss man sich zu einem geeigneten Gefäß machen, um diese Hilfe zu erhalten. Das, das muss man auch verstehen, ist der tiefere Sinn der Yogahaltungen: nicht nur der, einen gesunden Körper zu bekommen, sondern den Körper wie einen Tempel vorzubereiten für die Verbindung mit dem Unendlichen Herrn und mit jenen erhabenen Wesen, die immer in Seinem Licht leben."

Hingabe an den Höchsten Herrn (Ishwara Pranidhana):

Wenn wir unsere Liebe auf etwas Höheres als auf das Ego lenken, dann wird es zur Hingabe. Hingabe während der Asanas macht unsere Erfahrung reich. Versuche darum, Hatha-Yoga als eine Meditation in Bewegung zu betrachten, fast wie ein spiritueller Tanz. Nutze die Haltungen wie eine sanfte Brise, die deine Stimmungen nach oben weht. „Yoga als Gebet" wurde in Kapitel 3 beschrieben, als das Training für die Seele im Ananda-Yoga.

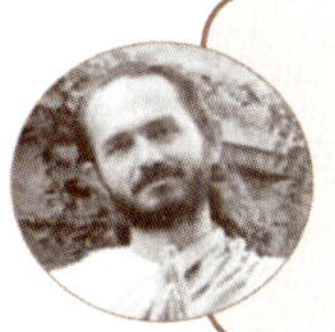

„Die Yogahaltungen sollten mit einem Gefühl der Anbetung geübt werden, wenn man aus ihnen den größtmöglichen Nutzen ziehen möchte."

Diese zehn *Yamas* und *Niyamas* bilden die ersten beiden von Patanjalis acht Schritten. Dann folgen sechs weitere Schritte, die alle auf unsere Praxis auf der Matte angewendet werden sollten.

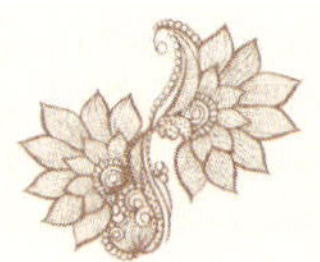

3. Asana: Stabilität und Komfort

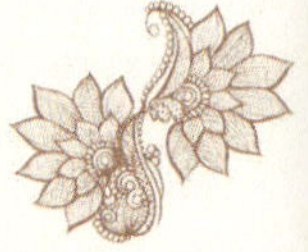

Patanjalis Beschreibung für *asana*, die sich auf die Meditationshaltung bezieht, ist „*sthira sukham*", was fest und angenehm bedeutet: eine Mischung aus Kraft und Entspannung. Wir praktizieren die perfekte Balance zwischen dem männlichen und dem weiblichen Prinzip in uns. Dies sollte die Grundlage unserer Asana-Praxis sein.

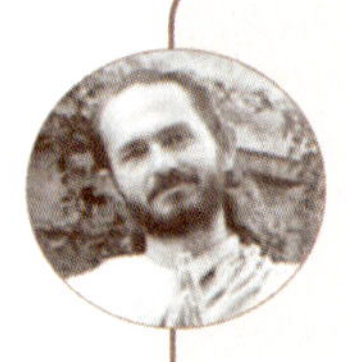

„Die nächste Stufe, asana oder körperliche Stabilität, ist ebenfalls notwendig. Wenn man die Haltungen hastig und unruhig übt, dann wird der Nutzen, den man aus ihnen zieht, minimal sein. Man muss langsam üben, jede Haltung eine Weile halten, und vor allem eine Haltung der körperlichen Entspannung und Kontrolle einnehmen."

4. Pranayama: Bewusstsein für Energie

Pranayama (Energiekontrolle) ist das, was in Kapitel 4 als *zweite Phase* der Ausbildung der Ananda-Yoga-Praxis beschrieben wurde. Mit Energie, Prana, zu arbeiten, ist schlicht und einfach der Weg der Yogis.

„Auch ein Verständnis von Pranayama ist für Hatha-Yoga unerlässlich, nicht nur wegen der damit verbundenen Atemübungen, sondern auch, weil man erst dann, wenn man sich der Energiebewegungen im Körper und der Wirkungen der Haltungen auf diese Bewegungen bewusst ist, die tieferen Ebenen des Hatha-Yoga erreichen kann."

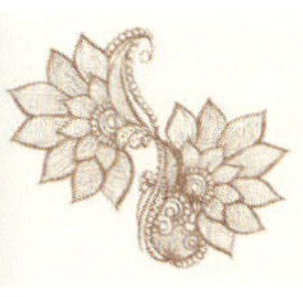

5. Pratyahara: Innenwendung

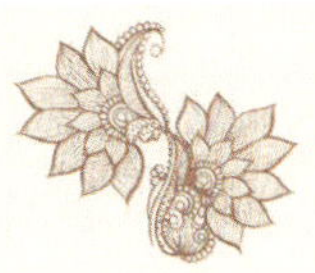

Fortschritt im Yoga stellt sich dann ein, wenn wir unsere Bewusstwerdung nach innen lenken. Im täglichen Leben wird unser Geist immer nach außen gezogen. Während des Yoga haben wir endlich die Möglichkeit, nach innen zu gehen und Innerlichkeit, *Pratyahara*, zu praktizieren.

„Erst wenn man sein Bewusstsein nach innen wendet, während man die Haltungen ausführt, werden die Vorteile, die man daraus zieht, nicht mehr nur oberflächlich sein. Es ist daher eine gute Praxis, bevor man mit den Haltungen beginnt, sich innerlich und äußerlich zu beruhigen, so dass man, wenn man mit seinem „täglichen Dutzend" beginnt, seinen Geist schon in einen fast meditativen Zustand gebracht hat."

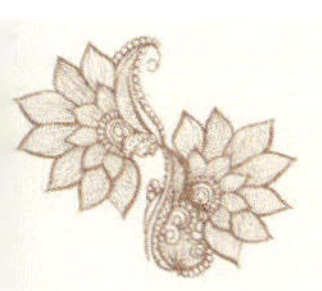

6. Dharana: Konzentration

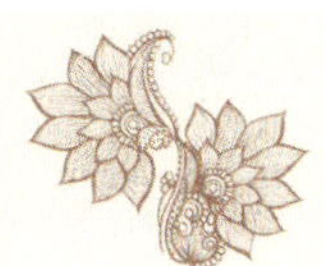

In vielerlei Hinsicht, sowohl feinstofflich als auch ganz offensichtlich, ist Konzentration der wichtigste Schlüssel zum Erfolg. Dies gilt in besonderem Maße auch für die Yogapraxis.

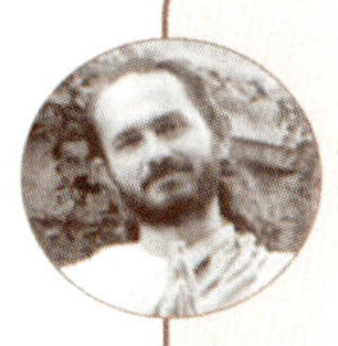

„Der vorstehende Absatz erklärt die Notwendigkeit von Dharana (dem ruhigen inneren Bewusstsein) in der Praxis der Yogahaltungen. Konzentration auf das, was man zu erreichen versucht, kann den Wert der Haltungen um das Hundertfache erhöhen."

Eine wichtige Geheimzutat, um Konzentration zu erreichen, ist Liebe. Was immer wir lieben, auf das konzentrieren wir uns, ganz natürlich und automatisch. Liebe also Yoga und du wirst automatisch konzentriert sein.

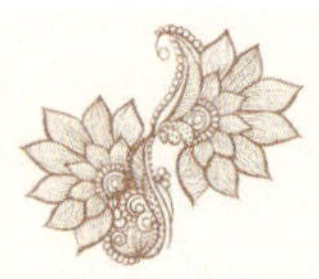

7. Dhyana: Meditation

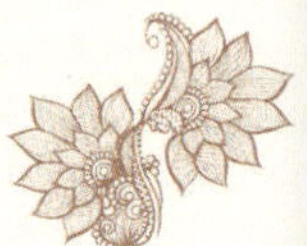

Während der Praxis des Ananda-Yoga meditieren wir auf die spezifische Qualität jeder Haltung, die ein Ausdruck unseres wahren Selbst ist. Das hilft uns, Schritt für Schritt so etwas wie eine Wiedergeburt zu erleben, also ein neuer Mensch zu werden. Das Prinzip ist: Auf was immer wir meditieren, wird sich automatisch in unserem Bewusstsein ausdehnen. Wir können auf Frieden oder auf jede andere göttliche Eigenschaft meditieren, auf unsere Gesundheit oder auf die Gegenwart Gottes.

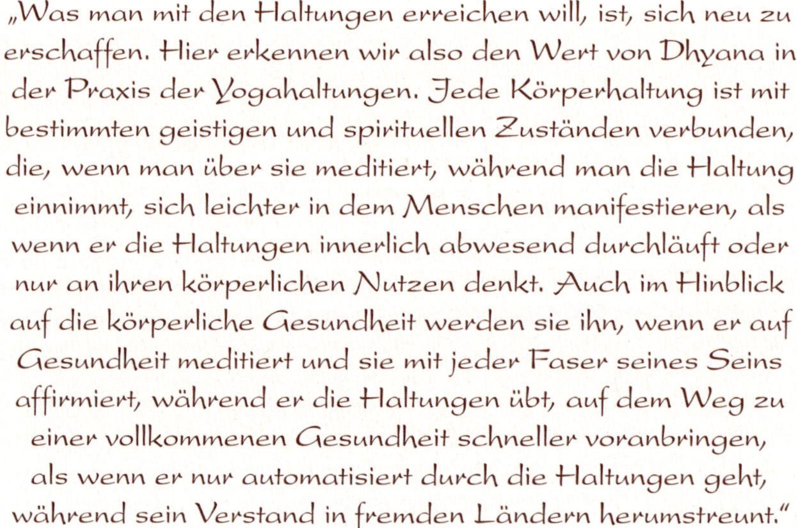

„Was man mit den Haltungen erreichen will, ist, sich neu zu erschaffen. Hier erkennen wir also den Wert von Dhyana in der Praxis der Yogahaltungen. Jede Körperhaltung ist mit bestimmten geistigen und spirituellen Zuständen verbunden, die, wenn man über sie meditiert, während man die Haltung einnimmt, sich leichter in dem Menschen manifestieren, als wenn er die Haltungen innerlich abwesend durchläuft oder nur an ihren körperlichen Nutzen denkt. Auch im Hinblick auf die körperliche Gesundheit werden sie ihn, wenn er auf Gesundheit meditiert und sie mit jeder Faser seines Seins affirmiert, während er die Haltungen übt, auf dem Weg zu einer vollkommenen Gesundheit schneller voranbringen, als wenn er nur automatisiert durch die Haltungen geht, während sein Verstand in fremden Ländern herumstreunt."

Die Praxis des Ananda-Yoga selbst ist eine Bewegungsmeditation. Auf einer Aufnahme erklärt Swami Kriyananda: „Wenn du die Yogahaltungen praktizierst, dann erinnere dich daran, dass du hier nicht nur ein System gymnastischer Übungen praktizierst. Du praktizierst das, was man „Meditation in Aktion" nennen könnte, eine „Bewegungsmeditation", fast so, als ob du eine Art spirituellen Tanz machen würdest. Denke daran, das hier ist kein Sport. Man springt nicht in eine Haltung und springt nicht aus einer Haltung heraus. Die Art und Weise, wie man in eine Haltung eintritt und wie man aus einer Haltung wieder herauskommt, ist fast so wichtig wie die Haltung selbst. Es hilft, eine Stimmung zu erzeugen. Es hilft, einen Bewusstseinszustand zu schaffen."

8. Samadhi: Einheit im täglichen Leben

Samadhi in der Meditation bedeutet Einheit mit der größeren Realität. Während der Haltungen könnte man sie als ein zunehmendes Gefühl innerer Einheit, Freude, Harmonie und inneren Gleichgewichts erleben. Dieser innere Zustand wird sich auf ganz natürliche Art und Weise auch in unserem täglichen Leben zum Ausdruck bringen.

„Samadhi schließlich, auf die Körperhaltungen angewendet, bedeutet einen Zustand, in dem man sich so in einer körperlichen und geistigen Harmonie eingerichtet hat, dass alle täglichen Bewegungen in gewisser Weise zu Yogastellungen werden, die von der schöpferischen Quelle in einem selbst ausgehen. Man praktiziert Hatha-Yoga nicht nur, wenn man irgendwelche antiken vorgeschriebenen Haltungen einnimmt, sondern auch dann, wenn man aufsteht, wenn man einen Nachbarn auf der Straße begrüßt oder eine Tasse Tee an seine Lippen hebt. Jedes Lächeln, das man jemandem schenkt, wird ein yogisches Mudra sein, erwachende Energie, die sich als Freude übermittelt an alle, die es sehen."

Damit endet unsere Anwendung von Patanjali auf der Matte. Mögen die Ergebnisse einer solchen Praxis uns mit einem freudvollen, inneren Wachstum segnen, so dass wir Meister über unser Leben und uns selbst werden.

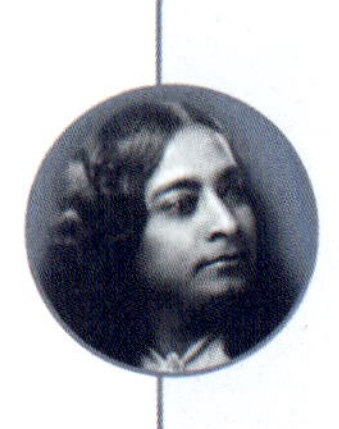

Affirmiere jetzt mit Yogananda:

„Ich weiß, dass mein Glück bis zu einem gewissen Grad von äußeren Bedingungen abhängt, aber vor allem vom Zustand meiner inneren Einstellung.

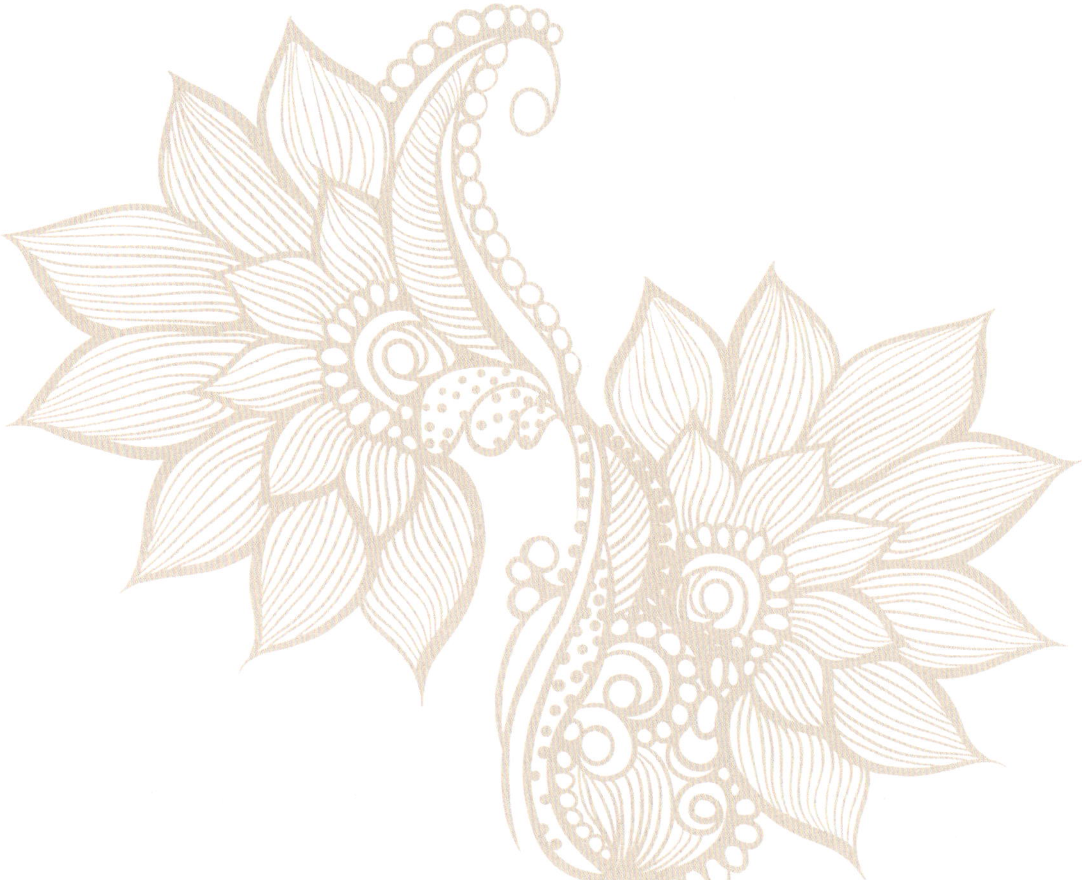

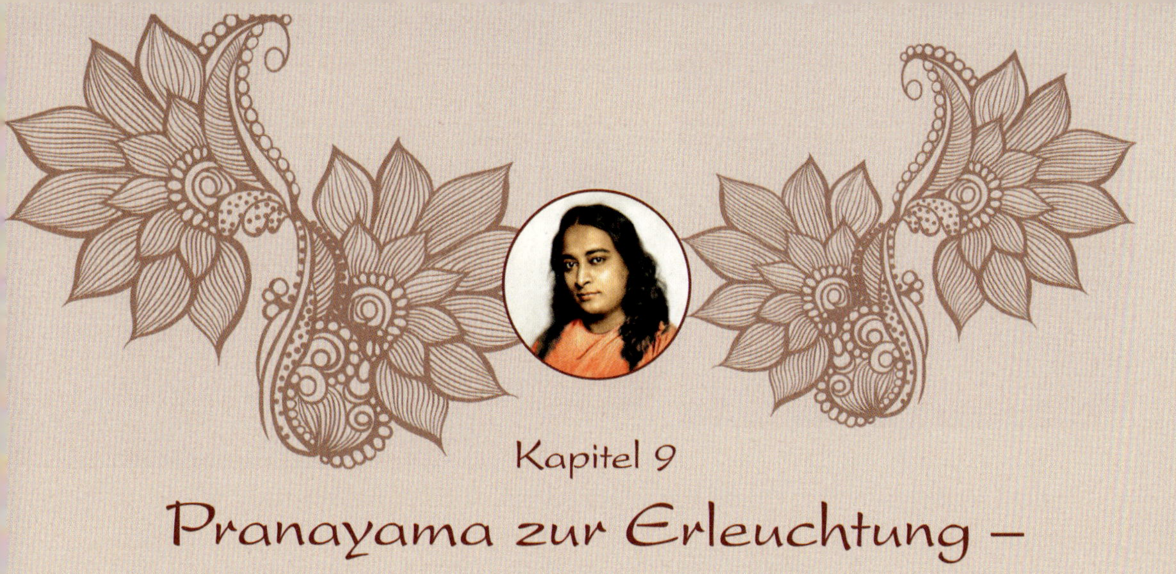

Kapitel 9

Pranayama zur Erleuchtung – vom Hatha-Yoga zum Raja-Yoga

„Ich habe ihn bei bemerkenswerten Leistungen beobachtet.
Er hat die verschiedenen Pranayamas
des alten achtfachen Yogaweges,
wie er von Patanjali entworfen wurde,
in Vollkommenheit gemeistert."

Autobiografie eines Yogi

Pranayama während deiner regulären Yogastunde

Pranayama bedeutet Energiekontrolle und wird normalerweise (aber nicht immer!) durch den Atem erreicht. Es ist ein wesentlicher Bestandteil der Hatha-Yoga-Lehren und sollte daher sofort, *von der ersten Phase* der Ausbildung im Ananda-Yoga an, in die Praxis einbezogen werden: Du kannst zu Beginn deiner Yogastunde, am Ende oder sowohl zu Beginn wie auch am Ende, eine Atemübung praktizieren. Jedes Pranayama wird einen positiven Einfluss auf deinen Körper, deinen Geist und deine Seele ausüben. Der Atem ist ein wunderbares Werkzeug zur Heilung auf allen Ebenen.

Auf dem Pfad zur Selbstverwirklichung

Wenn dein Ziel die Selbsterkenntnis (Erleuchtung) ist, dann spielt Pranayama dabei eine andere und entscheidende Rolle: Wie wir gesehen haben, hat Patanjali, der große Vater des Raja-Yoga, acht Schritte zur Einheit entworfen. Nach den ersten beiden Schritten von „*yama*" und „*niyama*" (den richtigen Einstellungen) kommt *asana*. Nach Asana folgt Pranayama.

Was bedeutet das? Für den Hatha-Yogi bedeutet „Pranayama" einen großen Schritt nach vorne, von einem Fokus auf Asana zu einer Ausrichtung auf verinnerlichtes Pranayama und auf Meditation. Wie weit muss man mit den Asanas fortgeschritten sein, um Pranayama zu praktizieren? Die Antwort darauf variiert von Yogaschule zu Yogaschule, je nachdem, wie sie die Heiligen Schriften interpretieren. Laut Yogananda besteht die einzige Voraussetzung für eine echte Pranayama-Praxis darin, dass man in einer korrekten Meditationsasana sitzen kann: gerade, bequem, still. Mehr ist nicht nötig. Es ist nicht erforderlich, die Haltungen perfekt ausführen zu können, noch müssen wir „außergewöhnliche körperliche Ausdauer und Geschmeidigkeit" entwickeln. Gefragt ist vielmehr ein gewisser *innerer* Entwicklungszustand, in dem der Yogi tief in die Stille und Tiefe der Seele eintauchen möchte.

Die Verschiebung der Praxis

Mit anderen Worten, wenn du deine Schritte zur Selbsterkenntnis fortsetzen willst, besteht der Weg darin, deine Energie immer weiter nach innen zu führen, durch ein besonderes Training im tiefen Pranayama und in effektiver Meditation. Sobald du dich bereit dazu fühlst, verschiebe den Schwerpunkt deines *Sadhana* (der spirituellen Praxis) von Asana auf Pranayama. Du übst dann weniger Asanas und kannst die Zeit für Pranayama erhöhen. Zum Beispiel kannst du die Haltungen täglich 30-40 Minuten lang üben und ihren ganzen wunderbaren Nutzen genießen. Dann setzt du dich hin und übst Pranayama für eine längere Zeit, was dich auf ganz natürliche Weise zu einer glücklichen Meditation führt. Hier ist der spezielle Rat von Swami Kriyananda dazu:

„Wie lange sollte ein Mensch die Yogahaltungen üben? Und wie lange soll er meditieren? Die Frage ist natürlich eine persönliche; es hängt von den Interessen des Einzelnen ab und von der Zeit, die er zur Verfügung hat. Wenn sein Interesse rein körperlich ist, dann wird seine Meditation eher eine symbolische Geste sein und die meiste Zeit wird er sich den Haltungen widmen. Viele Menschen mit einem tiefen spirituellen Anspruch jedoch stellen sich vor, dass sie für ihren spirituellen Fortschritt so viel Zeit damit verbringen sollten, die Körperhaltungen zu üben, dass ihnen wenig Zeit für die Meditation bleibt. Es gibt auch eine Tendenz zur Verlängerung bei allem, was man gerade macht. Da die Haltungen zuerst kommen, könnte es sein, dass man so viele wie möglich in die tägliche Praxis einbeziehen will. Und das kann durchaus bedeuten, dass man für die verbleibende Zeit der Meditation nur noch wenig Zeit übrig hat. Für diejenigen, die wahrhaft auf der Suche nach spiritueller Erleuchtung sind, sollte mindestens die Hälfte ihrer täglichen Praxis der Meditation gewidmet sein. Zwei Drittel der Zeit wäre noch ein besseres Verhältnis. Dreißig bis vierzig Minuten Yogahaltungen und eine weitere Stunde für Meditation würde ein gutes Verhältnis ergeben, wenn man so viel Zeit zur Verfügung hat. Wenn man mehr Zeit hat, wäre eine ganze Stunde mit Yogahaltungen besser. Wenn man weniger Zeit hat, könnte es gut sein, die Haltungen verhältnismäßig länger und früh am Tag zu üben, und weniger oder gar nicht später am Tag – also mehr am Abend als am Morgen zu meditieren."

Asana im Raja-Yoga

Wenn unsere Absicht darin liegt, dass wir unseren Fokus auf „Pranayama" verlagern wollen, dann erhält die Praxis der „Asanas" plötzlich eine ganz neue Bedeutung: Asana während des Pranayama und der Meditation wird zu einer kontrollierten Meditationshaltung. Tatsächlich lehrt Yogananda, dass Patanjali, wenn er das Wort „Asana" verwendete, sich einfach auf eine stabile (also unbewegliche) und bequeme Sitzhaltung bezog, die die Grundlage für eine echte Pranayama-Praxis und für tiefe Meditation ist: „Asana dient dem Zweck, das Unendliche zu ergründen."

Erinnere dich daran: Korrekte Sitzhaltungen sind die körperliche Voraussetzung für eine wahre Pranayama-Praxis. Ohne sie ist die Wirkung von Pranayama nur begrenzt. Die Yogastellungen helfen uns, diese angenehme meditative Asana auf natürliche Weise zu erreichen. Wenn möglich, übe darum die Pranayamas in einer klassischen meditativen Haltung: in *Siddhasana* oder *Padmasana*. (38)

Yogananda gab folgende Anweisungen für eine korrekte Haltung während des Pranayama und der Meditation:

- Setze dich nach Osten auf eine Woll- oder Seidendecke.
- Halte die Wirbelsäule aufrecht.
- Ziehe die Schulterblätter zusammen.
- Die Handflächen sollten nach oben zeigen und an der Verbindungsstelle von Oberschenkeln und Bauch liegen.
- Halte die Brust herausgestreckt.
- Halte den Bauch eingezogen.
- Halte das Kinn parallel zum Boden.
- Die Augen sollten halb geöffnet oder geschlossen sein, wobei die Augäpfel nach oben gerichtet und der Blick auf den Punkt zwischen den Augenbrauen fixiert sein sollten – das alles ohne Anstrengung.
- Entspanne den ganzen Körper und halte die Wirbelsäule gerade.

Wenn die Wirbelsäule aufrecht ist, entspanne alle Muskeln und Gliedmaßen. Die Wirbelsäule beugt sich oft aufgrund schlechter Angewohnheiten unbewusst nach vorne. Strecke sie also so oft, wie sie sich beugt, um die gewünschten Ergebnisse zu erzielen. Trainiere dich selbst, um den Körper bewegungslos zu halten. Wenn du es schaffst, die Unruhe im Körper zu beherrschen, entsteht eine große mentale Kraft. Das ist nicht einfach, aber ein wichtiges und notwendiges Training, wenn wir in Richtung „Yoga" (also der Einheit) voranschreiten wollen.

Bist du bereit für Pranayama?

Manchmal fangen die Menschen direkt mit Pranayama und Meditation an, ohne dass sie vorher irgendein Training absolviert haben. Für einige Yogis funktioniert dieser Ansatz, da sie auf natürliche Weise dazu bereit sind, wahrscheinlich aufgrund ihres guten Karmas. Andere kommen nie sehr weit dabei. Hier die Gründe dafür:

- Oftmals haben Menschen keine körperliche Kontrolle gelernt und können nicht lange und bequem stillsitzen. Eine solche Kontrolle zu entwickeln, ist eines der Ziele einer Hatha-Yoga-Ausbildung. Ohne sie werden uns weder Pranayama noch Meditation sehr tief bringen.
- Ein Mensch kann auch mental sehr unruhig sein. Für ihn kann dann Meditation eher etwas sein, worunter er leidet. In diesem Fall ist es besser, weniger zu meditieren und mehr mit den Asanas zu arbeiten, gefolgt von einem langen, beruhigenden Pranayama. Beim Meditieren ist Qualität wichtiger als Quantität.
- Unser Körper ist oft voller Spannungen, die die freifließende Energie blockieren. Die Yogastellungen entspannen und lösen diese Blockaden auf, und die Energie wird frei für den Fluss nach „innen und oben". Deshalb sind Pranayama und Meditation gewöhnlich erfolgreicher, wenn man vorher einige Asanas geübt hat.
- Nicht selten fehlt es den Menschen an körperlichem Bewusstsein, was durch die Praxis der Asanas angeregt werden kann. Man sieht oft in Gruppenmeditationen die gekrümmten Wirbelsäulen, während die Menschen denken, dass sie gerade sitzen. Eine gekrümmte Wirbelsäule ist der Feind jeder Selbstverwirklichung und lässt den Yogi nicht sehr weit kommen.
- Wenn ein Mensch keine Sensibilität für Energie entwickelt hat, die ein Element des Ananda-Yoga-Trainings und der *Energie-Aufladeübungen* ist, wird er kein Pranayama (also keine Energiekontrolle) ausführen können, sondern nur oberflächliche Atemübungen machen.

Praktizierst du energetische Asanas?

Ein Rat: Achte darauf, ob du dich nach deiner Asana-Praxis belebt fühlst, bereit für eine wunderbare Pranayama-Sitzung. Wenn ja, dann ist das perfekt. Wenn du jedoch nach einigen kraftvollen Asanas das Gefühl hast, dass du den größten Teil deiner Energie verbraucht hast und jetzt zu müde für Pranayama und Meditation bist, solltest du deine Praxis ändern: Verzichte auf deine sportliche Einstellung den Haltungen gegenüber. Betone stattdessen deine Innerlichkeit, deine Ruhe und deine Wahrnehmung. Mit den Worten von Swami Kriyananda: „Übe nicht so lange, dass die Haltungen selbst dich zu sehr überanstrengen oder dich ermüden."

Klassische Pranayamas

In den traditionellen Hatha-Yoga-Texten werden nicht viele Pranayamas gelehrt, und diese wenigen sind mehr als genug. Die *Hatha Yoga Pradipika* listet acht Arten von *Pranayama* auf: *Surya Bedha*, *Ujjayi*, *Sitkari*, *Sitali*, *Bhastrika*, *Bhramari*, *Murcha* und *Plavini*. Darüber hinaus lehrt sie auch *Kapalabhati*.

Auch die andere klassische Hatha-Yoga-Schrift, die *Gheranda Samhita*, listet acht *Pranayamas* auf: Es sind dieselben, mit Ausnahme von *Sitkari* und *Plavini*, die durch *Sahita* und *Kevali* ersetzt werden. *Sahita* ist die Bezeichnung, die diese Schrift für die *Wechselseitige Nasenlochatmung* (vgl. *Nadi Shodanam*) verwendet. *Kevali* ist identisch mit der Hong-So-Technik, die in Kapitel 10 gelehrt wird, aber mit dem umgekehrten Mantra *So Ham*. Der Text empfiehlt, dieses Mantra im *Muladhara-Chakra* (an der Basis der Wirbelsäule), im *Anahata-Chakra* (am Herzen) oder im *Agya-Chakra* (zwischen den Augenbrauen) zu chanten.

Ananda-Yoga lehrt alle oben genannten traditionellen *Pranayamas* (außer *Plavini*). Dazu gehören auch *Chandra Bedha* (die „Schwester" von *Surya Bedha*), da es sich ebenfalls um ein klassisches *Pranayama* handelt, und der *volle yogische Atem*. Hier werden alle Pranayamas gelehrt, die von Swami Kriyananda in seinem Buch „*Raja Yoga*" übermittelt wurden. Wir konzentrieren uns in diesem Buch auf die Pranayamas als Technik zur Selbsterkenntnis, obwohl Swami Kriyananda auch die körperlichen oder geistigen Vorteile der verschiedenen Pranayamas erklärt hat.

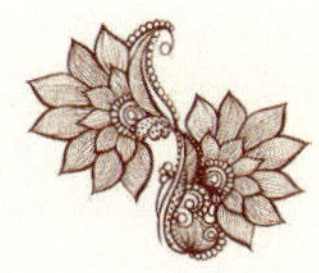

A) Die Pranayamas

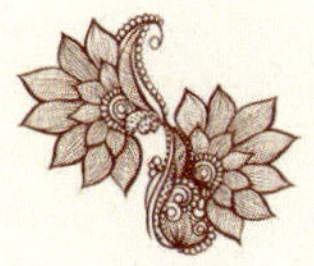

Pranayama bedeutet Energiekontrolle. Wir teilen sie in zwei Kategorien ein:

1) Pranayamas, um die Energie von *außen* in den Körper hineinzulenken. Sie werden am besten zu Beginn unserer Yogasitzungen durchgeführt und dienen vor allem der Heilung, der Vitalität und dem Wohlbefinden.
2) Pranayamas, um die Energie nach *innen* in die Wirbelsäule hineinzulenken. Dies ist das Ziel der Yogis, die Patanjalis achtfachem Weg zur Selbsterkenntnis folgen: „Pranayama" soll uns auf natürliche Weise zum nächsten Stadium führen, das *Pratyahara* (die Nach-innen-Lenkung der Sinne) genannt wird. Diese Art von Pranayama wird am besten am Ende der Yogastunde geübt, die uns zur Meditation führt.

1) Pranayamas, um die Energie von außen in den Körper zu leiten

Der volle yogische Atem

Der volle yogische Atem ist eine wunderbare Technik, um den Körper mit Energie zu füllen. Um diesen Effekt zu verstärken, erinnere dich an diesen Lehrsatz, den wir bereits in Kapitel 4 besprochen haben: „Die Luft ist voll von Prana, von Energie. Wenn du sehr langsam und bewusst einatmest, dich auf die Energie in der Luft konzentrierst, wie sie in deinen Körper kommt, und deinen Körper von den Zehen bis zum Kopf mit dieser Energie füllst, wirst du feststellen, dass du durch einfaches Atmen eine enorme Vitalität entwickeln kannst."

Spüre also bei jedem Einatmen, dass du nicht nur Luft, sondern auch Prana, Energie, Vitalität und Freude in jede Körperzelle ziehst, von den Zehen ganz hinauf bis zum obersten Punkt deines Kopfes. Spüre dann bei jedem Ausatmen, dass du aus deiner Verstandeswelt alle Schwächen und Negativität hinausschickst.

Technik

Wenn du stehst, aufrecht sitzt oder auf dem Rücken liegst, atme tief in einer sanften, fließenden Bewegung ein, konzentriere dich dabei auf die folgenden drei Bereiche. Sie sollten sanft von einem zum anderen übergehen.

1) Beginne mit dem Zwerchfellatem – der Bauch dehnt sich aus.
2) Dehne dich zu den Seiten des Brustkorbs nach außen.
3) Zuletzt dehne den oberen Brustbereich aus.

Halte den Atem an, solange du dich wohl damit fühlst (nicht während der Schwangerschaft oder bei Bluthochdruck, oder wenn du ein Herz-Kreislauf-Problem hast). Dann langsam in umgekehrter Reihenfolge ausatmen: aus dem oberen Brustbereich, den Seiten des Brustkorbs, dem Bauch.

Der *volle yogische Atem* kann als Pranayama in einer meditativen Haltung oder auch während der Asanas geübt werden, um unserem Körper eine erhöhte Menge an Prana zu schenken. Prana heilt.

Sitali

Sitali und *Sitkari* wurden entwickelt, um das Gehirn und das Nervensystem zu kühlen. Ein kühles Nervensystem befindet sich in einem Zustand der Ruhe und Harmonie und das führt zu Gesundheit und yogischer Klarheit. Hitze ist ein Zeichen von Unreinheiten, Reizungen oder Ungleichgewichten im Energiefluss des Körpers oder des Gehirns. „Bleib cool", sagen wir, oder: „Überhitze dich nicht".

Während du ausatmest, solltest du ruhige und kühle Energie durch den Körper lenken. Natürlich kann der Atem nicht wirklich biologisch durch den ganzen Körper geschickt werden. Aber die Atemenergie kann durchaus bewusst gelenkt werden.

Technik

Um diesen Atem zu üben, musst du in der Lage sein, deine Zunge in Form eines „U" zu krümmen. Einige Bücher lehren, die Zunge während dieser Übung ganz aus dem Mund herauszustecken; im Ananda-Yoga aber sollte die Zunge auf die Lippen gelegt werden, ohne weit über sie hinauszustehen. Atme durch das „U" deiner Zunge ein und konzentriere dich auf die Kühle, die du an der Rückseite der

Kehle spürst. Atme dann durch die Nase aus und spüre, wie sich diese Kühle in deinem Nervensystem und besonders in deinem Gehirn ausbreitet.

Der Rhythmus dieser Atmung sollte in einem Verhältnis 1-4-2 stehen.

Sitkari

Sitkari und Sitali werden oft gelehrt, den Körper bei warmem Wetter zu kühlen. Ein weiterer Sinn aber ist eine Kühlung auf tieferer Ebene: Wir senden kühle Energie von außen zum gesamten Nervensystem. Yogananda betont: „Die Krankheit des Nervensystems ist die Ursache für alle Krankheiten." Wenn du kühle Energie aussendest, denke nicht „kalt", sondern denke „Ruhe" oder „Frieden".

Technik

Lege die Zunge gegen die Rückseite deiner Zähne und atme mit einem zischenden Geräusch und mit Kraft durch den Mund ein. Atme durch die Nase aus, schließe dabei die Lippen und spüre, wie die Kühle des Atems nach oben in dein Gehirn eindringt und sich im gesamten Nervensystem ausbreitet. Lasse das Einatmen und das Ausatmen gleich lang sein. Halte den Atem in der Lunge an, solange du dies ohne Anstrengung tun kannst. (39)

Auch wenn es sich im Folgenden nicht um klassische Pranayamas handelt, schließen wir hier noch zwei spezielle Techniken an, die von Swami Kriyananda gelehrt werden: Die erste, der „Heilatem", lehrt uns, wie wir Prana bewusst mit Hilfe des Atems zum Körper schicken können, um ihn körperlich zu heilen. Der zweite, der „Atem der Freude", wird für die psychische Heilung verwendet.

Heilatem

Technik

Lege dich in *Savasana*, in die Totenstellung, flach auf den Rücken. Lasse deine Arme an den Seiten neben dir ruhen und halte deine Handflächen nach oben. Atme sehr langsam und tief ein und stelle dir vor, dass dein Atem deine Füße füllt. Spüre, wie alle deine Muskeln, deine Knochen und deine Haut von der Energie des Atems durchdrungen werden, bis sie beinahe prickeln vor Vitalität.

Halte den Atem nur so lange an, wie es bequem für dich ist, und wiederhole den Atemrhythmus erneut, wenn du möchtest, statt deinen Atem zu sehr auszudehnen.

Tue dann dasselbe mit deinen Waden, mit deinen Oberschenkeln, deinen Hüften, dem Bauch und dem Magen, mit deinen Händen, den Unterarmen, den Oberarmen, der Brust, den Schultern, dem Rücken, dem Hals, der Kehle, dem Kiefer, der Zunge, den Gesichtsmuskeln, den Augen, dem Gehirn – immer langsam und ganz sanft, und immer mit der größtmöglichen Aufmerksamkeit.

Du wirst feststellen, dass diese einfache Übung die Kraft hat, nicht nur deinen Körper zu energetisieren, sondern auch, ihn von vielen Krankheiten zu heilen.

Atem der Freude

Technik

Das nächste Mal, wenn du dich launisch, depressiv, besorgt oder einfach zerstreut fühlst, denke nicht lange darüber nach, warum du so launisch bist, oder mache dir keine Sorgen darüber, dass du dich zu sehr sorgst, sondern versuche dich stattdessen mit deinem Atem in eine bessere Laune zu versetzen.

Atme sehr langsam und tief ein. Spüre, dass du einatmest, nicht nur Luft, sondern Freude, Frieden, Stärke oder Mut – egal, welche positive Eigenschaft du besonders bestätigen willst. Sitze sehr gerade, während du diese Übung praktizierst.

Stelle dir den Atem vor, dass er nicht nur deine Lungen füllt, sondern den ganzen Körper, angefangen bei den Füßen bis hin zu einem Punkt genau in der Mitte zwischen deinen Augenbrauen.

Zentriere den Atem auf diesen Punkt und halte ihn dort so lange an, wie du es mühelos tun kannst; spüre, dass du alle negativen Gedanken in den Flammen göttlichen Lichts verbrennst.

Wenn du ausatmest, tue dies mit Kraft und vertreibe so für immer die letzten Überreste von Schwäche und Negativität aus deinem Körper und deinem Geist.

Wiederhole diese Übung sechs- oder zwölfmal oder so oft, wie du brauchst, um die Kräfte der Dunkelheit vollständig in die Flucht zu schlagen.

2) Pranayamas, um die Energie nach innen in die Wirbelsäule zu lenken

Jetzt sind wir ganz im Herzen des Hatha-Yoga angekommen, in seiner Essenz, in seiner tiefsten Praxis, die in unserer energetischen Wirbelsäule stattfindet. Diese Wirbelsäule ist das Zentrum unseres Seins. Je mehr wir dort ankommen, desto näher kommen wir unserer wahren Essenz, unserem wahren Selbst.

Auf einer Energieebene besteht unsere Wirbelsäule aus drei Kanälen (*Nadis*): Ida, Pingala, Sushumna. In *Ida* fließt ein Strom nach oben, vom *Muladhara-Chakra* (der Basis unserer Wirbelsäule) zum *Agya-Chakra* (dem Dritten Auge zwischen den Augenbrauen); in *Pingala* fließt ein Strom nach unten. Diese beiden sind die oberflächlichen Ströme der Wirbelsäule. In ihrem Zentrum befindet sich die *Sushumna*, der Tunnel des Erwachens.

Hierhin wollte Hatha-Yoga eigentlich immer führen. Tatsächlich offenbart der Begriff „Hatha" selbst diesen ursprünglichen Zweck: Er ist eine Kombination aus „ha", was Sonne bedeutet, und „tha", was Mond bedeutet. Diese beiden Silben beziehen sich auf die beiden Energiekanäle in unserer Wirbelsäule, *Ida* und *Pingala*. Sie stehen für die Dualität des Lebens. Das Wort „Yoga" bedeutet Vereinigung, die entdeckt wird, wenn der Yogi in der Lage ist, seine Energien in den zentralen Kanal, der *Sushumna*, zu bringen. „Hatha-Yoga" bedeutet daher, die Energie von *Ida* und *Pingala* in den glückseligen Kanal der *Sushumna* zu bringen.

Mit anderen Worten, der Hatha-Yogi versucht, die dual gepolte Lebenskraft in *Ida* und *Pingala* in die *Sushumna*, den Zentralkanal, zu ziehen, und weckt so auch die *Kundalini-Shakti* an der Basis seiner Wirbelsäule. Dies ist das echte, das originale „Hatha-Yoga", das eine innere, eine Wissenschaft der Spiritualität ist. Es lehrt wissenschaftlich Techniken, wie man die Dualität überwindet, um zur Einheit zu gelangen. Das Hauptinstrument dieser Wissenschaft ist Pranayama: die innere Energiekontrolle.

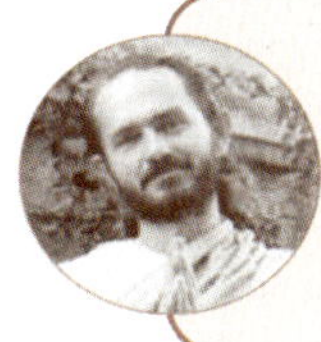

„Die Energiekontrolle erfolgt oft mit Hilfe von Atemübungen... Das Ziel der Yogapraxis besteht darin, diesen Energiefluss zum Gehirn zu lenken."

Chandra Bedha

Trainiere dich während des Pranayama, dir deiner astralen Wirbelsäule und ihrer Ströme bewusst zu werden: Versuche, eine Strömung (genannt *Prana* oder *Pran*) zu spüren, die beim Einatmen in der Wirbelsäule nach oben fließt, und eine Strömung (genannt *Apana* oder *Apan*), die beim Ausatmen in der Wirbelsäule nach unten fließt. Beginne, diese beiden Strömungen während deiner Pranayamas zu visualisieren und zu erforschen. (40)

Technik

Beim *Chandra Bedha* atmet man immer links ein und rechts aus. Swami Kriyananda beschreibt es auf diese Weise – wobei er immer *Ujjayi* einsetzt:

„Eine Atemübung, die die beiden Ströme in der Wirbelsäule (bekannt als *Pran* und *Apan*) ausbalancieren und harmonisieren soll, ist eine Technik, die als wechselseitige Atmung bekannt ist. Schließe das rechte Nasenloch und atme nur durch die linke Seite ein (zähle dabei bis 8); dann halte den Atem an und zähle bis 8; schließe dann das linke Nasenloch und atme durch die rechte Seite aus (zähle dabei erneut bis 8). Ziehe dabei leicht die Kehle an [*Ujjayi*], um dort während der Atmung ein sanftes Geräusch zu erzeugen, dies wird dir helfen, das Bewusstsein für die entsprechende Bewegung der Energie in der Wirbelsäule zu erhöhen."

Du kannst *Chandra Bedha* in Kombination mit *Ujjayi* nicht nur praktizieren, um dein Bewusstsein für die Energie in der Wirbelsäule zu erhöhen, sondern auch als Technik, um den Fluss des Pranas bewusst nach oben oder unten zu *führen*.

Technik

„Um das Bewusstsein für die Energie, die in Verbindung mit der Atmung fließt, zu stimulieren, ziehe leicht die Kehle an [*Ujjayi*], wenn du den Wechselatem übst. Spüre dann, dass du mit deiner Ein- und Ausatmung den Atem in der Wirbelsäule auf und ab ziehst. Wenn du die Übung des Wechselatems als Mittel zur Erhöhung deines inneren, spirituellen Bewusstseins einsetzt, atme immer nur durch das linke Nasenloch ein und atme immer nur durch das rechte aus. Der Atemrhythmus sollte immer gleichmäßig verteilt sein: 8-8-8-8."

Surya Bedha

Surya Bedha hilft, Energie in die tiefgelegene mittlere Wirbelsäule, die Sushumna, zu ziehen. Es erhöht die Hitze im Körper, wahrscheinlich, weil die Einatmung durch das rechte Nasenloch gegen das normale Verhältnis zwischen dem Energiefluss in der Wirbelsäule und dem Atem arbeitet. (Normalerweise wird die Einatmung mit dem Aufwärtsstrom auf der linken Seite verbunden, die eine Beziehung zum Atem im linken Nasenloch hat.) Die Technik wird erneut von Swami Kriyananda unterrichtet, wobei *Jalandhara-Bandha* angezogen und OM am Dritten Auge gechantet wird.

Technik

„Setze dich in irgendeine meditative Haltung. Schließe die Augen. Dann verschließe das linke Nasenloch und atme langsam durch das rechte Nasenloch ein. Als Nächstes verschließe beide Nasenlöcher, drücke das Kinn fest gegen die Brust [*Jalandhara Bandha*] und halte den Atem an. Chante mental OM am Punkt zwischen den Augenbrauen.

Der Atem sollte so lange angehalten werden, wie es ohne Anstrengung möglich ist. Dann atme langsam durch das linke Nasenloch aus und halte das rechte Nasenloch verschlossen."

Nadi Shodhanam

Nadi Shodanam ist eine Kombination aus *Chandra Bedha* und *Surya Bedha*. Es bedeutet wörtlich „Reinigung der *Nadis*". Ein *Nadi* ist ein Nervenkanal im Energiekörper. Ein größerer Energiefluss in den beiden Hauptnadis (*Ida* und *Pingala*) reinigt sie. Es gleicht sie auch aus, wenn Einatmung und Ausatmung gleich lang sind. Swami Kriyananda lehrte unterschiedlich lange Atemrhythmen, beispielsweise 4 Takte einatmen, 8 Takte halten, 8 Takte ausatmen. Aber er erklärte, dass es für spirituelle Zwecke am besten sei, das Einatmen und das Ausatmen gleich lang zu halten.

Technik

Atme vollständig aus. Das rechte Nasenloch verschließen, links einatmen. Halte den Atem so lange an, wie du eingeatmet hast. Dann atme durch das rechte Nasenloch aus. Atme sofort wieder durch das rechte Nasenloch ein. Halte den Atem an. Dann atme durch das linke Nasenloch aus. Verwende einen Rhythmus von 8-8-8, wobei du die Zahlen langsam erhöhen kannst. Behalte aber das Zahlenverhältnis bei. Übe 6 Runden.

Konzentriere dich wie vorher auf die Energie, die in den *Nadis* der Wirbelsäule auf und ab fließt, und spüre, wie dieses Pranayama sie reinigt. Du kannst auch ein *Bandha* oder mehrere zusammen mit *Nadi Shodanam* anwenden, was es kraftvoller macht. Auch das Chanten von OM am Dritten Auge, während du den Atem anhältst, erhöht die Kraft dieses Pranayamas.

Ujjayi Pranayama: Der siegreiche Atem

Ujjayi ist hervorragend geeignet, die Strömungen in der Wirbelsäule wahrzunehmen. Zusammen mit einer Konzentration auf die Aufwärtsströmung in der Wirbelsäule fügen wir zwei *Bandhas* hinzu. Swami Kriyananda lehrt dieselbe Ausatmung, wie man sie in der *Hatha Yoga Pradipika* findet: die durch das linke Nasenloch.

Technik

„Atme langsam durch beide Nasenlöcher ein und ziehe die Kehle leicht zusammen, um ein sanftes Geräusch zu erzeugen, das dir hilft, den Atem in der Kehle und nicht in den Nasenlöchern zu spüren und um den Energiestrom in der Wirbelsäule nach oben zu ziehen. Wenn du vollständig eingeatmet hast, ziehe den Anus zusammen [*Mula Bandha*] und verriegele auch das Kinn (*Jalandhara Bandha*]. Halte den Atem für die gleiche Dauer an, wie du eingeatmet hast. Entspanne dann die Bandhas und hebe das Kinn auf seine normale Höhe an. Atme langsam durch das linke Nasenloch aus, genauso lang wie deine Einatmung war."

Kapalabhati: Der strahlende Schädel

Kapalabhati Pranayama ist eine kraftvolle Technik, um die Energie zum Gehirn zu heben. Es lässt den Kopf mit Prana strahlen.

Technik

„Ziehe das Zwerchfell scharf nach innen und drücke dann die Luft in schnellen Schüben durch die Nasenlöcher nach außen. Lasse die Einatmung automatisch erfolgen; alle Bemühungen sollten in die Ausatmung fließen. Jeder Atemzug sollte etwa eine Sekunde dauern. Mache diese Übung anfangs nur 12- bis 24-mal – dann längere Zeit, wenn du dich daran gewöhnt hast. *Kapalabhati Pranayama* ist eine ausgezeichnete Übung, nicht nur für das Zwerchfell, sondern auch dafür, die Energie zum Gehirn hochzubringen."

Bhastrika: Der bellende Atem

Technik

Bhastrika ist wie *Kaphalabhati*, nur mit dem Unterschied, dass sowohl das Einatmen als auch das Ausatmen mit Kraft erfolgen: Ziehe den Bauch schnell und scharf nach innen, sodass die Luft mit einem schnellen Schub durch die Nasenlöcher herausgeworfen wird. Dann atme schnell erneut durch die Nase ein, indem du den Bauch wieder herausschnellen lässt. Jeder Atemzug sollte etwa eine Sekunde dauern.

Murcha: Der „schwindende Geist-Atem"

Die *Hatha Yoga Pradipika* erklärt *Murcha* auf folgende Weise: „Verschließe die (energetischen) Durchgänge mit dem Kinnverschluss (*Jalandhara Bandha)* fest am Ende von *Puraka* (der Einatmung) und atme dann die Luft ganz langsam aus. Dies nennt man *Murcha*, da es den Geist schwinden lässt, was uns Glück bringt." Das Folgende ist eine Variation von *Murcha*, wie sie von Swami Kriyananda gelehrt wird.

Technik

Übe *Jalandhara Bandha*, wobei du das Kinn so weit wie möglich nach hinten ziehst. Konzentriere dich darauf, die Energie beim Einatmen nach oben, die Wirbelsäule zum Gehirn hinaufzuziehen. Kombiniere diese Technik mit *Aswini Mudra* (der Zusammenziehung der Analmuskeln), wobei du auch den Magen beim Einatmen mit einziehen und so die Luft in den oberen Teil der Lunge zwingen solltest. Chante geistig OM an der Stelle zwischen den Augenbrauen. Nach dem Einatmen entspanne alle Kontraktionen, atme dann aus und beginne von vorn. Die Gesamtdauer dieser Übung sollte zunächst etwa eine Minute betragen, wobei du die Zeit schrittweise auf zwei bis drei Minuten erhöhen kannst.

Bhramari: Der „summenden Bienen"-Atem

Dieses Pranayama wird oft anders unterrichtet (indem man summt) als hier (indem man lauscht). Die folgende Erklärung stammt aus der klassischen Schrift des Hatha-Yoga, der *Gheranda Samhita*, (Pranayama, 77-81). Sie klingt etwas archaisch, aber ihr geistiger Gehalt geht tief. Yogananda lehrte eine sehr ähnliche Praxis (die *OM*-Technik), die etwas Vorbereitung erfordert und nicht in diesem Buch enthalten ist. *Bhramari* erlaubt uns jedoch, eine gute Ahnung von dieser wichtigen und alten Praxis zu bekommen. Der Hauptnutzen von *Bhramari* ist ein inneres Erwachen.

Technik

„Um Mitternacht, wenn kein Geräusch mehr zu hören ist, schließe die Ohren mit beiden Händen und übe *Puraka* und *Kumbhaka Pranayama* (ein langsames, volles Einatmen, danach den Atem anhalten). Lausche auf die inneren Geräusche im rechten Ohr. Der anfängliche Klang wird der von Grillen sein, gefolgt von dem eines Saiteninstruments, danach kommt ein Donner, der vierte klingt wie der einer Trommel, dann folgt der eines Käfers, dann der von Glocken, dann der eines Gongs aus Glockenmetall, gefolgt vom Klang von Trompeten, dann kommen Trommeln und so weiter. So werden bei der täglichen Praxis dieses *Kumbhaka* (dem Atem-Anhalten) verschiedene Klänge wahrgenommen. Zu allerletzt hört man den *Anahata*-Klang, der aus dem Herzen aufsteigt. Zu diesem Klang gibt es einen Widerhall, und in diesem Widerhall gibt es ein Licht. In dieses Licht sollte der Geist getaucht werden. Wenn der Geist absorbiert ist, erreicht er den höchsten Sitz von Vishnu (*parama-pada*). Wenn man diese Praxis von Bhramari meistert, erreicht man *Samadhi*.“

Gleichmäßige Atmung

Das Pranayama, das Yogananda vor der Meditation empfiehlt, wird als „gleichmäßige Atmung“ (Dreiecks-Pranayama) bezeichnet. Es beruhigt den Geist.

Technik

Atme ein durch die Nase, halte den Atem an, atme aus durch die Nase. Alle drei Phasen haben die gleiche Länge. Beginne mit 8-8-8 und arbeite daran, diesen Rhythmus auf 20 -20 -20 zu verlängern.

Vorsicht bei allen Pranayamas:

Schwangere Frauen und Menschen mit hohem Blutdruck (oder einem Herz-Kreislauf-Problem) sollten keine Atemanhaltung praktizieren oder das Einatmen oder Ausatmen nicht übermäßig verlängern.

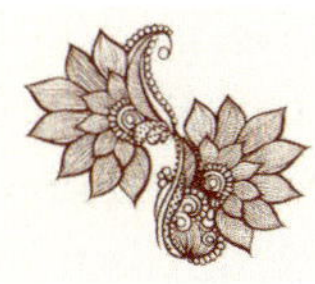

B) Die Bandhas

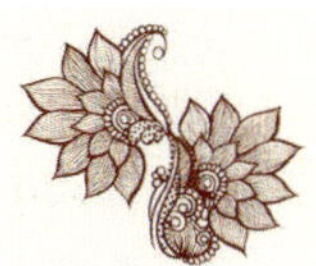

Bandhas sind eine kraftvolle Praxis der Energiekontrolle. Sie machen alle oben genannten Pranayamas kraftvoller und beschleunigen daher unsere Entwicklung zur Selbstverwirklichung.

Bandhas sind „Verschlüsse", die den nach unten gerichteten Energiefluss stoppen, ihn nach oben drücken und dadurch die Kundalini-Energie erwecken. Es gibt drei Haupttypen dieser Verschlüsse: *Mula Bandha* (der Wurzelverschluss); *Uddiyana Bandha* (der Magenverschluss); *Jalandhara Bandha* (der Kinnverschluss). Swami Kriyananda unterrichtete noch einen vierten Verschluss, *Jihva Bandha* (der Zungenverschluss).

Am effektivsten werden die *Bandhas* nach den Asanas geübt, während man Pranayama praktiziert. Wir werden uns aber auch ansehen, wie Swami Kriyananda die *Bandhas* bei den Asanas anwendet.

Mula Bandha
(Der Wurzelverschluss)

Mula Bandha bedeutet das Hochziehen der Muskeln um die Basis der Wirbelsäule herum, um das *Muladhara*-Chakra, dem Sitz der Kundalini, zu aktivieren.

Swami Kriyananda verwendete *Mula Bandha* als Synonym für *Aswini Mudra* und wies darauf hin, dass man dabei „die Analmuskeln zusammenziehen" sollte. Aus seinen folgenden Anweisungen geht jedoch hervor, dass er nicht den Schließmuskel des Anus meinte, denn er lehrte, „die Energie vom Steißbeinzentrum (dem *Muladhara*), das sich an der Basis der Wirbelsäule befindet, nach oben zu ziehen". Die Muskeln, die sich in diesem Bereich aufrichten und die Energie zum Aufsteigen speichern, sind die des Beckenbodens (Perineum).

Um *Mula Bandha* zu finden, muss man innerlich den Bereich des *Muladhara-Chakras* finden und die Muskeln darunter einsetzen, um sie nach oben zu ziehen (41).

Swami Kriyananda verbindet *Mula Bandha* unmittelbar mit *Uddiyana Bandha*, was eine natürliche Kombination ist.

Während des Pranayama, in einer meditativen Haltung:

Sitze in irgendeiner meditativen Haltung, aber vorzugsweise in *Siddhasana*. Ziehe die Anusmuskeln zusammen und spüre, dass du die Energie vom Steißbeinzentrum (dem *Muladhara*) durch das Zentrum der Wirbelsäule nach oben ziehst. Du kannst diese Kontraktion mehrmals wiederholen. Ziehe auch den Magen ein (*uddiyana*], wenn du willst, so, als ob du die Energie in die Region des Herzens schieben würdest.

Während der Asana-Praxis:

Swami Kriyananda lehrte, dass während des Maha Mudra die Ferse, die auf den Anus (oder Damm) gedrückt wird, wie eine Form von *Mula Bandha* ist.

Bei *Viparita Karani* lehrte er, den Druck der Hände am *Muladhara-Chakra* zu nutzen, um den Energiefluss zum Gehirn zu erhöhen. Dies kann als eine manuelle Form von *Mula Bandha* betrachtet werden: „Der vorrangige spirituelle Nutzen von *Viparita Karani* besteht darin, mit dem Druck der Hände die Energie an der Basis der Wirbelsäule zu stimulieren. Für den Yogi ist das Erwecken dieser Energie (bekannt als *Kundalini*) von größter Bedeutung."

Uddiyana Bandha
(Der Magenverschluss)

Uddiyana bedeutet wörtlich „aufwärts fliegen", was sich auf unsere innere Energie bezieht. (42) *Uddiyana* hebt die Energie und das Bewusstsein vom unteren Körperbereich nach oben zum Gehirn.

Während des Pranayama in einer meditativen Haltung:

Atme ganz aus und ziehe den Bauch so weit wie möglich hoch und nach innen. Konzentriere dich darauf, die Energie nach oben zu schieben. Hatha-Yoga benutzt tatsächlich den ganzen Körper, um Energie in Richtung Gehirn zu schieben, während Raja-Yoga einen inneren Magneten erzeugt, durch den das Streben zu einer höheren, spirituellen Natur unterstützt wird, der die Energie nach oben zum Gehirn zieht.

Während der Asana-Praxis:

Swami Kriyananda lehrte *Uddiyana Bandha* im Stehen als eine Praxis, die in die Asanas einbezogen werden sollte:

„Atme vollständig aus. Du kannst von der *Pavanamuktasana*-Position aus beginnen und dann aufstehen, während der Atem weiter ausgehalten wird. Lege die

Handflächen deiner Hände auf die Oberschenkel. Verschließe die Kehle, sodass du nicht einatmen kannst. Lasse das Gewicht des Oberkörpers auf den Händen ruhen und mache deinen mittleren Rücken etwas gerade. Versuche dann, von unten her einzuatmen, d.h., ziehe den Magen nach oben Richtung Brust, statt wie sonst den Atem durch die Nasenlöcher nach unten in die Lunge zu ziehen. Um dieses nach oben gerichtete Hochheben zu bewirken, kann es dir helfen, wenn du deine Rippen seitlich weiter nach außen drückst. Diese Position sollte nur auf nüchternen Magen gemacht werden. Wenn sie gut gemacht wird, wird der gesamte Bauch fest in Richtung auf die Wirbelsäule zurückgezogen, so sehr, dass es den Anschein hat, als wäre der Bauch einfach verschwunden, sodass nur eine dünne Fleischschicht übrig bleibt, die gegen den Rücken gepresst wird. Halte diese Position so lange, wie du es bequem tun kannst. Atme dann aus und wiederhole die Übung dann noch mehrmals.“

Swami Kriyananda wandte *Uddiyana Bandha* auch während *Parvatasana* an, nachdem man eingeatmet hat. Auf diese Weise zwingt der Yogi „die Luft, in die obere Brust aufzusteigen. Stelle dir vor, dass der Atem dabei noch weiter, bis in deine Fingerspitzen, emporsteigt.“

Jalandhara Bandha
(Der Kinnverschluss)

Jalandhara Bandha scheint die nach oben fließende Energie zu blockieren. Aber auch sie wird verwendet, um die Energie nach oben zum Gehirn zu lenken. Übe sie also mit dieser Absicht.

Während des Pranayama, in einer meditativen Haltung:

„Drücke das Kinn fest auf die Brust, so nah wie möglich an die Kehle. Atme langsam ein und halte den Atem an, während du die Position hältst. Spüre, dass du die Energie der Wirbelsäule nach oben, in das Halszentrum, das *Vishudha-Chakra*, ziehst und von dort zum Gehirn.“

Du könntest feststellen, dass das Anheben der Brust, wenn sie gegen das Kinn drückt, sehr hilft, die Energie nach oben zu schieben. Versuche auch, den Nacken leicht anzuspannen, bevor du das Kinn absenkst.

Während der Asana-Praxis:

Setze das natürliche *Jalandhara Bandha* in *Setu Bandhasana*, *Sarvangasana* oder *Halasana*, um die Energie bewusst ins Gehirn zu ziehen.

Jihva Bandha
(Der Zungenverschluss)

Dieses Bandha ist auch sehr kraftvoll. Wie alle *Bandhas* weckt es die *Kundalini.*

Während des Pranayama in einer meditativen Haltung:

Wende die Zungenspitze zurück zum Zäpfchen; drücke sie fest gegen den weichen Gaumen, und hebe sie nach vorne über den Gaumen, bis sie fest an der Basis der Vorderzähne anliegt. Drücke so die gesamte Zunge nach oben gegen den Gaumen, dass er vollständig von der Zunge gefüllt ist.

Während der Asana-Praxis:

Swami Kriyananda wandte *Jihva Bandha* bei zwei Asanas an:

Diese Übung wird manchmal in Verbindung mit *Simhasana* (dem Löwen) und mit *Viparita Karani* (der einfachen Umkehrhaltung) durchgeführt. Bei *Simhasana* sollte der Mund offengehalten werden, während er bei *Viparita Karani* geschlossen bleibt.

Nutzen und Vorsichtsmaßnahmen: Wenn man den Zungenverschluss in Verbindung mit *Viparita Karani* verwendet, kommt man damit dem Ziel näher, diese Position zu einem mächtigen *Mudra* zu machen, das jedoch nicht allzu lange geübt werden sollte. Der Druck der Zunge gegen den oberen Gaumen übt einen starken Aufwärtsdruck auf die feinstofflichen Wirbelsäulenenergien zum Gehirn aus.

Zusammenführung der Bandhas

Oft werden *Mula Bandha, Uddiyana Bandha* und *Jalandhara Bandha* während des Pranayama zusammen geübt. Dies ist eine sehr kraftvolle Praxis, die „*Tribandha*“ genannt wird. (43)

So kannst du *Tribandha* üben:

Schließe deine Augen und atme mit einer vollen yogischen Einatmung durch die Nase ein. Halte dann den Atem an und spanne erst *Mula Bandha*, dann *Uddiyana Bandha* und schließlich *Jalandhara Bandha* an. Halte den Atem an, solange du kannst, und konzentriere dich auf die Sammlung von Prana im Dritten Auge. Bevor du ausatmest, löse alle *Bandhas* und atme dann mit einer vollen yogischen Ausatmung durch die Nase aus. Sitze ganz still und spüre nach.

Übe so 6- oder 12-mal.

Du kannst stattdessen auch die Einatmung mit *Mula Bandha* beginnen; kurz darauf nimm noch *Uddiyana* hinzu und am Ende der Einatmung füge Jalandhara hinzu. Dann halte den Atem an. Lasse dann alle *Bandhas* los und atme aus.

Experimentiere damit selbständig.

Im Folgenden nun eine Technik mit den *Bandhas* und Chakren, wie sie von Swami Kriyananda gelehrt wurde. (Die Zahlen wurden aus Gründen der Übersichtlichkeit in seine Erklärungen aufgenommen). Bitte übertreibe nicht.

1) Setze dich hin zur Meditation und beginne deine Praxis mit *Aswini Mudra*, der Analkontraktion. Füge dem die Aufwärtsbewegung des Magens [*Uddiyana Bandha*] hinzu, gefolgt von *Jalandhara Bandha* (dem Kinnschluss).
2) Lass diese beiden Verschlüsse gefolgt sein von *Jihva Bandha*.
3) Übe dann folgende Übungen, wie sie nachfolgend aufgeführt sind. Wenn du möchtest (und wenn du kannst!), praktiziere *Kechari Mudra*, während du die Energie sehr langsam in der Wirbelsäule in dieser Übung hochziehst.
   Übe *Jalandhara Bandha*, indem du das Kinn so weit wie möglich in den Hals zurückziehst, und konzentriere dich darauf, die Energie die Wirbelsäule hinauf zum Gehirn hochzuziehen, während du einatmest. Kombiniere diese Technik mit *Aswini Mudra* [*Mula Bandha*], wobei du auch den Magen beim Einatmen mit einbeziehen und so die Luft in den oberen Teil der Lunge zwingen solltest. Chante geistig OM am Punkt zwischen den Augenbrauen. Nach dem Einatmen löse alle Kontraktionen, atme aus und beginne von vorn. Die Gesamtdauer dieser Übung sollte zunächst etwa eine Minute betragen, wobei du die Zeit schrittweise auf zwei bis drei Minuten erhöhen kannst.
4) Als Nächstes hebe das Kinn so hoch wie möglich an und spüre, dass du mit der Rückwärtsbeuge des Kopfes erneut Energie vom Herzzentrum zum Gehirn hochbringst. Mit dieser Position ist keine Atemangabe verbunden. Chante einfach OM am Punkt zwischen den Augenbrauen, etwa eine Minute lang, wobei du die Zeit allmählich auf etwa zwei bis drei Minuten erhöhen kannst.
5) Entspanne dich und sitze bequem in irgendeiner Meditationshaltung. Stelle dir einen Strom vor, der sehr langsam in der Mitte der Wirbelsäule von der Wirbelsäulenbasis bis zur Medulla oblongata und dann durch

das Gehirn bis zum Punkt zwischen den Augenbrauen fließt. (Die Dauer dieses Aufstiegs sollte nicht weniger als eine Minute betragen.)
Spüre dabei jedes Chakra, während du den Strom hindurchpassieren lässt und chante dort OM, wenn du möchtest und visualisiere die Strahlen aus diesem Chakra, wie sie sich nach oben zum Gehirn wenden. Übe diese dritte Phase der Technik anfangs nur einmal. Später kannst du sie zwei- oder dreimal wiederholen, wenn du magst.

6) Als Nächstes trainiere *Ujjayi Pranayama*. Atme langsam durch beide Nasenlöcher ein und halte die Kehle leicht angespannt, sodass ein sanfter Klang entsteht, der dir hilft, den Atem in der Kehle und nicht in den Nasenlöchern zu spüren und den Energiefluss die Wirbelsäule hochzuziehen. Auf der Atemspitze übe, den Anus [*Mula Bandha*] zusammenzuziehen und das Kinn [*Jalandhara Bandha*] einzuziehen. Halte den Atem genauso lange an, wie du eingeatmet hast. Entspanne dich, hebe das Kinn auf normale Höhe an und atme langsam durch das linke Nasenloch aus, genauso lange, wie du eingeatmet hast.

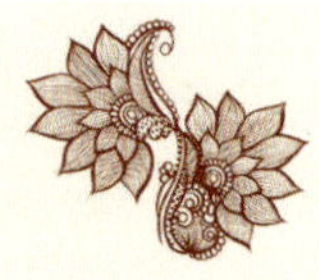

C) Kechari Mudra: Das „Zungenschlucken"

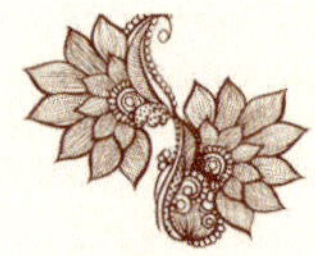

Das höchste Mudra: Kechari

Jedes Pranayama wird kraftvoller, wenn es mit *Kechari Mudra* kombiniert wird.

Kechari Mudra ist eine uralte Praxis des Hatha-Yoga, die sehr geschätzt wird: „Es gibt kein *Mudra*, das besser ist als *Kechari*." (44) Beim *Kechari Mudra* legt man die Zunge zurück und platziert sie hinter den weichen Gaumen. Eine leichtere Version, die einige der gleichen Vorteile bietet, ist das Berühren des Zäpfchens mit der Zungenspitze (der kleinen Klappe, die hinten im Hals nach unten zeigt).

Yogananda empfahl *Kechari Mudra* nur für fortgeschrittene Schüler als Technik, um die *Kundalini* zu erwecken. Er erklärt, wie *Kechari Mudra* das Prana ganz von den Sinnen ab und in die Wirbelsäule zieht und wie es dabei das Prana durch die Chakren zum Universellen Geist lenkt. Der ganze Körper wird spiritualisiert und energetisiert. Dadurch kann vom Körper ein wahrnehmbares Leuchten ausstrahlen. (45)

Kechari Mudra schenkt großen Nutzen, nicht nur während der Meditation und des Pranayama, sondern auch im Tagesverlauf (ausgezeichnet beim Fasten), während der Asanas und sogar beim Gehen. Swami Kriyananda erwähnt einen schriftlichen Bericht über einen brahmanischen Priester, der sehr alt wurde und lange Strecken zu Fuß zurücklegte, während er *Kechari Mudra* beim Gehen praktizierte. Auf diese Weise konnte er täglich Hunderte von Meilen zurücklegen.

Kechari Mudra und Amrita

Swami Kriyananda schlägt die folgende Herausforderung vor: „*Kechari Mudra* wird als das höchste aller Mudras bezeichnet. Um beim Hatha-Yoga weiterzukommen, gibt es insbesondere zwei *Mudras*, die du beherrschen solltest. *Kechari* ist eins von ihnen. (46) … Wenn du diese Nerven [in der Zungenspitze und in den Nasendurchgängen oder im Zäpfchen] für eine bestimmte Zeit vereint halten kannst, dann wird ein Elixier ausgeschieden [*Amrit*). Es schmeckt süß, wie eine Mischung aus geklärter Butter und Honig. Ich frage mich, ob das „verheißene Land“, in das die Juden geführt wurden – das „Land, wo Milch und Honig flossen“ – in Wirklichkeit ein Symbol für das himmlische Königreich im eigenen Inneren war.“

Kechari Mudra als innere sexuelle Vereinigung

Er fügt hinzu: „Yoga lehrt, dass die Vereinigung der Nerven in der Zungenspitze und im Zäpfchen die *wahre innere sexuelle Vereinigung* ist. Sie erzeugt eine Art Kurzschluss derjenigen Energie, die sie mit Macht aus dem Körper heraus ins Gehirn zieht.“

Yogananda erklärt dies ganz ähnlich (47): „Sex scheint dir jetzt ganz angenehm zu sein, aber wenn du die Freude an der echten inneren Vereinigung entdeckst, wirst du erkennen, um wie viel wunderbarer das ist. Diese Vereinigung kann auch körperlich erreicht werden, durch das, was im Yoga als *Kechari Mudra* bekannt ist: die Spitze der Zunge an die Nerven im Nasengang oder zum Zäpfchen im hinteren Teil des Mundes zu führen.“

Er vertieft dieses Thema in seinen Lektionen: „Diese Kundalini, die sich in Richtung Gehirn bewegt und von der Vereinigung der Nerven in der Zungenspitze sowie der „kleinen Zunge“ und bestimmten Zentren in der Nasenhöhle unterstützt wird, bewirkt die Sekretion einer Flüssigkeit und die Vereinigung der Lebensenergie mit der Kosmischen Energie. Diese Sekretion eines Nektars und die Vereinigung der Energien bedeutet keinen Verlust, sondern eine immense spirituelle Erkenntnis. Diese Methode kann regelmäßig praktiziert werden, und durch diese *Methode spirituellen Geschlechtsverkehrs* kann man den Kundalini-Strom dauerhaft stimulieren, um den inneren Sex und den Nektar zu genießen, statt ihn bei der körperlichen Vereinigung durch die Stimulation des Steißbeinzentrums zu verlieren.“

Kechari Mudra üben

Hier nun, wie Swami Kriyananda dies detaillierter erklärt:

„Ein *Mudra* ist eine Yogaposition, die speziell darauf ausgerichtet ist, spirituelle Energien im Körper zu wecken. Von allen Mudras ist *Kechari* eine der wichtigsten. Leider ist es auch eine der schwierigsten.

Die Zunge muss hinter den weichen Gaumen zurückgebracht werden, so dass ihre Spitze sich mit bestimmten Nerven in den Nasengängen verbindet. Wenn die Zunge nicht so weit zurückgebracht werden kann, kann ihre Spitze gegen das Zäpfchen (das weiche Fleischstückchen, das vom weichen Gaumen an der Rückseite des Mundes herunterhängt) gelegt werden. Ich habe bereits erwähnt, dass dieses Mudra hervorragend geeignet ist, um beim Fasten Energie in den Körper zu ziehen. Sein Hauptzweck besteht jedoch darin, die Kundalini zu erwecken.

Kechari Mudra kann so lange geübt werden, wie man will. Es lohnt sich auf jeden Fall, es zu beherrschen, wenn man dies kann. Die Haupthindernisse für seine Praxis werden die Kürze der durchschnittlichen Zunge und des Frenulums sein (der Verbingungsstelle der Zunge mit dem Mundboden).

Die Zunge kann ausgedehnt werden, indem man sie mit einem feuchten Tuch „melkt“. Ziehe sie mehrmals nach außen und unten. Du solltest zumindest in der Lage sein, deine Nase mit der Zungenspitze zu berühren. Es ist bekannt, dass Übende dieses Mudras mit der Zungenspitze sogar den Punkt zwischen den Augenbrauen berühren können.

Das Frenulum kann gedehnt werden, indem man die Zunge zurückdreht und ihre Unterseite gegen den Gaumen drückt. Es kann auch durch Herausziehen der Zunge und sanftes Reiben des Frenulums gegen die unteren Zähne nach links und nach rechts weicher gemacht werden. (Unter keinen Umständen sollte das Frenulum durchgeschnitten werden, wie einige unwissenschaftliche Autoren es vorgeschlagen haben. Das Frenulum wurde von der Natur dort platziert, um zu verhindern, dass wir unsere Zungen hinunterschlucken. Dieses Frenulum durchzuschneiden, könnte auch den Nerv verletzen, der zur Zunge geht. Es dauert vielleicht länger, ihn zu dehnen, als ihn durchzuschneiden, aber diesen Prozess mit einer Rasierklinge zu beschleunigen, wäre dumm und gefährlich. Ich hätte die Praxis nicht einmal erwähnt, wenn es nicht passiert wäre, dass bestimmte Autoren ihren Schülern geraten haben, genau das zu tun. Yogananda sprach sich einmal heftig gegen diese Praxis aus, als einer seiner Schüler auf Anraten solcher Autoren damit begonnen hatte, sein Frenulum zu schneiden).

Du kannst mit *Kechari Mudra* so lange meditieren, wie du willst. Es gibt keine zeitliche Begrenzung für diese Technik.

Vorteile: Die positiven und negativen Energien in der Zunge und den Nasengängen (oder dem Zäpfchen) erzeugen, wenn sie miteinander verbunden sind, einen Energiekreislauf im Kopf, der, anstatt die Energie nach außen zum Körper fließen zu lassen, ein Magnetfeld erzeugt, das die Energie nach oben aus dem Körper hinaus und von der Basis der Wirbelsäule zum Gehirn zieht. Es wird gesagt, dass sich die Zunge im *Samadhi* von selbst umkehrt. Das Ausführen dieses *Mudras* hilft, das Aufkommen tiefer spiritueller Bewusstseinszustände zu beschleunigen.“ (48)

Das Endziel des tiefen Pranayama und fortgeschrittener Techniken wie *Kechari Mudra* besteht darin, den Zustand der Atemstille zu erreichen, der unser Bewusstsein in die völlige Stille, in ein Bewusstsein über unseren Körper hinausführt. Swami Kriyananda schenkt uns diese Worte, über die wir meditieren können:

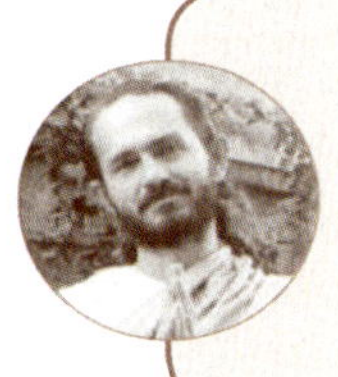

„Transzendenz ist das Ziel des Lebens.
Ruhe ist das Ziel des Handelns.
Atemlosigkeit ist das oberste Ziel aller Atemübungen.
Atemlosigkeit ist die Überwindung des Todes.“

Affirmiere jetzt mit Yogananda:

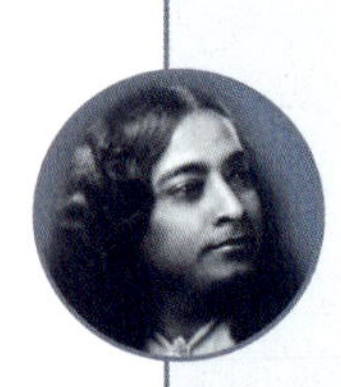

„Ich bin jugendlich, ich bin Jugend.
Ich bin gesund, ich bin Gesundheit.
Ich bin stark, ich bin Stärke.
Ich bin freudig, ich bin Freude.
Ich bin erfolgreich, ich bin Erfolg.
Ich bin friedlich, ich bin Frieden.
Ich bin unsterblich, ich bin Unsterblichkeit."

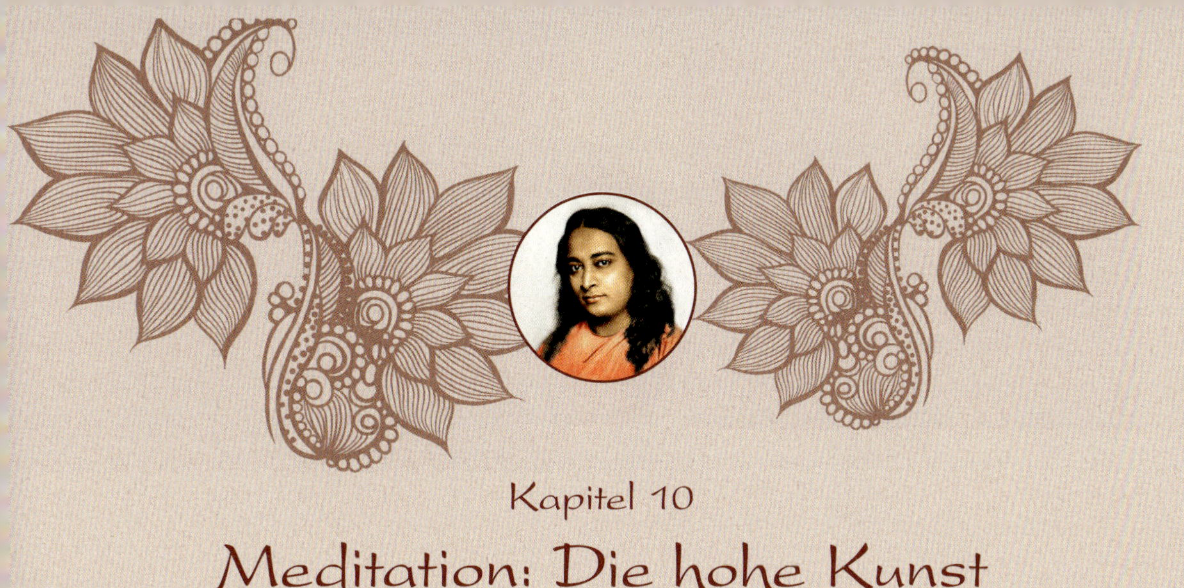

Kapitel 10

Meditation: Die hohe Kunst

„Dies ist der Achtfache Pfad des Yoga,
der einen zum höchsten Ziel von Kaivalya (der Absolutheit) führt,
ein Begriff, der nicht verständlicher formuliert werden könnte als
„Erkenntnis der Wahrheit jenseits allen
intellektuellen Begreifens"."

Autobiografie eines Yogi

Die „Leiter" der acht Stufen

Wie am Anfang dieses Buches besprochen, steht Hatha-Yoga in einem wichtigen Zusammenhang: Es ist der körperliche Zweig des Raja-Yoga, der Wissenschaft der Meditation. Mit anderen Worten, es führt den Yogi allmählich zur tiefen Meditation. (49) Tatsächlich gab Swami Kriyananda diese Richtlinie für die Asanas: „Offensichtlich ist der zentrale Punkt des Ananda-Yoga nicht die Tatsache, dass man dabei Affirmationen spricht. Der Kern des Ananda-Yoga ist die Art und Weise, wie es unser Kriya-Yoga unterstützt – unsere Meditation, unsere Stille."

Um es noch einmal zu wiederholen: Patanjalis achtfacher Weg des Raja-Yoga sieht folgendermaßen aus:

1. Yama (was man nicht tun soll)
2. Niyama (was man tun soll)
3. Asana (die Haltungen)
4. Pranayama (die Energiekontrolle)
5. Pratyahara (der Rückzug des Geistes)
6. Dharana (die Konzentration)
7. Dhyana (die Meditation)
8. Samadhi (die überbewusste Wahrnehmung)

Ein Vorschlag für dein Sadhana (deine spirituelle Praxis)

Die Praxis des *Pranayama*, die wir im vorherigen Kapitel besprochen haben, führt uns auf ganz natürliche Weise zu den nächsten Schritten, die Patanjali skizziert hat: zu *Pratyahara*, *Dharana* und *Dhyana*.

Dies ist also eine mögliche Struktur für dein persönliches Sadhana:

- Übe zuerst deine **Asanas** mit einem glücklichen inneren Bewusstsein.
- Dann nimm eine Asana der Meditation ein und übe **Pranayama**.
- Das sollte dich auf ganz natürliche Weise zu einem Zustand von **Pratyahara**, der Verinnerlichung, bringen.
- Zentriert in deinem Inneren beginne mit einer Konzentrationstechnik, **Dharana**.

Yogananda lehrte eine spezielle Technik der Konzentration (*Dharana*), die *Hong-So*-Technik genannt wird. Es ist eine sehr alte Praxis. Unsere Konzentration richtet sich dabei auf den Atem und auf ein heiliges Mantra.

Die Hong-So-Technik

Im Folgenden nun das, was Yogananda mit seinen eigenen Worten in seinen *Yogoda*-Lektionen erläuterte:

Technik

Sitze aufrecht, wo immer du bist, mit gerader Wirbelsäule, und entspanne dich. Schließe deine Augen (oder konzentriere deinen Blick mit halb geöffneten Augen auf den Punkt zwischen den Augenbrauen). Dann, mit der allergrößten Ruhe, fühle deinen Atem, so natürlich wie möglich, wie er ein- und ausströmt. Wenn der Atem deinen Körper betritt, bewege den Zeigefinger deiner rechten Hand in Richtung Handfläche und chante dabei geistig HONG (reimt sich mit „Gong"), ohne deine Zunge zu bewegen. Wenn dein Atem den Körper wieder verlässt, bewege deinen Zeigefinger von der Handfläche weg und chante mental SO (wie ein „So" mit scharfem „S"). Die Bewegung des Zeigefingers dient nur dazu, Einatmen und Ausatmen voneinander zu unterscheiden. Wenn du das Einatmen und das Ausatmen geistig voneinander unterscheiden kannst, dann ist die Bewegung des Zeigefingers nicht mehr nötig.

Setze in keiner Weise irgendeine geistige Bereitschaft oder Kraft ein, um deinen Atem ein- oder ausströmen zu lassen. Während du praktizierst, nimm die ruhige Einstellung ein, nichts anderes als ein stiller Beobachter deines natürlichen Atems sein zu wollen – jemand, der dem Atem dabei zuschaut, wie er ein- und ausströmt. Dies ist etwas, dessen du dir im Allgemeinen nicht bewusst bist. Du kannst diese Technik überall, zu jeder Zeit, bei Tag und bei Nacht, in deiner Freizeit einsetzen. Wenn du sie immer weiter fortsetzt und auf die richtige Weise übst, wirst du eine große Ruhe in dir spüren, und nach und nach wirst du dich als Seele erkennen, die diesem materiellen Körper überlegen ist und unabhängig von ihm existiert.

Yogananda erläutert in seiner *Autobiografie*: „Ham-sa wird hong-so ausgesprochen. In der Antike war diese Technik als „Hamsa-Mantra" bekannt. Sie kommt tatsächlich aus einer sehr entfernten Vergangenheit zu uns. „Hamsa" (Hong-So) ist bereits in den ältesten Veden zu finden, der Rig Veda (aus der Zeit um 1550 v. Chr. – und davor wurde es mündlich übertragen). Es richtet sich an den „Höchsten Herrn". In den alten Yoga-Schriften steht es auch für das Selbst (*atman*). Hamsa leitet sich aus den Sanskrit-Worten „Aham-Saha" ab, was wörtlich genommen „Ich bin Er" bedeutet.

Hamsa (Hong-So) wird in alten Yoga-Schriften als Klang des feinstofflichen Atems selbst erklärt: Der Eintritt von *Prana* in den Körper verursacht den Klang

„Ham“, der Austritt von Prana aus dem Körper den Klang „So“. Daher wird angenommen, dass der Körper selbst diesen mantrischen Klang 21.600-mal am Tag automatisch rezitiert. Dieser spontane Klang wird als „Ajapa Mantra“ (unausgesprochenes Mantra), oder „Ajapa-Gayatri“ (unausgesprochenes Gayatri-Mantra), oder einfach „Hamsa-Mantra“ bezeichnet.

In seiner *Autobiografie* erwähnt Yogananda dieses innere Phänomen: „Hamsa (ausgesprochen hong-so) sind zwei heilige Sanskrit-Chants, die eine Schwingungs-Verbindung mit dem ein- und ausströmenden Atem haben. Aham-Sa heißt buchstäblich „Ich bin Er“.“

Dhyana – Meditation

Beende diese Technik des Hong-So (*Dharana*), mit *Dhyana,* der Meditation. Yogananda erklärte, dass Konzentration bedeute, sich auf ein einziges Objekt zu konzentrieren (in diesem Fall auf den Atem in Kombination mit dem Mantra *Hong-So*), während Meditation bedeute, sich auf Gott oder auf eine seiner Eigenschaften zu konzentrieren. Dies sind, wie wir bereits sagten, acht Eigenschaften: Freude, Liebe, Frieden, Ruhe, Energie, Weisheit, Klang und Licht. Beende deine Meditation nicht mit der Hong-So-Technik. Nachdem du die Technik geübt hast, sitze still und meditiere auf Gott, in welcher Form oder Formlosigkeit auch immer, die für dich von Bedeutung ist. Praktiziere innere Kommunion. Du kannst auch über eine Seiner Eigenschaften meditieren, die spontan in dir auftaucht.

Swami Kriyananda erklärt: „Beende deine Meditation niemals mit Techniken. Diese sind wie Fingerübungen auf dem Klavier, die einem ermöglichen, fließend zu spielen. Sie sind aber kein Ersatz für das eigentliche Spiel. Sobald dein Geist durch die Praxis des Hong-So konzentriert und ruhig geworden ist, wende dich in aller Ruhe an Gott. Hong-So führt auf ganz natürliche Art und Weise zu jener Art von Konzentration, in der der Wille, der nicht mehr eifrig mit äußerlicher Planung beschäftigt ist, sich mit dem Intellekt vereint und in einem einzigen, reinen Akt des Werdens nach oben gehoben wird. Eine auf diese Weise gelenkte Konzentration wird zur Ekstase. Und die doppelte Bedeutung von Hong und So verbindet sich letztlich in der einzigen – weil allgegenwärtigen – Schwingung: OM.“

Übe geduldig

Deine Konzentration (*Dharana*) und deine Meditation (*Dhyana*) werden kaum vollkommen sein. Dein Verstand wird oft umherwandern. Das macht nichts. Sei geduldig. Versuche es weiter, konzentriere dich weiter. Denke daran: Qualität ist wichtiger als Quantität. Es ist besser, weniger, aber qualitativ hochwertig zu meditieren, als lange zu meditieren, aber ohne innere Beteiligung. Yoga ist Praxis, und Praxis bedeutet Verbesserung und schließlich Sieg – das Erreichen deines Ziels.

Tatsächlich sind alle acht Schritte von Patanjali sowohl in der *täglichen Praxis* enthalten wie auch in der *Endphase des Erreichens deines Ziels:*

- Jeden Tag praktizieren wir ***Yama*** und ***Niyama***. Sobald wir Vollkommenheit erreicht haben, entwickelt jede von ihnen eine ganz spezifische Kraft, die Patanjali in seinen *Yoga-Sutras* beschreibt. Das Ergebnis der Vollkommenheit in *Ahimsa* (der Gewaltlosigkeit) ist zum Beispiel, dass selbst wilde Tiere und gewalttätige Verbrecher in unserer Gegenwart harmlos werden.
- Wir praktizieren meditative Asanas. Endgültige Perfektion, so wird in der yogischen Tradition gelehrt, wird dann erreicht, wenn wir zwei Stunden lang bequem und gerade sitzen können, ohne uns zu bewegen. Dieser Zustand wird manchmal *Asana-Jaya* oder Sieg über die Asana genannt.
- ***Pranayama*** ist ebenfalls eine tägliche Praxis und ein Zustand des Erreichens deines Zieles, was bedeutet, dass unsere Energie vollständig in die Wirbelsäule zurückgezogen wird, weg von der Oberfläche unseres Körpers.
- ***Pratyahara*** wird vervollkommnet, wenn unser Verstand von der Außenwelt abgelöst und ganz im Inneren ist, ähnlich wie wenn man ein Buch liest, aber so intensiv, dass wir kaum merken, wenn ein Mensch den Raum betritt.
- ***Dharana*** sollte täglich geübt werden, wie ein Muskel. Perfektion wird erreicht, wenn kein ablenkender Gedanke mehr in den Kopf gelangt.
- ***Dynana*** ist Meditation auf Gott oder eine Seiner Eigenschaften. Vollkommenheit wird erreicht, wenn es kein „Ich konzentriere mich auf das Licht" mehr gibt, sondern nur noch „Ich *bin* Licht", oder „Ich *bin* Freude".

- ***Samadhi*** bedeutet Einheit mit dem Kosmischen Selbst. Auch das sollte jeden Tag geübt werden, in irgendeiner Weise. Yogananda empfahl, sein Gedicht *Samadhi* (50) auswendig zu lernen und sich in diesem Zustand zu visualisieren. Dies zu vervollkommnen, bedeutet kosmische Glückseligkeit, vollständige Selbstverwirklichung.

Wie wir sehen, haben wir es mit hohen inneren Gipfelerfahrungen zu tun. Betrachten wir nun noch einmal Patanjalis acht Schritte des Raja-Yoga (*Ashtanga*), die Yoganandas Worte aus seinen *Praecepta-Lektionen* (aus dem Jahr 1938) aufnehmen. Er führt uns nicht nur zu hohen Gipfeln, sondern auch in den spirituellen Himmel. Bereite dich darauf vor.

Erster Schritt: Yama

Yama bedeutet Regeln, die verboten sind. Also Dinge, die der Schüler nicht tun sollte. (51)

Zweiter Schritt: Niyama

Niyama bedeutet das, was der Schüler tun sollte. Alle Religionen stimmen in diesen beiden Phasen oder Grundlagen der religiösen Praxis überein. Wenn man viel meditiert und gleichzeitig nicht *Yama-Niyama* praktiziert, ist dies wie der Bau eines großen Hauses auf einem wackeligen Fundament…

Patanjali gibt den achtfachen Weg der Erlösung vor, und das sollten alle Anhänger des Yoga, alle Suchende auf einem spirituellen Weg auf dem soliden Fundament des *Yama-Niyama* anwenden. Natürlich geht man, wenn man *Nirbikalpa Samadhi* erreicht, über *Yama-Niyama* hinaus – aber nicht vorher!

Dritter Schritt: Asana

Nach dem *Yama-Niyama*, sagt Patanjali, soll der Schüler *Asana* üben, was Haltung – aber richtige Haltung – bedeutet. Der Zweck der Haltungen besteht darin, sich über die Bewegungen des Körpers zu erheben oder sie vollständig zu unterbinden, da sie die Seele in Unruhe versetzen. Die Seele ist ein Teil des ruhevollen Unendlichen und der Körper ist Teil unseres unruhigen Wesens. Die Seele wird oft Teil des unruhigen Körpers und vergisst, dass sie eigentlich unendlich ruhig ist. Um die verlorene Seele aus dem Land der Unruhe in das Reich unendlicher Ruhe zu schicken, ist es daher notwendig, dass der Körper still bleibt. Deshalb ist es notwendig, eine korrekte Körperhaltung einzunehmen.

Patanjali weist immer auf den Sinn spiritueller Handlungen hin und ermutigt die Schüler, sich nicht mit irgendeinem *Heilsprozess* zu identifizieren, sondern diesen Prozess zu nutzen, bis das erwünschte Ziel erreicht ist.

Patanjali warnt die Schüler ebenso, sich nicht mit dem *Prozess* der Erlösung zu identifizieren, so dass man den Sinn vergisst, für den dieser Prozess oder diese Technik einmal verschrieben wurde. Viele spirituelle Suchende bleiben innerhalb der Grenzen von *Asana* stecken. Sie konzentrieren sich auf die körperliche Gymnastik und die Geschmeidigkeit ihres Körpers. Sie genießen die Freiheit des Körpers, die *Asana* hervorbringt, und vergessen darüber, dass es auch darum geht, eine Freiheit von Geist und Seele zu erlangen. Daher verschreibt Patanjali keine lange Konzentration auf die Praxis verschiedener Haltungen, sondern sagt, dass jede natürliche, normale Haltung, in der die Wirbelsäule aufgerichtet und der Körper als Ganzes unbewegt und ziemlich entspannt ist und der Geist friedlich bleibt, eine richtige Haltung, also eine *Asana*, ist.

Es gibt Tausende von Schülern, die sich mit den verschiedenen Haltungen identifizieren und keinen weiteren spirituellen Fortschritt anstreben. Patanjali sagt, dass Haltungen notwendig sind, um Stille zu erreichen, und dass Stille der Altar des Geistes ist. Wenn Bewegung aufhört, beginnt sich Geist zu manifestieren. Nachdem die Haltung ruhig und der Geist still geworden ist, empfiehlt Patanjali dem Schüler, *Pranayama* mit dem Ziel zu praktizieren, *Pratyahara* zu erreichen.

Vierter Schritt: Pranayama

Pranayama bedeutet, die Lebenskraft durch die fünf Sinnesübermittler auszuschalten.

Verschiedene Schulen der Atemkontrolle, der Meditation, des Chantens, des Singens andächtiger Lieder, der Konzentration auf eine Gebetsmühle, das heilige Rollen, der Konzentration durch Unterscheidung, der Konzentration durch Ablenkung und so weiter sind in Wirklichkeit alles Varianten der Wissenschaft des *Pranayama*, des Ausschaltens der Lebenskraft.

Es gibt verschiedene unwissenschaftliche Methoden, um den Geist von den Sinnen zu Gott umzuleiten, z.B. durch Singen, negatives Schweigen, durch Beten, emotionalen Gesang, intellektuelle Unterscheidungs-Meditation oder durch soziale und religiöse Arbeit. Aber die *Pranayama*-Lebenskontrolltechnik des Yoga (der wissenschaftlichen Einheit) lehrt den wissenschaftlichen Weg, den Geist von Empfindungen durch Berührung, Klang, Sehen, Geruch und Geschmack zu trennen, indem sie den Lebensstrom (durch *Pranayama*-Techniken) ausschaltet, damit er mit Gott eins werden kann. Yoga stellt alle wissenschaftlichen Techniken zur Vereinigung von Seele und Gott dar, und *Pranayama* ist die großartigste Technik für diese Vereinigung.

Der Zustand des Schlafes ist ein unbewusstes *Pranayama*, der unbewusste Prozess des Abschaltens der Lebenskraft von den fünf Sinnesübermittlern. Im Schlaf übt man die Position des Toten, *Savasana*. In dieser Haltung ist der Körper ganz still, die Muskeln haben aufgehört zu arbeiten, das venöse Blut wird reduziert, der Herzschlag verlangsamt sich und die Energie im Herzen wird still; so wird die Energie der fünf Sinne ausgeschaltet. Dann erreicht der Geist ein unbewusstes *Pratyahara* oder kehrt unbewusst nach innen zurück und konzentriert sich auf einen unbewussten Frieden. Patanjalis Aussage über den direkten Einsatz von *Pranayama* ist sehr bedeutsam, da er nicht um den heißen Brei herumredet, sondern sagt, man solle jene wissenschaftliche Maßnahme ergreifen, durch die die Sinnesempfindungen vom Geist getrennt werden können. Was im Schlaf erreicht wird, nämlich die unbewusste Ausschaltung des Lebensstroms, kann bewusst durch Anwendung der wissenschaftlichen Methoden des *Pranayama* erreicht werden.

Die uralte Technik des Kriya-Yoga, die in der Neuzeit von Lahiri Mahasaya wieder eingeführt wurde, ist die großartigste Form des *Pranayama*.

Fünfter Schritt: Pratyahara

Pratyahara bedeutet: der Geist, wenn er von den fünf Sinnesübermittlern getrennt ist.

Diejenigen, die *Pranayama* oder eine andere Methode der Atemkontrolle praktizieren und den Sinn vergessen, für den sie sie praktizieren, erreichen *Pratyahara* nicht.

Patanjali betont, dass der Sinn von *Pranayama* in *Pratyahara* besteht, dass der Geist sich nach innen zurückwendet. Tausende von Schülern sind mit *Yama-Niyama* zufrieden und Tausende sind mit *Asana* zufrieden und Tausende weitere sind damit zufrieden, nur *Pranayama* zu praktizieren. Wenn beim Praktizieren von *Yama-Niyama* keine Ergebnisse erreicht werden, sollte der Schüler die *Pranayama*-Praxis intensivieren, damit die Lebenskraft ausgeschaltet wird und der Geist frei von sinnlichen Empfindungen wird. Wenn das Üben von *Asana* keine Ergebnisse bringt, sollte der Schüler ebenfalls die *Pranayama*-Praxis intensivieren, so dass die Lebenskraft ausgeschaltet wird und der Geist frei von Sinnesempfindungen wird. *Alle* Schüler sollten in der Lage sein, *Pranayama* so gründlich zu praktizieren, dass sie es einsetzen können, um sofort *Pratyahara,* die Verinnerlichung des Geistes, zu erreichen…

Anhänger der Pfade der Hingabe, der Meditation, des Chantens und Betens sollten ihren Methoden so tief folgen, dass ihr Geist sich so sehr nach innen vertieft (*Pratyahara*), dass er die Sinnesempfindungen und seine rastlosen Gedanken vergisst. Diejenigen, die irgendeine Form der Meditation oder ein *Pranayama* praktizieren, haben die fünfte Stufe der Leiter zur Selbstverwirklichung nicht erreicht – es sei denn, sie seien schnell in der Lage, ihren Geist nach innen zu wenden (*Pratyahara*). Jeder Schritt sollte zu einer eindeutigen Selbsterkenntnis führen…

Sechster und siebter Schritt: Dharana und Dhyana

Erst nach der Beherrschung von *Pratyahara* sind *Dharana* (Konzentration) und *Dhyana* (Meditation) möglich. Tausende von Menschen denken, es sei leicht zu meditieren, aber die Realität sieht so aus, dass Meditation unmöglich ist, ohne dass man die Stufen von *Yama-Niyama*, *Asana*, *Pranayama* und *Pratyahara* erklommen hat. Nur diejenigen, die diese fünf Schritte praktiziert haben, können *Dharana* und *Dhyana* praktizieren, denn ein Mensch, der diese erreicht, ist ein Mensch, der seinen Körper, seine Stimmungen und Gewohnheiten kontrollieren kann und der in der Lage ist, den Strom seiner fünf Sinne auszuschalten, so dass die Aufmerksamkeit, die gewöhnlich an die Sinnesempfindungen gebunden ist, durch *Pratyahara* befreit wird, um nach innen zu gehen und auf Gott zu meditieren.

Ein solcher Schüler ist jemand, der wissenschaftlich die Stufe der Meditation erlangt hat und versteht, was Meditation bedeutet. Nur durch *Pratyahara*, wenn also der Geist nach innen geht, ist es möglich, sich auf Gott zu konzentrieren. Andernfalls wird der Geist nur Sinnesempfindungen und die daraus resultierenden Gedanken erleben. So viele spirituelle Lehrer fordern ihre Schüler auf zu meditieren, ohne zu erklären, dass Meditation die Vereinigung des **Meditierenden**, der **Meditation** (mit dem Geist, der durch eine Verinnerlichung von den Sinnen abgezogen wird) und dem **Objekt der Meditation** bedeutet.

Patanjali sagt: „Meditiere auf Gott (*Ishwara*)." (52) Dann fährt er fort zu sagen, dass der Durchschnittsmensch keine Vorstellung von Gott hat, also erklärt er, dass das Symbol Gottes „AUM" oder „OM" ist – die Kosmische Schwingung, der Kosmische Klang. (53)

Patanjali nahm selbstverständlich an, dass die Menschen die Bedeutung von OM kennen würden, deren Definition in den *Upanishaden* angegeben ist. (54) Die Definition von OM ist, dass es wie Öl kontinuierlich aus einem Fass fließt, denn auch OM fließt kontinuierlich aus dem Fass des Geistes. Es ist ein kosmischer Klang, wie eine Bassstimme oder der Schlag eines Gongs. Es ist ein alles durchdringender Klang. Dieser Klang kann zuerst im Körper wahrgenommen werden und dann muss er überall in der Schöpfung und in allem (durch *Dhyana* oder eine größere Vorstellung davon) wahrgenommen werden. Es ist der Klang, der aus allen Atomschwingungen herausfließt.

Als Patanjali sagte, dass man sich auf OM konzentrieren sollte, OM chanten und die Bedeutung von OM verstehen sollte (55), meinte er damit, dass Menschen nicht beigebracht werden sollte, einfach laut OM zu chanten oder OM flüsternd zu chanten oder OM auch nur mental zu chanten, sondern dass sie ihren Geist wiederholt auf OM ausrichten sollten, wie es im Körper gehört wird (und wie es von der Kosmischen Schwingung ausgeht), und zwar, indem sie bestimmte Techniken (wie die OM-Technik) einsetzen.

Diejenigen, die OM laut oder flüsternd chanten, erzeugen lediglich ihren eigenen Klang durch die Stimme und ihre Phantasie und werden durch diesen Klang begrenzt. Aber der Klang, der im Kosmos zu hören ist, ist unbegrenzt, allgegenwärtig und allwissend – der *Heilige Geist*, die Schwingung, die vom transzendentalen Gott, dem *Vater,* ausgeht und der als Leitprinzip das *Christusbewusstsein* enthält.

Patanjali sagt, dass der Schüler, wenn er überbewusst chantet, seine ganze Aufmerksamkeit auf diesen kosmischen Klang ausgerichtet hält, der Gott in jeder Materie repräsentiert. Das *Wort* (also die Kosmische Schwingung) wurde Fleisch (also alle Materie, der physische Körper Gottes). Dieses OM wird in der christlichen Bibel als Heiliger Geist bezeichnet. Im *Heiligen Geist* spiegelt sich das *Christus-Bewusstsein.* Das Bewusstsein, das über alle Schöpfung hinaus existiert, ist Gott als *Vater*bewusstsein, als Absolutes Bewusstsein.

Viele Menschen, die die Bedeutung von Patanjalis Worten nicht verstehen, chanten weiter laut, ohne zu verstehen, warum sie eigentlich chanten. Natürlich ist es gut, laut zu chanten, wenn man versucht, hinter seinem Chanten die kosmische Präsenz des Klanges von OM zu spüren. Dieser Klang des OM ist die kosmische „Posaune", die von Johannes gehört und im Buch der Offenbarung beschrieben wurde – es ist das „Amen", das „treue Zeugnis" über den Beginn der Schöpfung Gottes.

Dann sagt Patanjali, dass man durch überbewusstes Chanten oder die innere Wahrnehmung des Klanges von OM und durch das Denken an die Bedeutung des OM beginnt, sein Bewusstsein mit OM zu identifizieren, wie man es im Körper hören kann, und auch als OM, wie es im Universum zum Ausdruck kommt. Wenn Patanjali auffordert, OM zu chanten, dann meint er: „Lausche auf den Klang des OM, wie er im Tempel der Meditation zu hören ist". Dann, wenn er sagt: „Denke an seine Bedeutung", meint er: „Begrenze OM nicht durch die Grenzen deiner eigenen Konzentration, sondern versuche, OM jenseits aller Begrenzungen des Körpers zu spüren, in allen Dingen und in aller Ewigkeit".

Achter Schritt: Samadhi

Nach *Dharana*, der Konzentration, kommt *Dhyana*, was bedeutet, dass man die Empfänglichkeit für die immense Größe von OM erreicht. *Dharana* bedeutet Konzentration auf OM mit einem verinnerlichten Geist. *Artha-bhavanam* und *Dhyana* (die Empfänglichkeit für den Klang von OM, wie er im Körper und im Kosmos vorhanden ist) sind dasselbe und bedeuten die Wahrnehmung von OM nicht nur im Körper, sondern auch im ganzen Universum. Auf diese Weise erreicht der Schüler *Sabikalpa-Samadhi,* d.h., er vergisst bewusst die Welle des Körpers (nicht unbewusst wie bisher, nämlich durch Ablenkung), um sich auf den Ozean des Geistes zu konzentrieren. Im *Sabikalpa-Samadhi* konzentriert sich der Schüler so, dass sein Bewusstsein für materielle Dinge völlig ausgelöscht ist, aber er ist sich gleichzeitig seines Geistes im Inneren hypersensibel bewusst. *Sabikalpa-Samadhi* hat viele Formen.

Wenn der Anhänger eins wird mit dem kosmischen Klang von OM, dann wird dieser Zustand *OM-Samadhi* genannt.

Wenn der Andächtige eins geworden ist mit dem kosmischen Leben in dieser Schwingung des OM, wird dieser Zustand *Mahaprana-Samadhi* oder *Samadhi des Kosmischen Lebens* genannt. In diesem Samadhi ist sich der Andächtige der kosmischen Lebenskräfte bewusst.

Wenn dann der Schüler ein kosmisches Licht wahrnimmt, wird dieser Zustand „*Astral-Samadhi*" genannt. Im „Astral-Samadhi" ist der Andächtige eins mit dem kosmischen Licht.

Dann kommt *Ananda-Samadhi*, die Einheit mit der kosmischen Freude in allem.

Danach kommt *Gyana-Samadhi*, das Weisheits-Samadhi, was bedeutet, mit der Weisheit in allem eins zu sein.

Dann kommt das *Hingabe-Samadhi*, in dem man eins ist mit der Hingabe aller Gläubigen.

Dann kommt das Liebes-Samadhi, das *Prema-Samadhi*, in dem man eins wird mit der kosmischen Liebe in allen Geschöpfen und in allem und in Gott.

Dann kommt *Sundara-Samadhi*, das ist das Schönheits-Samadhi, bei dem man mit der Schönheit im Geist eins wird.

Im *Sabikalpa-Samadhi* ist sich der Gläubige der verschiedenen Manifestationen Gottes als Klang, Licht, Hingabe, Glückseligkeit, Schönheit usw. bewusst, unter Ausschluss des Bewusstseins seines Körpers und der Welt. Nachdem der Schüler *Sabikalpa-Samadhi* erreicht hat, was das Einssein mit den verschiedenen Manifestationen Gottes bedeutet (ohne Körperwahrnehmung), bringt er dieses Gottesbewusstsein zurück in seinen Körper und erreicht so *Nirbikalpa-Samadhi.*

Im *Nirbikalpa-Samadhi* wird die Seele sich gleichzeitig des Ozeans des Geistes und seiner sich manifestierenden Wellen bewusst – des Körpers, des Geistes und der Seele.

Alle diese verschiedenen Schritte auf der Leiter der Selbstverwirklichung müssen *Nirbikalpa-Samadhi* hervorbringen, und der Schüler sollte nicht auf einer Stufe steckenbleiben, sondern sollte alle acht Schritte der Erlösung nach oben klettern, bis er den Gipfel der spirituellen Selbstverwirklichung erreicht – *Nirbikalpa-Samadhi.*

Kriya-Yoga

Wenn du dich mit diesen Lehren und mit Yogananda in Einklang fühlst, kannst du dich nach Kriya-Yoga erkundigen, der heiligen Technik der Selbstverwirklichung, die er in den Westen brachte. (56)

Die Chakren

Während du bei deinen meditativen Übungen vorankommst, räume den Chakren immer mehr Bedeutung ein. In der Meditation chante oft OM in ihnen, in einem nach dem anderen.

Die Chakren sind etwas Besonderes, denn auf der tiefsten Ebene haben sie nichts mit dir und mit deiner Persönlichkeit zu tun. Tief im Inneren sind sie wie Tempel oder Kirchen in deinem Dorf, wo Gott wohnt. Du trittst dort ein und findest nichts von dir, von deiner Persönlichkeit, sondern nur Geist: das Licht deines Selbst. Dort sollte der Yogi versuchen hinzukommen, besonders durch die tieferen Praktiken des Pranayama und der Meditation.

Das Dritte Auge

Der höchste Tempel, die höchste Kirche, die Heimat des Christus-Bewusstseins (oder des Krishna-Bewusstseins, des *Kutashta Chaitanya*) liegt im Dritten Auge. Es ist das Heiligtum aller Heiligtümer, das *sanctum sanctorum*. Dort leben die Heiligen in deinem Inneren.

Du kannst als fortgeschrittene Hong-So-Technik den Atem dort beobachten, so, als ob er durch diesen Punkt ein- und ausfließt und bei jedem Ein- und Ausatmen an diese „Kirche" klopft. „Klopfe an und dir wird aufgetan." (Mt. 7:7)

Am Ende der Hong-So-Technik konzentriere dich dort tief. Versuche einzutreten. Setze deine ganze Hingabe ein. Gib nicht auf. Schau, ob ein Licht oder eine Farbe erscheint, und schließlich das Dritte Auge: ein kreisförmiges blaues Feld, umrandet von einem goldenen Heiligenschein und mit einem weißen, fünfzackigen Stern in der Mitte.

Im Hatha-Yoga wird diese Praxis als das höchste aller *Mudras* bezeichnet: *Sambhavi Mudra*, das Mudra von Shiva. Die *Gheranda Samhita* erklärt es mit leuchtenden Worten (3.64-67): „Indem du den Blick zwischen den beiden Augenbrauen fixierst, erkenne das Selbstexistierende. Das ist *Sambhavi*, das Geheimnis aller Tantras. Die Veden, die heiligen Schriften, sind wie öffentlich zugängliche Frauen, aber *Sambhavi* sollte wie eine Dame aus einer angesehenen Familie bewacht werden. Derjenige, der diesen *Shambhavi* kennt, ist wie *Adhinatha* (Shiva), er ist ein *Narayan* (Vishnu), er ist Brahma der Schöpfer. *Maheshwar* (Shiva) hat gesagt: ‚Wahrlich, wahrlich und noch einmal wahrlich – wer *Shambhavi* kennt, ist Brahma'. Daran besteht kein Zweifel."

In Yoganandas *Autobiografie eines Yogi* findet sich ein handschriftlicher Brief von Lahiri Mahasaya, der die folgenden Anleitungen enthält: „Derjenige, der einen solchen Zustand der Ruhe erreicht hat, in dem die Augenlider nicht blinzeln, der hat *Sambhabi Mudra* verwirklicht" (57).

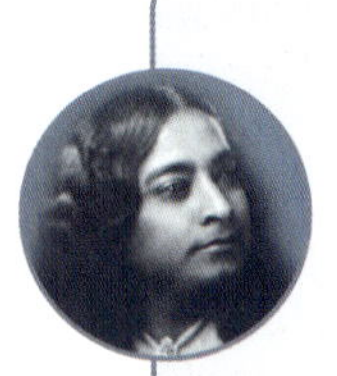

Affirmiere jetzt mit Yogananda:

„Ich bin in Sein ewiges LICHT eingetaucht.
Es durchdringt jedes Teilchen meines Seins.
Ich lebe in diesem Licht,
denn der göttliche Geist hat mich erfüllt –
im Innern und im Außen."

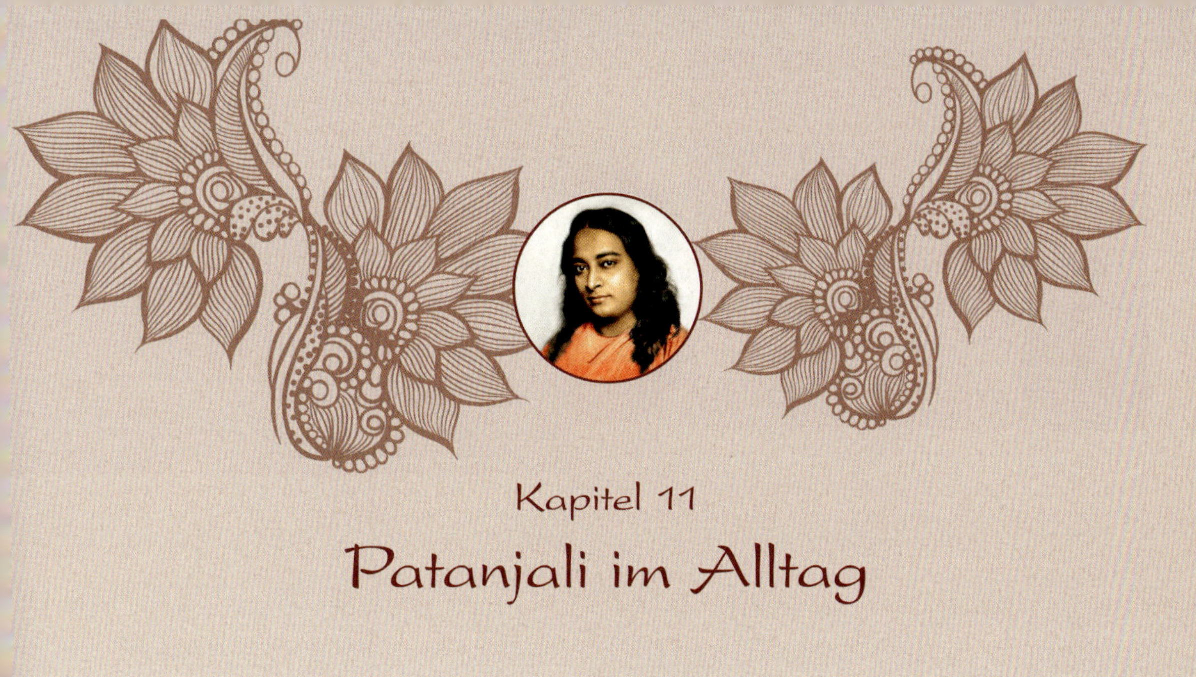

Kapitel 11

Patanjali im Alltag

„Diejenigen, die zu gut für diese Welt sind,
zieren eine andere.
Solange du die freie Luft der Erde atmest,
hast du die Pflicht, dankbaren Dienst zu leisten."

Autobiografie eines Yogi

Unser innerer Fahrer

Wenn Yoga nicht nur Gymnastik ist, sondern eine Reise zu unserem wahren Selbst und zur Einheit, kann dann das einfache Üben von Techniken ausreichen? Können täglich ein bis zwei Stunden Yoga, Pranayama oder Meditation genug sein, um unser Leben zu verwandeln und zum Ziel zu bringen?

Was passiert, wenn sich ein Fahrzeug in den Händen eines Fahrers befindet, der zuerst nach Norden fährt, dann aber wendet und in Richtung Süden zurückkehrt? Wird er nicht einfach im Kreis fahren? Und was passiert, wenn wir Frieden und Positivität auf der Matte üben, aber angespannt und disharmonisch sind, sobald wir die Matte zusammengerollt haben? Oder wenn wir beim Yoga Achtsamkeit üben, uns aber in unserem täglichen Leben so verhalten, als hätten wir ein Herz aus Stein? Wir werden ein Land erreichen, das *Nirgendwo* heißt. Noch schlimmer:

Die ausschließliche Konzentration auf kraftvolle Techniken kann uns leicht an einen Ort „fahren", den man „*aufgeblasenes Ego*" nennen könnte.

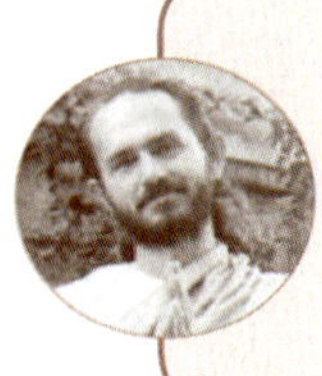

„Ein allzu technischer Ansatz bei der Yogapraxis wird das Ego bis zu einem Punkt stärken, wo das wahre, göttliche Selbst eines Menschen beinahe hoffnungslos verdunkelt wird."

Damit wir unserem „inneren Fahrer" sagen können, immer in Richtung auf unser wahres Selbst weiterzufahren, hat Patanjali spezifische innere Einstellungen für unser tägliches Leben entworfen: die *Yamas* und die *Niyamas*, die in diesem Buch schon wiederholt erwähnt wurden. Der entscheidende Punkt, den man verstehen sollte, ist dabei folgender: Yoga *außerhalb* der Matte ist genauso wichtig wie Yoga *auf* der Matte. Mehr noch: Eine bewusste innere Einstellung ist der wahre „Fahrer" unseres yogischen Lebens, der ihm Ausrichtung und Fokus gibt. Denn tatsächlich ist Yoga ein Lebensstil. Dieser Lebensstil „fährt" uns allmählich in ein Land namens *Dauerhaftes Glück*.

Das bedeutet, dass unsere Yogapraxis den ganzen Tag über weitergeht, 24 Stunden lang – in unseren Beziehungen, während wir unsere Arbeit tun und überall dort, wo wir uns befinden. Das Training besteht darin, immer mehr unser wahres, wunderbares Selbst zu manifestieren, inmitten der Stürme des Lebens, nach bestem Wissen und Gewissen. Wenn wir bewusst so leben, können wir uns zu Recht einen „Yogi" nennen: Yoga ist dann unser Leben.

Wahre Lehre ist immer maßgeschneidert

Manchmal werden die *Yamas* und *Niyamas* die „zehn Gebote des Yoga" genannt. In Wahrheit ist jedoch keins von ihnen ein starres Gebot und auch kein stählernes Dogma. Vielmehr ist jedes Einzelne ein Wegweiser zum Wachstum, das man mit Sensibilität und Weisheit, entsprechend der eigenen Persönlichkeit, anwenden sollte. Zum Beispiel hat „Selbstkontrolle" einen bestimmten Anwendungsimpuls für einen Menschen, dem es an Disziplin mangelt, ist aber etwas ganz anderes bei einem Menschen, der bereits zu diszipliniert ist. Wie wir bereits gesehen haben, ist die Yogalehre immer auf den Einzelnen zugeschnitten.

Lasst uns nun erneut Patanjalis *Yamas* und *Niyamas* betrachten, eins nach dem anderen. Jeder Punkt wird in einer sehr kurzen und inhaltlich essenziellen Weise erklärt, wie die Nabe eines Rades. Von dieser Nabe aus strecken sich die Speichen nach außen und berühren so alle Facetten unseres Lebens. Entdecke selbst:

- Was bedeutet dieses *Yama/Niyama* in Bezug auf meinen **Körper**?
- In Bezug auf meinen **Verstand**?
- In Bezug auf meine **Seele**?
- Wie wirkt es sich auf mein Innenleben aus, also auf die Art und Weise, wie ich **mit mir selbst umgehe**?
- Wie lebe ich es in meinem **äußeren Leben**, mit meinem Partner, meiner Familie, mit meinen Freunden, Kollegen oder Fremden gegenüber?
- Wie manifestiere ich es in meinen **Gedanken** und **Absichten**?
- Wie manifestiere ich es in meinen **Worten**?
- Wie manifestiere ich es in meinen **Handlungen**?
- Wie kann ich es in die **Gefühle meines Herzens** einfließen lassen?

Eine kurze Geschichte wird einen Aspekt jedes Punktes veranschaulichen und hoffentlich unseren „inneren Fahrer" inspirieren, in die von uns gewählte Richtung weiterzufahren, in Richtung des Landes des *Inneren Yoga*.

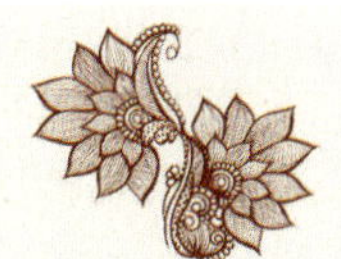

Yama

1. Gewaltlosigkeit (Ahimsa):

Die Idee dahinter ist nicht die, niemand anderen und auch nicht sich selbst absichtlich körperlich, geistig oder seelisch zu verletzen, da dies uns in Richtung Getrenntheit führt. Die Liebe hingegen ist die universelle Kraft der Einheit (Yoga). Der yogische Weg fordert uns auf, Gedanken und Gefühle der Liebe und Sympathie in uns zu entwickeln, besonders in denjenigen Momenten, in denen kritische oder negative Gedanken in unserem Geist auftauchen. In seltenen Situationen kann es jedoch nötig sein, ein gewisses Maß an Gewalt einzusetzen, um größere Schäden zu vermeiden. Manchmal muss ein Zahn entfernt werden, manchmal muss ein Angreifer gewaltsam gestoppt werden, manchmal müssen wir unsere

Stimme erheben. Dennoch können unsere Herzen auch in solchen Momenten immer noch frei von Hass, Wut oder Gewalt bleiben.

Eine kurze Geschichte: In Indien tötete eine gefährliche Kobra einst viele Bewohner eines Dorfes. In ihrer Verzweiflung ersuchten die Dorfbewohner einen großen Heiligen um Hilfe, der sich bereit erklärte, einzugreifen. Als er sich der Kobra näherte, sprach er voller Ernst: „Du hast genug Menschen in diesem Dorf getötet. Höre auf, sie zu töten, sonst werde ich dich bestrafen." Einen Monat später beschloss der Heilige zu überprüfen, ob die Kobra gehorcht hatte. Als er sie fand, sah er, dass sie fast tot war, sie blutete überall und war schwer verletzt. Der Heilige fragte: „Was ist denn mit dir passiert?" Die Schlange antwortete: „Du hast mir gesagt, ich solle den Dorfbewohnern gegenüber Gewaltlosigkeit praktizieren. Im Laufe der Zeit fanden sie es heraus und näherten sich mir mutig, weil sie wussten, dass ich niemanden verletzen würde. Dann begannen sie, Steine auf mich zu werfen. Sieh, was mir dein Rat angetan hat." Der Heilige heilte die Kobra und sagte: „Meine Freundin, sei doch nicht so dumm. Ich habe dir gesagt, du sollst aufhören zu töten, aber ich habe dir nicht gesagt, dass du nicht zischen sollst."

2. Wahrheit, nicht lügen (Satya):

Das Training besteht darin, uns selbst und anderen gegenüber ehrlich zu sein, während wir achtsam bleiben, *wann* wir sprechen sollen, *was* wir sagen wollen und *wie viel* wir sagen (es gibt meist *zu wenig* oder *zu viel*). Die Leitlinie hier besteht darin: Wahrheit ist immer wohltuend, sonst ist sie nicht *Satya*. Fragt euch immer: „Ist es wohltuend, was ich sage?"

Darüber hinaus bedeutet *Satya*, zu versuchen, die höhere Wahrheit in uns selbst und in anderen zu sehen: Es ist sehr leicht, Fehler in anderen Menschen zu sehen, aber stattdessen wollen wir uns immer auf ihr wahres Selbst konzentrieren, auch wenn sie es im Moment vielleicht nicht ausdrücken können.

Satya fordert uns auch auf, die positive Wahrheit in dem zu sehen, was uns zustößt, besonders, wenn das Leben mal hart ist: Alles geschieht aus einem guten Grund, für unser Wachstum, für unsere Bildung.

Schließlich, in Momenten der Stille, bedeutet *Satya*, die unveränderliche Göttliche Wahrheit hinter allen sich ändernden Erscheinungen in der äußeren Welt zu spüren. All dies führt uns in Richtung auf Einheit: Yoga.

Eine kurze Geschichte: Ein Yogi lebte im Dschungel, praktizierte Yoga und Meditation und lebte streng nach den *Yamas* und *Niyamas*. Eines Tages kam ein junger Mann und schrie: „Eine Bande von Banditen ist hinter mir her, sie wollen mich töten, bitte sage ihnen nicht, wo ich bin." Er versteckte sich in einem Baum. Tatsächlich kamen wenig später die Banditen. „Hast du einen Mann hier vorbeilaufen sehen?", fragten sie. Der Yogi dachte an Patanjalis Regel über *Satya*, die Wahrhaftigkeit. Also antwortete er: „Ja". – „Ist er in diese Richtung gelaufen?" Nachdem die Banditen verschiedene Fragen gestellt und wahrheitsgemäße Antworten erhalten hatten, wurde der junge Mann bald gefunden und getötet. Nach vielen Jahren, als der Yogi seinen Körper verließ, kam er in den Himmel. Zu seiner Überraschung erreichte er jedoch keinen sehr hohen Bereich. „Warum komme ich nur bis hierhin?", fragte er seinen Schutzengel. „Mein ganzes Leben lang habe ich treu nach den Heiligen Schriften gelebt." – „Nein, hast du nicht", antwortete der Engel. „Ist dir klar, dass ein junger Mann deinetwegen getötet wurde? Die Wahrheit zu sagen, war eine große Gewalttat, die du verübt hast. Denke von nun an immer daran, dass Wahrheit immer heilsam sein muss, sonst ist sie niemals *satya*."

3. Nicht-Verlangen (Astheya):

Das ist ein großes Thema für Yogis: ständig zu affirmieren, dass wir *nichts* von außen brauchen, um glücklich zu sein. Eine gute Strategie ist es, bei jedem Wunsch zu lächeln, der in unserem Kopf auftaucht: „Hallo, Schönheit, ich weiß, dass du dich wirklich verlockend schön machst, aber du bist viel weniger, als du glaubst zu sein. Ich kann auch ohne dich leben!" Auf diese Weise können wir uns entspannen und den gegenwärtigen Moment genießen. Unser Glück liegt in einem einfachen Leben, auf das wir große Stücke halten.

Natürlich müssen wir zwischen den verschiedenen Arten von Wünschen unterscheiden: Es gibt gute, neutrale und schlechte. Gute Wünsche sind all jene, die uns nicht zum Ego führen, sondern in Richtung auf innere Einheit.

Eine kurze Geschichte: Ein Yogi in Indien lebte ganz einfach und war bekannt für seine Fröhlichkeit und seine spirituellen Lieder. Er besaß ein kleines Stück Land, auf dem er Gemüse anbaute. Ein wohlhabender Mann freundete sich mit ihm an und sagte: „Lieber Freund, mir gehört viel Land, während du sehr wenig hast. Da du ein guter Mensch bist, würde ich dir gern ein großes Stück Land schenken." Der Yogi lächelte und antwortete: „Danke für deine Freundlichkeit, aber das möchte ich nicht. Wenn ich das ganze Land bebauen müsste, wann würde ich dann noch Zeit zum Singen finden?"

4. Nicht-Sinnlichkeit (Brahmacharya):

Brahmacharya bezieht sich gewöhnlich auf einen Verzicht auf Sexualität, die gelehrt wird, weil dadurch große innere *Shakti* (Kraft) entsteht. Für die meisten Menschen empfahl Yogananda jedoch Maßhaltung. Wenn sie auf ganz natürliche Weise entsteht und glücklich macht, hat eine sexuelle Abstinenz nur positive Folgen, da sie zu yogischer Kraft führt: Die Kundalini kann so leichter aufsteigen. Das ist natürlich ein Thema mit vielen Facetten, das zudem individuell sehr unterschiedlich behandelt werden muss.

Brahmacharya bezieht sich natürlich auf alle unsere Sinne, die so funktionieren: *nie gefüttert, nie zufrieden; immer gefüttert, auch nie zufrieden.* Die Sinne sind wie die griechische Hydra, die vielköpfige Schlange, die Herkules erschlug. Dem mythologischen Monster wuchsen zwei Köpfe für jeden, der abgeschlagen wurde. Die Idee dahinter ist die, dass unsere Sinne unser Leben nicht bestimmen sollten, da sie dadurch unsere Freiheit und unseren inneren Frieden rauben. Weisheit jedoch entsteht durch die richtige Balance und vermeidet alle Extreme. Ein Eis hat noch nie jemandem wehgetan. Ein weiser Yogi drückt das so aus: „Sei natürlich, aber nicht *zu* natürlich!" Ein anderer sagte: „Sei gut, aber nicht *zu* gut!" Anders ausgedrückt könnten wir sagen: „Lebe mit Selbstkontrolle, aber nicht *zu* kontrolliert." Mit anderen Worten: Ein Sklave seiner Sinne zu sein, ist ein Weg zur Trennung von sich selbst und damit zum Elend, aber so kontrolliert zu sein, dass wir die Fähigkeit verlieren, das Leben zu genießen, ist ebenso erstickend. Der Weg zur Einheit ist ein Weg der Freude. Deshalb ist unsere Richtung der Weg zur wahren Freude.

Eine wahre Geschichte: In Amerika liebte Yogananda früher *Ginger Ale,* weil sein köstlicher Geschmack ihn an die Limonade in Indien erinnerte. Seine Schüler arrangierten es so, dass ihm dieses Getränk überall zur Verfügung stand. Eines Tages stellte Yogananda jedoch fest, dass sein Vorrat zu Ende gegangen war, und er vermisste ihn sehr. Als er seine Enttäuschung darüber beobachtete, dass er diesen Geschmack nicht mehr zur Verfügung hatte, beschloss er, kein Sklave dieses Geschmacks mehr zu sein. „Oh, Herr Ginger Ale", rief er aus, „nun sind Sie zu weit gegangen, und ich hatte es nicht einmal bemerkt! Auf Wiedersehen!" Dieses Kommando reichte aus, um den süßen „Mr. Ginger Ale" für immer wegzuschicken.

Andererseits gab Yogananda seinen Schülern manchmal Geld, um sich ein Eis zu kaufen. Er selbst genoss ein gutes Essen, schöne Landschaften, Musik und Kunst sehr.

5. Nicht-Anhaftung (Aparigraha):

Das Ziel besteht darin, Dinge zu besitzen, ohne sich von irgendetwas besitzen zu lassen. Es ist ratsam, daran zu arbeiten, alle Anhaftungen aufzulösen, da sie uns zwangsläufig leiden lassen. Mit den Menschen in unserer Nähe können wir lernen, liebevoll und verantwortungsbewusst zu sein, während wir innere Freiheit praktizieren und uns sagen: „Nichts gehört mir, nichts gehört mir". Das macht es uns möglich, *mehr* zu lieben, nicht *weniger*; es lässt uns das Leben *mehr* und nicht *weniger* genießen; es lässt uns *mehr* und nicht *weniger* leben. Und vor allem befreit es uns, uns in Richtung einer inneren Einheit, des Yoga, zu bewegen.

Eine kurze Geschichte: Tulsidas war Priester in einem Tempel, in dem mehrere unbezahlbare Goldgegenstände untergebracht waren. Eines Tages kam ein Dieb, schnappte sich jeden Goldgegenstand in Sichtweite und rannte weg. Tulsidas sah ihn laufen und ging hinein, um zu sehen, was gestohlen worden war. Dort sah er einen Goldgegenstand am Boden liegen, den der Mann übersehen hatte. Tulsidas hob ihn auf und rannte dem Dieb hinterher. „Warte!", schrie er, „warte!" Schließlich holte er ihn ein und sagte zu ihm: „Hier, mein Freund: Du hast dieses Ding hier vergessen." Der Dieb, konfrontiert mit einer solch außergewöhnlichen Form von Nicht-Anhaftung, war überwältigt. Tief inspiriert kehrte er zu Tulsidas zurück, gab ihm alles, was er gestohlen hatte, und wurde sein Schüler.

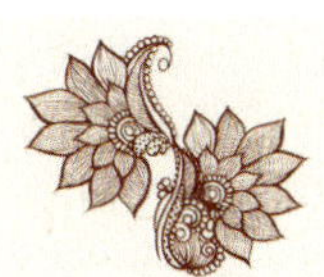

Niyama

1. Sauberkeit (Saucha):

Reinheit, Sauberkeit beziehen sich auf Körper, Geist, Herz und auch auf die innere Absicht. Ist es nicht wunderbar, wenn wir auf Menschen treffen, die wirklich rein und echt sind? Warum nicht selbst so werden, Schritt für Schritt? Unsere Unsauberkeiten sind nicht nur nicht schön für andere, sondern noch viel weniger für uns selbst. Reinheit sollte jedoch niemals zu einer Kinderei oder Dummheit werden. Auch sollte ein reiner Mensch sich nicht zur Fußmatte oder zum Narren für andere machen. Auch hier sollte er wissen, wie man wie eine Schlange zischen kann, wenn dies notwendig sein sollte, um unsensible Menschen auf Distanz zu halten.

Saucha übt uns darin, unser reines Selbst zum Ausdruck zu bringen und es zu leben.

Eine wahre Geschichte: Yogananda traf einmal einen Mann in Amerika, der ganz zerzaust aussah – seine Kleidung war ein Durcheinander schmutziger Lumpen. Er fragte ihn: „Warum ziehst du dich so an? Du bist doch nicht so arm, dass du das nötig hättest." – „Ich praktiziere Verzicht", erklärte der Mann stolz. „Ganz im Gegenteil", sagte der Meister zu ihm, „du hängst schon wieder an allem, diesmal an der Unordnung." Schmutz ist *tamo guna*, oder *tamas*, was einen verdunkelnden Einfluss auf unser Bewusstsein hat.

2. Zufriedenheit (Santosha):

Zufriedenheit ist etwas, für das man sich entscheidet. Es ist ein Training, eine bewusste Lebensweise. Es bedeutet, zu üben, von innen heraus glücklich zu sein, egal, was passiert, besonders, wenn das Leben schwierig ist. *Santosha* lehrt uns, trotzdem zu lächeln. Unser Glück kommt nicht von außen, sondern von unserer inneren Verbundenheit: von Yoga.

Eine wahre Geschichte: In der Nähe von Yoganandas Rückzugsort in *Twenty-Nine Palms* in Kalifornien lebte einmal ein Mann in einer kleinen einfachen Hütte, ganz allein. Er hatte keinen Garten und wenig modernen Komfort. Doch sein Glück war erkennbar. Immer wieder spielte er eine Aufnahme eines populären Liedes, das seine vollkommene Zufriedenheit mit dem Leben ausdrückte: „I've got my home in Twenty-Nine Palms (Ich bin in Twenty Nine Palms zuhause)." Yogananda bemerkte dazu: „Er ist wie ein König in seinem Palast! Das heißt, Freude am einfachen Leben zu haben."

3. Strenge, Selbstkontrolle (Tapasya):

Jeder von uns braucht ein gewisses Maß an Strenge, um sich bei Bedarf zu disziplinieren: um Gewohnheiten, Gedankenformen und Reaktionen zu überwinden, die nicht hilfreich für uns sind. Aber wie wir bereits gesagt haben, ist auch hier ein gutes Gleichgewicht der Weg der Weisen, um das richtige Maß an „Einschränkung" zu finden: zu viel ist zu viel, zu wenig ist zu wenig. Wir könnten darüber nachdenken, welche Art von Selbstkontrolle ein liebevoller Meister von uns verlangen könnte und wo er sagen würde: „Mach dir keine Sorgen. Es ist nicht so wichtig."

Mit der Zeit wird das Gold unseres wahren Selbst von allen verdunkelnden Gewohnheiten gereinigt und kann in seiner natürlichen Pracht und Schönheit erstrahlen.

Eine wahre Geschichte: Als junger Mann in Indien hatte Yogananda ein Motorrad, das ihm sein Vater geschenkt hatte. Er hatte viel Freude daran und bekam sogar den Spitznamen „Motorrad Swami", weil er überall damit hinfuhr, besonders um seinen Meister Sri Yukteswar in Serampur zu besuchen. Eines Tages fragte sich Yogananda: „Bin ich vielleicht an mein Motorrad gebunden?" Innere Selbstbeherrschung war für ihn unerlässlich und er hatte sie für sich entwickelt. Tatsächlich gab Yogananda das Motorrad einfach im Handumdrehen weg, als jemand es sich wirklich von Herzen wünschte.

4. Selbststudium (Swadhyaya):

Veränderung erfordert Klarheit, das Beobachten und Verstehen von uns selbst, die Analyse unserer Persönlichkeit und die Identifizierung der Charakterzüge in unserer Persönlichkeit, die einer „Korrektur" bedürfen. Es ist auch hilfreich, unsere Stärken zu kennen und sie bewusst zu pflegen. Es ist immer gut, eine Frage zu stellen wie: „Was könnte der nächste Schritt in meiner inneren Entwicklung sein?"

Gerade wenn wir Fehler machen, ist es wichtig, uns nicht mit dieser Schwäche zu identifizieren. Wir arbeiten daran, indem wir uns immer mehr mit unserem wahren Selbst und unseren inneren Qualitäten identifizieren. „Das ist es, was ich *wirklich* bin!" Unsere Seelenqualitäten sind das, was wir Tag für Tag zu entwickeln versuchen: sowohl auf der Matte als auch außerhalb der Matte.

Eine wahre Geschichte: Eines Tages saß Yogananda mit ein paar Schülern in einer Küche, unter ihnen Swami Kriyananda, der eine sehr starke Tendenz zum Intellektualisieren in sich hatte. Yogananda bat darum, ihm eine Tasche zu bringen. Als sie ihm gebracht wurde, löschte der Meister das Licht. Der ganze Raum war dunkel und die Jünger hörten ihn kichern. Plötzlich begannen Funken aus dem Lauf eines Spielzeugrevolvers zu fliegen. Dann ging das Licht wieder an. Jetzt sah Yogananda Kriyananda an und fragte ihn: „Na, wie gefällt es dir?" – „Es ist..schön, Sir!", antwortete er und versuchte, über sein völliges Unverständnis hinwegzukommen. Da zitierte Yogananda Jesus: „Lasset die Kindlein zu mir kommen, denn ihrer ist das Reich Gottes." Er beendete seine Lektion, indem er eine weitere Spielzeugpistole nahm und einen kleinen Fallschirm in die Luft schoss, der sich dann öffnete und fröhlich absank. Swami Kriyananda verstand, dass er zu intellektuell war – ein Charakterzug, den er ändern sollte. Nachdem er diese Eigenschaft identifiziert hatte, begann er, an ihrer Veränderung zu arbeiten. Mit der Zeit wurde er zu einem tief hingebungsvollen Mann.

5. Hingabe an den Höchsten Herrn (Ishwara Pranidhana):

Je mehr unser Leben mit Gott verbunden ist, desto tiefer wächst unsere Erfahrung von Yoga, der Einheit. Hingabe bedeutet, die innere Verbindung 24 Stunden am Tag zu üben, während man arbeitet, spricht und mit anderen Menschen zusammen ist. Das ist nicht einfach, da man es leicht vergisst. Es ist ein Training, wie alle *Yamas* und *Niyamas*. Eine traditionelle yogische Praxis dafür ist *Japa*, bei der man einen Namen Gottes den ganzen Tag über wiederholt, oder ein Mantra oder einen andächtigen Chant.

Ishwara pranidhana ist letztlich eine ganz natürliche Eigenschaft. Wie die anderen *Yamas* und *Niyamas* führt sie uns in Richtung unseres wahren Selbst und zur Einheit: Yoga.

Eine wahre Geschichte: Als Yogananda noch ein Kind war, war seine Hingabe bereits offensichtlich. Eines Tages schrieb er einen Brief an Gott, obwohl er so jung war, dass er kaum schreiben konnte. Er hat diesen Brief tatsächlich abgeschickt und auf den Umschlag „an Gott im Himmel“ geschrieben. Darin bat er um nichts für sich selbst, sondern nur darum, etwas mehr über Gott zu erfahren. Jeden Tag wartete er ungeduldig auf den Briefträger, in der Hoffnung, dass eine Antwort kommen würde. Aber lange Zeit kam kein Brief an. Doch der junge Yogananda zweifelte nie daran, dass endlich eine Antwort kommen würde. Und so war es auch: Eines Tages sah er in einer Vision einen göttlichen Brief, der in Zeichen von leuchtendem Gold geschrieben war. Die himmlische Schrift sagte: „Ich bin das Leben! Ich bin die Liebe! Ich kümmere mich um dich durch deinen Vater und deine Mutter!“

Mit dieser inspirierenden Geschichte verlassen wir die *Yamas* und *Niyamas* und fügen ein paar Inspirationen hinzu, wie wir Yoga außerhalb der Matte, mit unserem Körper, unserem Geist und unserer Seele praktizieren können.

Unser Körper im Laufe des Tages

Das Körperbewusstsein, das wir während der Yogapraxis entwickeln, kann den ganzen Tag lang in uns sein: Unsere Wirbelsäule bleibt gerade, unser Körper bleibt voll Energie, aber entspannt, während wir die Schönheit unserer Seele durch unseren Körper ausdrücken.

„Eines der Ziele der Yogahaltungen besteht auf ähnliche Weise darin, einen Punkt zu erreichen, an dem jede einzelne Bewegung von uns die gleiche Eleganz ausdrückt, die wir durch die Praxis der Haltungen zum Ausdruck bringen. Das heißt, die Yogastellungen sollten uns aus den engen Grenzen einer bestimmten Gruppe von Haltungen heraus zu der Erkenntnis lenken, dass alle unsere Bewegungen in gewisser Weise Yogahaltungen sind."

Unser Verstand im Laufe des Tages

Große Yogis lehren uns: „Oh Yogi, lebe in deinem Zentrum!" Unser Training besteht nun darin, die Definition von Yoga, *„yogas chitta vritti nirodha"*, in unsere täglichen Aktivitäten einzubeziehen. Das bedeutet, unser Bestes zu geben, um den ganzen Tag über ausgeglichen und ruhig zu bleiben und insbesondere daran zu arbeiten, unsere Emotionalität zu überwinden. Wenn unser Zentrum stark und ruhig ist, kann uns die Welt nicht so leicht reizen. Yogananda lehrte: „Sei immer gleichmütig und fröhlich", und: „Was auch immer geschieht, lass es geschehen." Schicke die Angst weg, diesen großen Feind in unserem Herzen, indem du mit Yogananda affirmierst: „Gefahr und ich sind zusammen geboren worden, aber ich bin gefährlicher als die Gefahr".

„Affirmiere immer auf positive Weise in deinem Herzen: "Was auch immer geschieht, lass es geschehen, denn ich bin mit allem in meinem inneren Herzen zufrieden'. Diese Praxis, sagt Patanjali, führt letztendlich zur Erkenntnis der Göttlichen Glückseligkeit in jedem Atom der Schöpfung, und sogar über die Schöpfung hinaus."

Unsere Seele im Laufe des Tages

Alles, so Einstein, ist relativ, bis auf etwas Absolutes: das Licht. Die alten Yogis stimmen damit überein, ebenso wie die Bibel, die bestätigt: „Es werde Licht!“ Die ganze Schöpfung besteht aus diesem Urlicht (das auch Klang ist). Es bringt die ganze Welt in die Schöpfung hinein, unser Universum, unseren Planeten, dich und mich. Durch unsere bewusste Wahl können wir zu Kanälen dieses reinen Flusses werden. Während unserer Asana-Praxis entwickeln wir unsere Zusammenarbeit mit diesem Licht, kanalisieren, manifestieren und strahlen es aus. Danach nehmen wir diese Praxis in unser tägliches Leben hinein, in die kalten Realitäten dieser Welt und teilen die Wärme, die wir in unseren Herzen spüren.

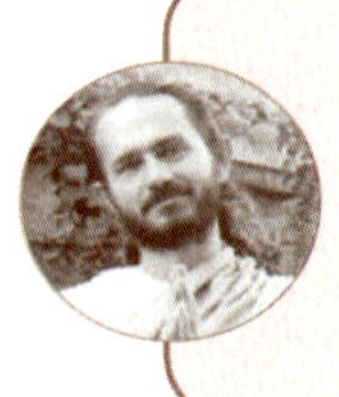

„Erinnere dich daran: In nichts im Leben bist du wirklich der Verursacher. Dein Ego ist nur ein Instrument. Schenke dich ganz, immer tiefer, immer ruhiger, dem Göttlichen.“

Auf diese Weise zu leben ist ein großer Segen, denn das Instrument wird durch das gesegnet, was durch es fließt.

Karma-Yoga

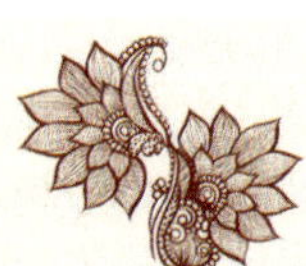

Zum Kanal zu werden, ist in der Tat ein wichtiger Teil der uralten Lehre des *Karma-Yoga,* des Yoga der Handlung. In der *Bhagavad Gita* offenbart Krishna unsere häufige Illusion: „Der Mensch jedoch, getäuscht vom Egoismus, denkt: ‚Ich bin der Verursacher.‘„ (3:27) Weise ist der, der erkennt, dass er einfach nur die Göttliche Quelle zum Ausdruck bringt: „Ich bin die Intelligenz in der Fähigkeit zu unterscheiden; in den Ruhmreichen bin Ich der Ruhm.“ (7:10)

Jesus sagt es mit anderen Worten, die aber dasselbe meinen: „Ich nur von mir selbst aus kann nichts bewirken.“ (Johannes 5:30) Und: „Warum nennst du mich gut? Keiner ist gut, außer einem, und das ist Gott.“ (Lukas 18:19)

Um ein reiner Kanal des Lichts zu werden, besteht unsere Aufgabe darin, daran zu arbeiten, alle Hindernisse in unserer Persönlichkeit zu beseitigen: unsere Negativität, unsere Depression, unsere Wut, unseren Selbstzweifel, unser Ego, Spannungen und so weiter. Es ist eine Lebensaufgabe, du solltest aber fröhlich dabei bleiben. Ein entspannender Gedanke ist: „Niemand ist perfekt und verlangt von uns Perfektion." Wir tun einfach unser Bestes, und das ist genug. Yoganandas Worte sind tröstlich: „Aufrichtigkeit ist ein transparenter Diamant, durch den das Licht Gottes in unser Leben leuchtet."

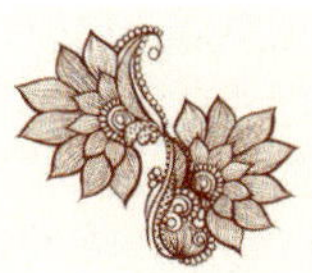

Gyana-Yoga

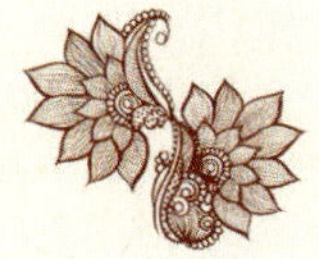

Das Herz des Yoga liegt im Verstehen, wer wir *wirklich* sind und was diese Welt *wirklich* ist. Wir sind mehr, als wir denken, und die Welt ist mehr, als wir denken. Auch die Wahrheit ist mehr, als wir denken.

Der yogische Weg ist ganz individuell. Jeder von uns muss entdecken, was für jeden Einzelnen, für unser Leben, *wirklich* wahr ist und wirklich gilt; was uns *wirklich* glücklich machen wird, nicht das, was die Gesellschaft oder unsere Eltern uns gesagt haben. Die grundlegende Frage ist: „Was schenkt mir nur oberflächliches und flüchtiges Glück, und was kann mir Glück in mein tieferen Selbst bringen?" Mit diesem Verständnis können wir unsere wahre Ausrichtung unserer Entwicklung analysieren.

Um falsche Entscheidungen zu beseitigen, lehrten die alten Yogis, die Haltung von *neti, neti*, einzunehmen: „Nicht dies, nicht das." Das ist *Gyana-Yoga*, das Yoga der Unterscheidungsfähigkeit und Weisheit.

Weisheit zum Beispiel liegt in dem Verstehen, dass es mehr Segen bringt zu geben, als zu nehmen. Deshalb ist es ein grundlegendes yogisches Prinzip, der Welt etwas zu geben: Lebe die Qualitäten von Liebe, von Freundschaft und Güte und teile *immer*! Auch Empfangen erfordert Weisheit – indem man glücklich alles akzeptiert, was zu uns kommt. Nicht empfangen zu können, ist eine Schwäche des Ego. Wenn jedoch etwas nicht kommt, dann können wir lernen, trotzdem glücklich zu sein.

Ein weiterer Akt der Weisheit besteht darin, sich immer ein Gefühl innerer Freiheit zu bewahren und sich daran zu erinnern, dass weder die Welt noch die Menschen jemals vollständig zuverlässig sein werden. Dies ist eine harte, aber sehr gesunde Lehre.

Das Praktizieren von *Gyana-Yoga* ist auch wichtig für unsere Weiterentwicklung als Yogi:

„Die Grundlage allen wahren Fortschritts ist die rechte Einstellung. Wenn du freundlicher wirst, mehr von dir selbst schenkst, mehr Ruhe ausstrahlst, dann kannst du sicher sein, dass du Fortschritte machst, ob du nun Visionen hast oder nicht. Wenn es dir gelingt, deine Vorlieben und Abneigungen aufzugeben, wenn du lernst, gleichmütig alles zu akzeptieren, was deine Lebenserfahrungen dir zumuten, dann hast du viel Grund zur Freude. Wenn du feststellst, dass du immer weniger und weniger Wünsche hast und die Dinge dieser Welt dich nicht mehr ablenken können, dann wisse, dass du wirklich Freiheit gefunden hast. Und, noch wichtiger: Wenn deine Liebe zu Gott immer tiefer wird, dann wisse, dass du dich Ihm schnell näherst. Und wenn du durch alle Prüfungen des Lebens hindurch immer noch Freude in deinem Inneren spürst, eine Freude, die nichts erschüttern kann, dann wisse, dass du Ihn bereits in wunderbarem Maße dein Eigen nennst."

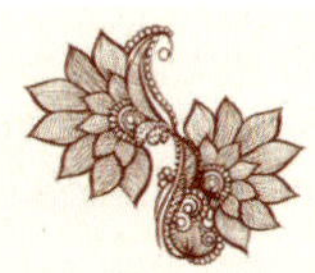

Raja-Yoga

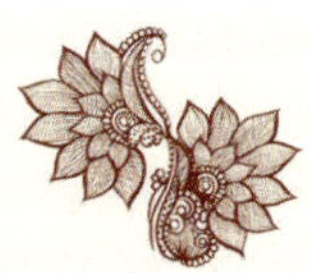

Im Kosmos fließt das Licht von der Quelle nach *außen*, damit es erschaffen kann. Es gibt aber auch den entgegengesetzten Lichtstrom nach *innen*, der uns zu dieser Quelle zurückführt. Meditation hilft uns, jeden Tag in diesen Fluss einzutreten. Es ist eine Strömung, die sich innerhalb der Wirbelsäule nach *innen* und *oben* zum Dritten Auge bewegt. Das ist *Raja-Yoga*.

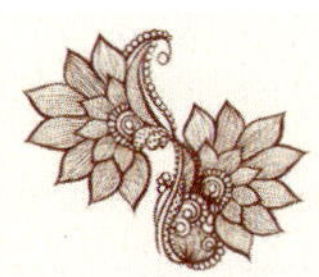

Bhakti-Yoga

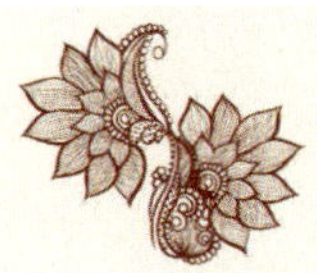

Die *Bhagavad Gita* lehrt, dass wir wie ein verkehrt herum wachsender Baum sind, der *Ashwattha*-Baum: Das bedeutet, dass unsere Wurzeln über uns, im Universum liegen. „Zurück zu den Wurzeln" hat daher für Yogis eine besondere Bedeutung: Wir werden zu einem Verehrer unserer Göttlichen Quelle. Unser täglicher Kontakt damit führt dazu, dass unser Leben auf allen Ebenen allmählich gesünder wird. Nach und nach kann diese Hingabe zum Mittelpunkt unseres Lebens werden.

Das Singen für das Göttliche ist eine sehr effektive, verwandelnde und fröhliche Praxis. Auch Beten ist eine freudvolle Erfahrung, wenn es spontan in der natürlichen Sprache unseres Herzens geschieht. Erhebender Tanz kann ein weiteres Element der Freude für den Yogi sein.

Solche Praktiken sind Teil der Lehren des *Bhakti-Yoga*, des Yoga der Hingabe. Krishna inspiriert uns in der *Bhagavad Gita*: „Wer voller Glauben und Liebe in Mir aufgenommen wird, den betrachte Ich als am besten eingestimmt auf Meinen Weg zur Vollkommenheit." (6:47) Diese Liebe wird dann von anderen Seelen geteilt: „Oh, Arjuna, der beste Yogi ist der, der die Bedürfnisse der anderen spürt, ihre Sorgen, ihre Freuden, als wären sie seine eigenen". (6:32)

Jesus, der nach Ansicht verschiedener Meister ein großer Yogi war und seine in seiner Biografie fehlenden 18 Jahre in Indien verbrachte, lehrte genau die gleiche Botschaft: „Liebe den Herrn, deinen Gott, mit ganzem Herzen und mit ganzer Seele und mit ganzer Kraft und mit ganzem Verstand und deinen Nächsten wie dich selbst." (Lukas 10.27)

Liebe war immer die Antwort, der Weg und die Hauptbotschaft der erleuchteten Lehrer für uns alle und wird es immer sein.

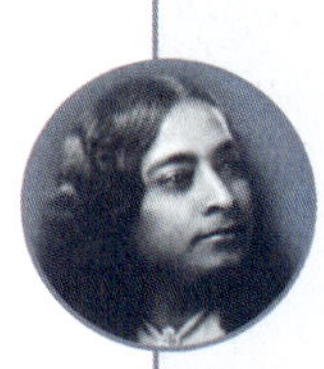

Affirmiere jetzt mit Yogananda:

„Heute weiß ich, dass ich das LICHT der Güte bin.
Ich bin ein Leuchtturm für Seelen,
die Schiffbruch erlitten im Meer des Kummers."

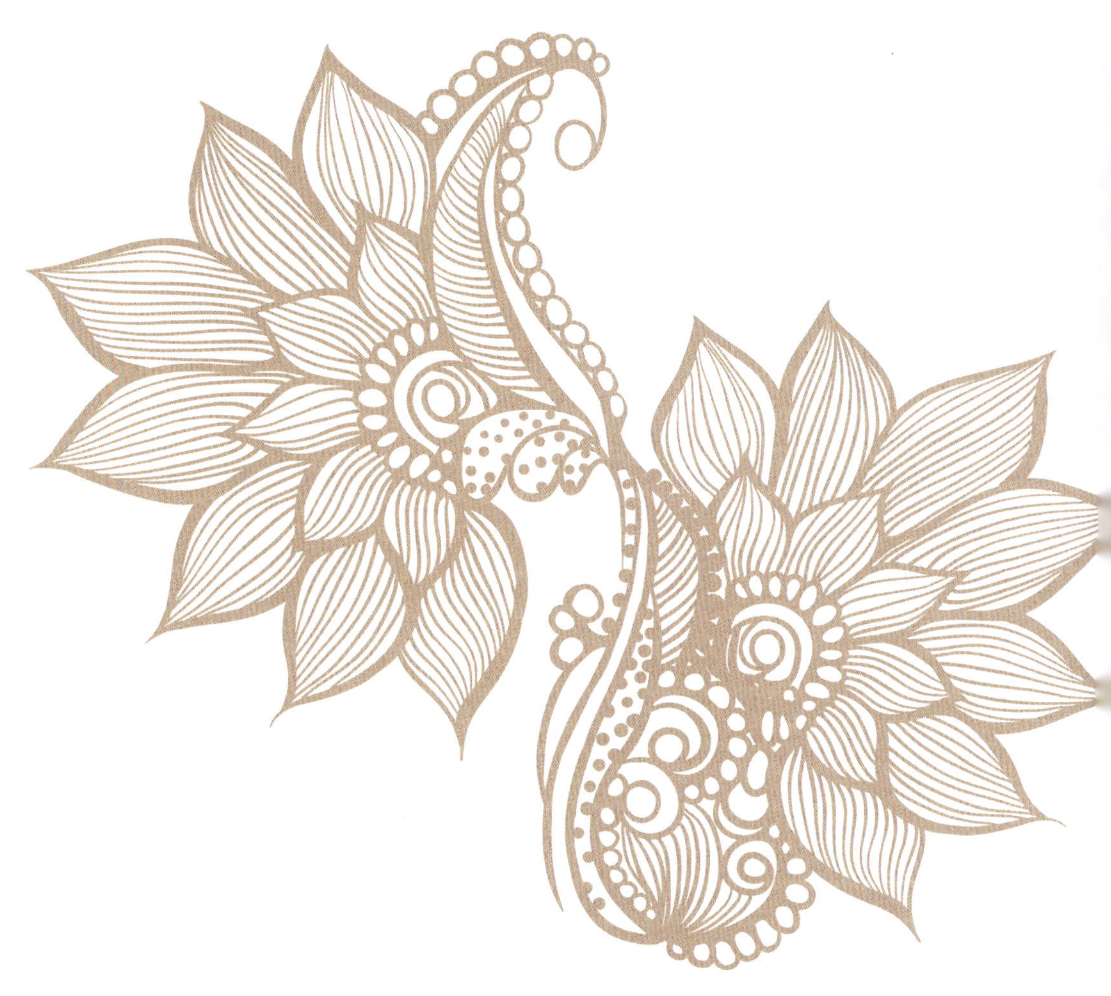

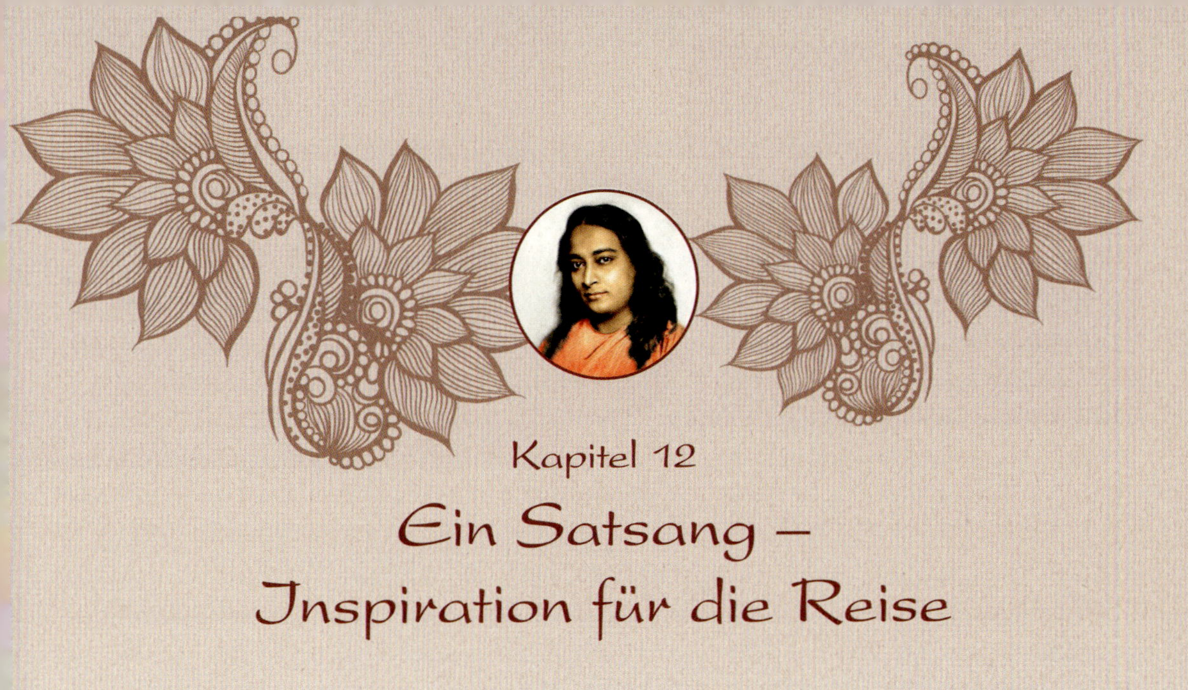

Kapitel 12

Ein Satsang – Inspiration für die Reise

„Schenkst du uns diese Beschreibungen aus der Überlieferung heiliger Schriften oder sprichst du aus innerer Erfahrung?"

Autobiografie eines Yogi

Was nun folgt, ist ein Dialog, im typischen Stil der alten Yoga-Schriften geschrieben: ein Gespräch zwischen Lehrer und Schüler. Der Rahmen ist fiktiv: Einige Ananda-Yogis reisen, um Yogibala zu treffen, einen erfahrenen Lehrer ihrer Tradition. In ihren Herzen haben sie nur einen Wunsch: ihr Verständnis von Yoga, über ihr Leben und von ihrer täglichen Praxis zu vertiefen. Als sie ankommen, setzen sie sich auf wenig formelle Weise hin, und der Satsang (die spirituelle Begegnung) beginnt. Das Erste, was Yogibala tut, nachdem er gechantet hat, ist, einen Witz zu erzählen…

Nimm es auf die leichte Schulter!

Yogibala: „Lasst mich euch einen kleinen Witz über vier Frauen in Indien erzählen, die über ihre Söhne sprechen. Sie sind alle Yogalehrerinnen.

Die erste Frau sagt stolz: „Mein Sohn ist jetzt sehr angesehen. Überall, wo er hingeht, nennen ihn die Leute **SRI SRI**, den Höchstrespektierten."

Die zweite Mutter sagt: „Oh, das ist doch gar nichts! Mein Sohn ist jetzt dabei, ein berühmter Lehrer zu werden. Die Leute nennen ihn voll Bewunderung, **MAHARAJ**, den großen yogischen König."

Die dritte Mutter atmet tief ein und verkündet: „Schön, aber das ist immer noch wenig im Vergleich zu meinem Sohn, den seine Schüler schon jetzt **GURUDEVA** nennen, den göttlichen Lehrer."

Da sagte die Vierte: „Ist das alles? Die Beine *meines* Sohnes sind schief und krumm, wenn er eine Yogahaltung demonstriert, und jeder ruft nur: Oh mein **GOTT!**"

Glückliche Aufrichtung

Charlotte: „Das ist lustig. Aber warum ist die Zentrierung in den Asanas so wichtig?"

Yogibala: „Ausrichtung ist Weisheit. Yoga kann als eine „Bedienungsanleitung" für eine komplette Ausrichtung angesehen werden. Körperlich lehrt es uns, wie wir den Körper richtig ausrichten können, was zu Gesundheit führt, weil wir mit den Naturgesetzen zusammenarbeiten. Mental lehrt uns Yoga die Zusammenarbeit mit den Gesetzen der Psychologie, denn die richtige Ausrichtung des Geistes macht uns glücklich. Spirituell lehrt uns Yoga, wie wir unsere inneren Energien ausrichten können, eine Praxis, die uns in unseren Geist zieht.

Der Sinn von Yoga

Roberta: „Gibt es einen „höchsten" Sinn im Yoga?"

Yogibala: „Der *allgemeine* Sinn des Yoga besteht darin, den Menschen Glück zu bringen, ihr Leiden zu lindern und ihnen mehr Harmonie in Körper, Geist und Seele zu vermitteln. Yoga hilft uns, natürlicher zu sein und mit dem Leben und der Natur im Einklang zu sein.

Der *höchste* Sinn des Yoga besteht in der Erhebung und Erweiterung des Bewusstseins. Um es zu verstehen, kannst du dir die folgenden Fragen stellen:

Ist der Göttliche Geist nur jenseits der geschaffenen Welt vorhanden oder ist ER auch in ihr?

Wenn ER auch in ihr ist, liegt ER dann außerhalb unserer Reichweite, oder kann ER auch gespürt werden?

Wenn ER fühlbar ist, ist diese Wahrnehmung nur für Heilige möglich oder für alle Menschen?

Wenn es für alle Menschen möglich ist, ist der göttliche Kontakt eine Frage der Gnade, oder kann er geübt werden?

Wenn er trainierbar ist, liegt dann die erforderliche Fähigkeit dafür im Außen oder im Inneren?

Wenn sie im Inneren liegt, bedeutet Innerlichkeit dann nur, die Augen zu schließen, oder gibt es bestimmte Techniken?

Dies führt uns zum höchsten Sinn des Yoga, der in der Übertragung von Techniken zur Erreichung innerer Stille besteht, zur Erfahrung der Einheit: *Yogas chitta vritti nirodha*, wie Patanjali sagt.

Yoga und vedische Lebensphasen

Govinda: „Warum gibt es so viele Yoga-Methoden und Yogarichtungen? Einige von ihnen scheinen sogar völlig gegensätzlich zu sein.

Yogibala: „Ich kann dir nur mein Wissen davon vermitteln. Ursprünglich, in den Zeiten der Veden, hatte Yoga nur eine Ausdrucksform, nicht viele. Aber die weisen Lehrer wandten es unterschiedlich für Menschen in verschiedenen Lebensphasen an. Jeder der vier *Ashramas* (vedische Lebensabschnitte) empfing eine spezielle, zu ihm passende Ausbildung: Die Art und Weise, wie Yoga einem *Bramachari* (einem Studenten bis 24 Jahre) beigebracht wurde, war sicherlich anders als bei einem vielbeschäftigten *Grihasta* (einem verheirateten Mann bis 48 Jahre), einem *Vanaprasta* (einem Mann im Ruhestand bis zu 72 Jahren) oder einem *Sannyasin* (einem Mönch über 72 Jahren). Es gab sogar ein besonderes Yoga-Training für Krieger. Auf diese Weise entstanden verschiedene Yogastile.

Dieses Wissen überlebte, als wäre es eine versteckte Erinnerung. Deshalb sind in unserer Zeit die verschiedenen Stile und Lehrmethoden entstanden. Es ist eine uralte Methode, immer neu wiedergeboren, die ein spezifisches Training für jede spezifische Art von Menschen anbietet.

Moderner Yoga

Aashta: „Aber was würden diese alten Yogis über die modernen Entwicklungen des Yoga im Westen sagen?“

Yogibala: „Alle Yogalehrer tun Gutes, jeder ist wie ein Tropfen im großen Ozean des Yoga. Jeder von ihnen spricht zu einer bestimmten Gruppe von Menschen. Lasst uns für sie alle dankbar sein. Gleichzeitig sollten wir alle den ursprünglichen Sinn des Yoga am Leben erhalten und die alten Wurzeln des Yoga und seine Tradition verstehen. Wenn sie ihre Wurzeln verliert: Was passiert dann mit der Pflanze des Yoga?

Zum Beispiel ist es nützlich, über den letzten recht humorvollen Satz der *Hatha Yoga Pradipika* nachzudenken: „Ehe Prana nicht in den mittleren Kanal eintritt und dort strömt und ehe der Atem nicht durch die Kontrolle der Prana-Bewegungen stabil wird und ehe der Geist nicht ganz mühelos während der Meditation die Form von Brahma annimmt, so lange ist jedes Gerede über Wissen und Weisheit nur wie das unsinnige Geschwätz eines Verrückten."

Auf diese Weise sind wir alle ein wenig verrückt, nicht wahr? Aber Scherz beiseite – jedes Yoga sollte dieses grundlegende Ziel beibehalten: die Erhöhung des Bewusstseins."

Ein hässliches Monster

Charlotte: „So viele Lehren im Yoga sind universell und werden mit geringen Abweichungen von Yogalehrern verschiedener Traditionen gelehrt. Warum sagen oder denken Yogis und Religionen also so oft, dass ihr Weg der beste oder einzige Weg ist?

Yogibala: „Stell dir eine hässliche, grüne, abstoßende Bestie vor. Religiöser und spiritueller Stolz ist dieses Monster, das im Osten oder auch im Westen erscheint. Seine Einstellung ist: „Mein Weg ist der beste Weg." Es erzeugt systematisch *Fanatiker*, die allmählich selbst zu Bestien werden. Es erzeugt auch *Kritiker*, die den Kopf schütteln über diesen abscheulichen Unsinn des Dogmatismus und die ihre Spiritualität ganz aufgeben. Dann lächelt das hässliche grüne Monster und brüllt „Sieg", während es weiterhin ganz bestialisch darauf besteht: „Das ist mein Weg, und nur mein Weg"!

Aber es gibt einen Weg, dieses schädliche Monster zu töten: eine globale Einstellung des Wissens um die Universalität der Wahrheit, die aufrichtige Achtung vor anderen und die Fähigkeit, über sich selbst zu lachen. All dies schafft eine Atmosphäre, in der das Monster des Dogmatismus nicht überleben kann.

Ein Training für das Leben

Aashta: „Yoga hilft mir, in mein Zentrum zurückzukehren und meine Energie nach oben zu bringen. Es ist eine fantastische Art und Weise, mich besser zu fühlen, mit mir selbst und mit anderen. Es hilft mir auch, den Herausforderungen des Lebens mit mehr Klarheit und Mut zu begegnen. Können Sie uns etwas darüber sagen, warum die Asanas so effektiv sind, um unser tägliches Leben zu verbessern?"

Yogibala: „Wunderbar. Genau das hat Swami Kriyananda gelehrt: „Wenn du deine Yogastellungen machst, versuche zu fühlen, dass sie dich zentrierter machen. Versuche zu spüren, dass sie dein Leben friedlicher machen... Der Sinn der Yogahaltungen besteht darin, dein Bewusstsein zu verändern."

Es gibt viele Gründe, warum Asanas die Lebensqualität verbessern. Hier ist eine ganz spezielle: Wenn Yoga bewusst praktiziert wird, lehrt es auf der körperlichen Ebene die Kunst, nur diejenigen Muskeln einzusetzen, die wir für eine Asana benötigen. Alle anderen Muskeln müssen entspannt bleiben, sonst wird die Haltung lästig, unangenehm und weniger effektiv. Andererseits wirkt sich ein zu geringer Muskeleinsatz auch gegen uns aus: Wenn wir nicht zur richtigen Zeit die richtigen Muskeln einsetzen, wird unsere Yogapraxis lauwarm und ist nicht sicher.

Denke einmal darüber nach: Welche Praxis könnte ein besseres Lebenstraining sein und uns die wahre Kunst des Lebens beibringen? Denn wenn wir im Leben, in jeder Situation, lernen, nur die notwendigen Energien einzusetzen und ansonsten glücklich und entspannt zu bleiben, dann bewegen wir uns meisterhaft durch unsere Tage, wie bei einem Tanz, auch mitten in unseren Herausforderungen und Schwierigkeiten."

Das Chakra-Abenteuer

Govinda: „Welche Rolle spielen die Chakren in unserer Praxis?"

Yogibala: „Die Chakren sind eine Yogalehre für Fortgeschrittene, die erst nach einer gewissen Trainingszeit, wenn der Yogi eine Sensibilität für Prana entwickelt hat, vermittelt werden sollten. Andernfalls bleiben die Chakren reine Theorie und werden keine lebendige Erfahrung.

Wenn sich der Yogi entwickelt, nimmt ihn seine Praxis allmählich mit auf eine Reise, die als Chakra-Abenteuer-Yoga bezeichnet werden könnte. Was ist das für ein Abenteuer? Hier ist es: Während der Asana strahlen die Chakren einen stimulierenden Strom nach außen zum Körper aus, zu den verspannten oder gestreckten Teilen, durch den sie energetisiert und geheilt werden. Auch der Geist erhält die Farbe dieses Chakras, sein Bewusstsein, seine Weisheit. Dann, wenn wir zurückkehren und uns entspannen, fließt dieses magische Prana zurück in dieses Chakra.

Im Ananda-Yoga beginnt die „Abenteuer-Folge“ mit dem ersten Chakra, *Muladhara*, das durch energetische Haltungen im Stehen angeregt wird. Sie endet am Dritten Auge, dem *Ajna*-Chakra, das durch die Umkehrhaltungen überflutet wird. Zwischen diesen beiden werden alle Chakren bewusst stimuliert.

Am Ende der Praxis sind alle Chakrenenergien entspannt und nach innen gezogen, zuerst in *Savasana*, dann in der Meditation. Die Strömung in diesem Moment fließt auf ganz natürliche Weise nach oben, in Richtung auf das Abenteuer der Erleuchtung.

Denke daran: Das Zentrum des Yoga ist die Wirbelsäule. Das Zentrum der Wirbelsäule sind die Chakren. Das Zentrum der Chakren verbindet sich mit einer Unendlichen Realität. All das ist wirklich ein Abenteuer, vielleicht das größte Abenteuer, das es gibt.“

Raja-Yoga

Govinda: „Ananda-Yoga hilft mir, Spannungen in meinem Körper und meinem Geist zu lösen, und führt mich zu der für die Meditation notwendigen Ruhe. Ohne die Praxis des Ananda-Yoga ist die Meditation von minderwertiger Qualität, zumindest in meinem Fall. Kannst du uns mehr über die fortgeschritteneren Zustände der Meditation erzählen?“

Yogibala: „Ich bin froh, dass du meditierst. Die höchsten inneren Zustände kommen in der Tat während der Meditation in Stille. Meditation ist ein Zustand des Ganz-im-Hier-und-Jetzt-Seins, ein Zustand des Seins, der von Glückseligkeit durchdrungen ist. Es gibt dann kein Verlangen nach irgendetwas. Die Chakren werden als Türen wahrgenommen, durch die eine flüssige Glückseligkeit strömt. Hinter jeder Tür gibt es ein anderes Erlebnis, alle wunderschön. Das Leben wird dann vollständig, mit einer inneren Fülle erlebt. Ohne dies ist unsere Reise noch nicht abgeschlossen.“

Unsichtbarer Yoga

Roberta: „Mit Ananda-Yoga verändere ich mich ständig, ich wachse und verändere mich buchstäblich von Grund auf. Wenn es für mich richtig ist, würde ich gerne als Geschenk auch andere in die Lage versetzen, in den gleichen Zug zu steigen. Was raten Sie mir?"

Yogibala: „Als Lehrer lerne dein Handwerk gut: eine sichere Ausrichtung, die richtige Technik, die korrekte Reihenfolge. Auf diese Weise wirst du deinen Schülern wunderbare Geschenke machen.

Aber denk daran, wahrer Yoga-Unterricht ist die Kunst der Energieübertragung von Seele zu Seele. Was hier am wichtigsten ist, ist die „Farbe", die schweigend von uns ausgeht und zwischen den Zeilen unserer Worte mitschwingt. Die Asanas sind wie die äußeren Formen, die wir mit unseren authentischen yogischen Schwingungen „einfärben".

Tausende von Kerzen können mit einer einzigen Kerze angezündet werden, sagte Buddha. Die Leute diskutieren oft über die Kerzenhalter, statt sich auf die Kerze zu konzentrieren, auf das Licht, das von wahren Lehrern aller Traditionen ausgeht."

Die Haltung eines Schülers

Roberta: „Was für eine Einstellung sollte ein Yogalehrer haben?"

Yogibala: „Zum Beispiel diese: Bleib in deinem Inneren stets ein Schüler. Ein berühmter Sänger sagte einmal: „Più sono dentro nel canto, meno comprendo" – „Je mehr ich innen in dem Lied bin, desto weniger verstehe ich."

Frag dich ebenso: Verstehe ich *wirklich* meinen Atem? Verstehe ich *wirklich* die Liebe? Verstehe ich mich *wirklich* selbst? Verstehe ich das Leben *wirklich*? Verstehe ich Yoga *wirklich*?

Gesegnet sei der bescheidene Yogi, der weiß, dass er nicht weiß. Selig sei der Schüler des Lebens. Marschiere stetig weiter, aber bleibe bescheiden dabei. Weisheit ist wie eine umgekehrte Pyramide: Sie beginnt an einem kleinsten Punkt des Verständnisses und wird immer größer. Geh weiter, bis du die Unendlichkeit erreichst. Lasst uns nie vor diesem Punkt aufhören, weil wir glauben, nun hätten wir es verstanden."

Fortgeschrittener Yogi, pass auf!

Govinda: „Gibt es noch mehr, was du uns als Yogalehrer vorschlagen kannst?“

Yogibala: „Ehrliche Lehrer kommen innerlich weiter und werden stärker dabei. Das ist gut so. Lasse dein Licht leuchten, teile es mit anderen, voll Liebe und Inspiration. Sei dir gleichzeitig bewusst: Je größer deine innere Autorität, desto größer ist auch die Gefahr, dass sie dein Ego, deine Illusion stärkt. Wenn du nicht aufpasst, kann alles in die Luft gehen: nicht nur dein Magnetismus, sondern auch deine Fehler, ohne dass du dies bemerkst. Dann fühlt sich der „große Lehrer“ leicht unabhängig, respektlos und frei von der Notwendigkeit, spirituellen Normen oder dem Rat weiser Menschen, den Gurus, zu folgen. Fortgeschrittener Lehrer, pass auf!“

Kapitän, setze die Segel!

Michele: „Welche Botschaft sollen wir unseren Schülern besonders vermitteln?“

Yogibala: „Dass Yoga richtungsweisend ist: Wir können uns bewusst für eine positive Richtung in unserem Leben entscheiden und sie dann ständig üben, ob nun auf der Matte wie außerhalb der Matte.

Denke einmal darüber nach: Derselbe Wind bringt ein Boot nach Westen, das andere nach Osten. Der gleiche Muskel kann schützen oder zerstören. Im selben Raum kann man nach seinen Fehlern suchen oder seine wahre Schönheit erkennen. Das gleiche Leiden macht den einen weise, den anderen bitter. Das gleiche Bibelzitat wird für Liebe oder für Intoleranz verwendet. Auf dem gleichen Berg gehen einige aufwärts, andere abwärts. Das gleiche Herz betrachtet einen Menschen als liebenswert, den anderen als abstoßend. Es ist derselbe Verstand, der zum Leben *„ja“* oder *„nein“* sagen kann. Die Entscheidung liegt immer bei uns. Wir alle, jeder von uns, müssen zum guten Kapitän unseres Lebens werden. Yoga ist ein wunderbares Werkzeug, um unsere Segel weise zu setzen und um das Boot unseres Lebens in eine glückliche Richtung zu lenken.“

Die Rose und das Unkraut

Aashta: „Kannst du uns etwas über unsere Seele erzählen, und wie Körper und Geist sie beeinflussen?"

Yogibala: „Die Seele ist wie eine Rose – bunt und unglaublich schön. Körperliche Schwierigkeiten sind wie Unkraut, das leicht unsere Seelenrose ersticken kann, was es uns erschwert, ihr Glück und ihre Schönheit zu erleben.

Aber es gibt noch ein anderes Unkraut, das unsere Rose noch mehr erstickt: psychische Probleme aller Art – Wut, Kritik, Negativität, destruktive Tendenzen, Zweifel, Angst, Hoffnungslosigkeit. Liebe ist das Werkzeug, mit dem man viele dieser Unkräuter beseitigen kann. Praktiziere deshalb Yoga mit zunehmender Liebe.

Das schwierigste Unkraut, das auszureißen ist, ist das Ego. Auch hier ist die Liebe ein weiser Gärtner, der alle Unkräuter der Selbstbezogenheit beseitigt. Sobald die Egozentriertheit verschwunden ist, findet die Seelenrose endlich genug Raum, um ihre große Schönheit zu entfalten.

Wenn sich unsere Liebe schließlich dem Geist zuwendet, wird das letzte mächtige Unkraut, das weltliche Verlangen, allmählich beseitigt, und unsere Seelenrose blüht auf göttliche Weise und verströmt ihren ewigen Duft".

Unser Leben verändern

Silvia: „Ich möchte meine Geschichte erzählen. Ananda-Yoga hat meine Denkweise wirklich verändert: Früher wurde ich sehr stark von meinem Verstand gelenkt. Obwohl ich seit 10 Jahren meditiere, begann leider jede Entscheidung im Kopf. Ananda-Yoga und seine Affirmationen zu praktizieren, hat langsam und unmerklich die Situation zu 100 Prozent verändert. Jetzt akzeptiere ich, was das Leben mir schickt. Ich glaube heute, dass es keinen Fehler in irgendetwas gibt, und ich weiß, dass hinter jeder Veranstaltung *etwas Größeres* steckt. Ich kann besser mit äußeren Bedingungen umgehen, die meine Emotionen nicht mehr antriggern. Das äußere Leben ist mehr oder weniger dasselbe geblieben, aber meine Art und Weise, es zu betrachten, ist anders geworden: Jetzt glaube ich nicht mehr, dass es Akte der Ungerechtigkeit gegen mich gibt. Ich nehme alles als Erfahrung, um weiter zu wachsen. Wenn ich eine Entscheidung treffen muss, höre ich zuerst, was mein Herz sagt, und dann richte ich meine Gedanken darauf aus und nicht umgekehrt wie bisher. Vor allem ist in mir immer eine Stimme, die mir sagt: Alles wird gut!"

Yogibala: „Wunderbar. Die Kombination von Asanas und Affirmationen verändert unser Leben. Ein Grund dafür könnte sein, dass wir bewusst das praktizieren, was Patanjali in seiner Yoga-Sutra 1.33 beschreibt: „Die Reinigung des Bewusstseins wird erreicht durch die Projektion von Freundlichkeit, Mitgefühl, Freude und Gelassenheit auf (äußeres) Glück oder Unglück, Verdienst oder Schuld."

Affirmationen sind wie ein Reinigungsmittel für den Geist, sie reinigen unser Bewusstsein, damit unsere Seele mit ihrem wundervollen Spektrum an Eigenschaften wieder strahlen kann. Auf diese Weise beginnen wir alle zu blühen, jeder auf seine ganz eigene Weise."

Bist du ein guter Musiker?

Charlotte: „Auch mir hilft Ananda-Yoga, jede Krise als Gelegenheit zu sehen, noch weiter zu wachsen und immer mehr im Einklang mit meinem wahren Selbst zu sein, einem Selbst voll Freude und randvoll mit dem Licht Gottes."

Yogibala: „Ja. Lass mich auf poetische Weise erklären, wie Yoga uns hilft, ein besseres Leben zu führen.

Das Leben ist wie eine große Symphonie, die sich ständig entfaltet, ständig im Fließen begriffen ist und sich ständig verändert. Weit davon entfernt, eine Kakophonie zu sein, besitzt sie Rhythmus, Schönheit, Dramatik, bietet kontinuierlich Variationen und Wiederholungen, mit erstaunlichen Akkorden jeder Art. Hinter der unendlichen kosmischen Sinfonie des Lebens verbirgt sich ein verborgener genialer Komponist. Nur wenige treffen Ihn jemals.

Bei deiner Geburt trittst du in diese große Symphonie ein, und siehe da, plötzlich wurdest du zum Musiker bestimmt. Dein Instrument ist deine Persönlichkeit. Und dann, in jedem einzelnen Augenblick, gibst du deine Stimmung des Lebens zur großen Symphonie hinzu. Alle deine Handlungen, Gedanken und Worte sind wie Noten dieser Musik.

Frag dich doch einmal: Wie klingt mein Leben? Bin ich ein guter Musiker oder erzeuge ich ständig Dissonanzen? Bin ich im Takt mit dieser großen Symphonie, oder bin ich verstimmt? Narren erklären: 'Ich tue bloß, was ich will, ich spiele meine eigene Melodie, ich bin frei.' Sie hören nicht zu, sie stimmen ihr Leben nicht auf die große Symphonie ein. Da sie verstimmt sind, leiden sie schrecklich.

Bedeutet das, dass du gefesselt und eingeengt bist, dass du deine Melodie genauso spielen musst, wie es die große Symphonie vorschreibt und was sie dir auferlegt? Nein, die Musik des Lebens funktioniert nicht so. Es genügt, ihren Rhythmus und ihre Melodieführung zu verstehen, und dann, in diesem Rahmen, kannst du frei improvisieren, du spielst die Melodie deines Lebens und bist immer kreativ. Die Herausforderung besteht darin, ein fantastischer Komponist deines Lebens zu werden.

Deine Melodie kann roh oder raffiniert sein. Du kannst eine niedrige Stimmung kreieren oder ein von Gott inspiriertes Lied sein. Deine Melodie kann rostig oder flüssig, inkompetent oder künstlerisch wunderschön klingen. Die Frage des Lebens ist einfach: Bist du ein guter Musiker? Yoga hilft dir, genau das zu werden. Wenn du weitermachst, hilft es dir sogar, dem ‚Großen Komponisten' zu begegnen."

Treffen mit einem Heiligen

Michele: „Mein Meister Paramhansa Yogananda hat in mir einen unendlichen Horizont eröffnet, reich an wichtigen Geschenken. Hast du irgendwelche Yoga-Meister getroffen, die eine so starke Wirkung auf dich hatten?"

Yogibala: „Im Himalaya habe ich einmal einen wirklich großen Mann getroffen. In seiner Gegenwart wurde mir plötzlich klar: „Oh Gott – wie blind sind doch meine menschlichen Augen, wie taub sind meine Ohren, wie massiv hat mein Verstand mich getäuscht!" Es war wirklich schockierend, das zu erkennen.

Und dort saß er, ein majestätischer Yogi aus dem Himalaya, in seinem schäbigen kleinen Zimmer, der offensichtlich in riesigen und herrlichen Bereichen lebte. Die äußere Welt erschien in seiner Gegenwart so billig zu sein: nichts als eine kleine Eierschale, oberflächlich, schal über alle Maßen. Und wir alle krabbeln darin herum, Tag für Tag, völlig verloren.

Seinen Augen nach zu urteilen, war das Innenleben dieses Yogis kosmisch, seine Freude war zutiefst in ihm verwurzelt, seine Sicht durchdringend, er sah, was andere nicht sehen konnten. Er teilte mit uns nur einige flüchtige Einblicke in das, was er sah. Aber, oh Himmel, diese Einblicke reichten aus, um mir klar zu machen, wie blind ich bin, denn ich suchte immer wieder nach ein wenig menschlicher Liebe, nach Erfolg, nach wundervollen Erfahrungen. In was für einer winzigen Kammer, in welcher Armut befinden wir uns doch, ohne es zu wissen! Wie unaussprechlich groß ist doch diese Illusion, die uns zum Narren hält, während wir weiterhin an das glauben, was wir sehen, was wir hören und was wir zu verstehen glauben.

Selbst ein kleiner spiritueller Segen hat für uns mehr Wert als der Besuch der Schweizer Alpen, als das Schwimmen mit Delfinen oder eine Fahrt durch Hawaii – alles Dinge, die uns manchmal so wichtig erscheinen.

Ich begann zu beten: ‚Gott und Guru, öffnet mir die Augen! Helft mir, aus meiner kleinen Eierschale auszubrechen, genau wie dieser Yogi aus dem Himalaya. Oh göttlicher Geist, führe mich aus der Dunkelheit in Dein Licht, in Deine Glückseligkeit, in das große Kosmische Sein! Lehre mich, Dich von ganzem Herzen zu lieben, mit all meinem Verstand, von ganzer Seele und von ganzer Kraft. Lass mich nicht für immer ein verlorenes Kind sein. Ich sang: „*Karuna Karo, Karuna Karo*": Hab' Erbarmen, hab' Erbarmen!"

Die Sahaja Gita

Roberta: „Singst du? Könntest du ein paar *Slokas* für uns singen?"
Yogibala: „Natürlich singe ich. Chanten ist die halbe Miete. Ich liebe besonders die *Sahaja Gita*, das Lied der Natürlichkeit. (*Er singt.*)

OM

Yoga wird zu einer natürlichen Liebe,
sobald die Herzen sehen können:
die Welt kann uns nur vergifteten Honig schenken.

Yoga blüht mühelos auf, wenn das reine Herz
den Himmeln wie ein Kristallfluss dargeboten wird.

Ein Brunnen der Glückseligkeit beginnt langsam aufzutauchen -
natürliche Wasser von immer neuer Freude.

Behindert werden diese kristallklaren Wasser durch
Strudel von Vorlieben und Abneigungen.

Verwurzelt im Ich-Bewusstsein, lenken sie
den inneren Fluss zu der fremden Welt der Illusion.

Dort folgen aus Bindung und Begehren
eine Unruhe von Körper, Denken, Herz, Atem.

Der Betrachter ist dann an diesen
unnatürlichen Zustand gebunden:
das Unwirkliche erscheint real, natürliche Fülle scheint leer.

Anhaftung wird dann zur Attraktion
dessen, was man zu besitzen glaubt.

Begehren wird dann zur Attraktion
dessen, was man nicht zu besitzen denkt.

Emotionale Reaktionen werden hundertfach hervorgerufen,
kontrastierende Wellen erzeugend, aufsteigend und abfallend.

Pranayama und Hingabe reinigen das Wasser
und bringen den Fluss zurück zu seiner natürlichen Quelle.

Unterstützende Ströme sind
Liebe, Reinheit, Nicht-Anhaftung, Zufriedenheit.

Andere sind Selbsterinnerung, Ruhe,
Einstimmung auf Gott und auf den Guru.

Yoga erreicht dann eine mühelose Glückseligkeit.
Kein Wort kann ihre höchste Natürlichkeit beschreiben.

OM TAT SAT.

Zufriedenheit: Ein Diamant

Michele: „Wunderschön. Aber warum Zufriedenheit? Hält mich das nicht bei meinen Bemühungen auf?"
Yogibala: „*Santosha*, Zufriedenheit, ist die höchste Tugend, der Diamant des Lebens. Zufriedenheit beruhigt die Seele, die endlich anfängt zu atmen. Zufriedenheit beruhigt Wünsche und Unruhe und ist glücklich über das Hier und Jetzt. Zufriedenheit entspannt Körper, Geist und Herz und ist ein Medikament, eine

Psychotherapie, ein Strahl des Himmels. Zufriedenheit ist nicht gleichbedeutend mit Glück, sondern eine Lebensphilosophie. Zufriedenheit, wenn sie schweigend und sensibel gelebt wird, öffnet die inneren Türen der Wahrnehmung. Zufriedenheit ist keine Stagnation, sondern führt, wenn sie zunimmt, zu Glück und dann zu Glückseligkeit."

Das Geheimnis des Glücklichseins

Charlotte: „Aber Zufriedenheit ist viel einfacher für Menschen, die Glück im Leben haben."

Yogibala: „Bist du sicher? Glück im Leben zu haben, ist wie ein heller Lichtschacht, was sicherlich Spaß macht. Aber mit der Zeit verdunkelt sich das Licht immer, sodass es uns bald als Normalität erscheint und nichts Besonderes mehr ist. Was bleibt übrig? Du selbst!

Unglück ist ein dunkler Lichtschacht, der überhaupt nicht angenehm ist. Aber wieder verdunkelt sich im Laufe der Zeit dieses Licht, und bald wird es dir als Normalität erscheinen. Was bleibt übrig? Du selbst!

Zufriedenheit ist eine Art Licht, das durch entschlossene tägliche Praxis strahlend hell gemacht werden kann, ohne es je dunkler werden zu lassen, unter keinen Umständen, egal, was passiert. Was bleibt übrig? Ein glückliches Du. Du siehst, Glück zu haben hängt *ganz allein von dir* ab!"

Das Ananda-Yoga-Sutra

Michele: „Könntest du uns einen yogischen Text geben, den wir mit nach Hause nehmen können?"

Yogibala: „Ja. Einmal, während einer Pilgerreise, schrieb ich eine Kurzfassung über Ananda-Yoga, die wie ein Lichtstrahl zu mir kam. Ich hoffe, sie wird deine Praxis inspirieren. Denke daran: Praxis, Praxis, Praxis, und alles wird kommen… das gilt für aufrichtige Yogis aller Traditionen. Ein Yogi kommt aus dem Westen und lernt, sich nach Süden auszudehnen; einer kommt aus dem Süden und lernt, nach Norden zu gehen; einer kommt aus dem Osten und lernt nach Westen zu gehen und einer aus dem Norden und lernt nach Süden zu gehen. Mit viel Praxis kommen sie alle an den gleichen zentralen Punkt, zum gleichen Verständnis, zur gleichen inneren Erkenntnis: zur Einheit."

Ananda-Yoga-Sutra

1) *Atha Ananda Yoga Anushasanam*: Hier jetzt die Darstellung von Ananda-Yoga.
2) Die *Essenz des Leb*ens hat zwei Dimensionen: Shiva, die innere Stille, und Shakti, die kreative Aktivität im Außen.
3) Die ewige Heimat der *Essenz des Lebens* ist die Stille, Shiva. Sein Spielfeld im Außen ist Bewegung und Schöpfung, Shakti.
4) Die innere Ausrichtung auf die *Essenz des Lebens* geschieht durch die Praxis der Stille und während einer ruhevollen dynamischen Aktivität.
5) Stille und Bewegung sind beide seligmachend. Der Mensch versucht instinktiv, diese Glückseligkeit zu finden. Er entdeckt sie schließlich in der *Essenz des Lebens.*
6) Die unerleuchtete Menschheit ist getrennt von der glückseligen *Essenz des Lebens*, was äußerst schmerzhaft ist. Sie bleibt für immer durstig, leer, suchend. Keine äußere Erfüllung wird jemals diesen Zustand beenden.
7) Ananda-Yoga wurde entwickelt, um den Menschen wieder mit der *Essenz des Lebens* zu verbinden und diese grausame Trennung zu überwinden.
8) Ananda-Yoga beginnt mit der bewussten Praxis von Shiva: Stille, Innerlichkeit und Zentriertheit in der inneren Wirbelsäule.
9) In Shiva, der Stille, lauscht der Ananda-Yogi, er nimmt auf und begegnet der *Essenz* seines eigenen Wesens.
10) Die *Essenz des Lebens* lebt verborgen im Zentrum von allem. Im menschlichen Körper befindet sich ihr Versteck tief in der feinstofflichen Wirbelsäule.
11) Von Shiva aus zieht der Ananda-Yogi zu Shakti: in dynamische Asanas. Jede Asana, Shakti, drückt einen bestimmten Aspekt der *Essenz des Lebens* aus, die Fülle ist. Jede Asana ist eine lebendige Botschaft, ein Symbol, eine reine Geste.
12) Dann ruht Shakti, die dynamische Asana, erneut und macht wieder Platz für Shiva, die bewusste Stille. Diese beiden wechseln sich ab, eine fließt in den anderen, wie in einem inspirierten Tanz. Gemeinsam bringen sie den Yogi der Ur-*Essenz des Lebens* immer näher.
13) Ananda-Yoga ist der demütige Diener des hohen Kriya-Yoga, der alten Technik des Himalaya, die zur Atemlosigkeit, zur Überwindung des Todes und zur *Essenz des Lebens* führt.

14) Ananda-Yoga ist daher ein Training, um hohe Energie mit der Wendung nach innen zu verbinden; es lehrt Energiewahrnehmung und -kontrolle; es stimuliert ein Bewusstsein für das Selbst; es baut einen gesunden Körper, einen gesunden Verstand und einen gesunden Geist auf, die alle als Tempel angesehen werden können..
15) Diese drei Tempel – Körper, Geist und Seele – müssen gestärkt und verschönert werden. Dann werden sie zu einem prächtigen Tempelkomplex, der eine angemessene Wohnstatt für die majestätische *Essenz des Lebens* ist.
16) Die Natur (Prakriti) folgt spezifischen Gesetzen, die man während der Asanas lernen und anwenden muss, um den drei Tempeln Gesundheit zu bringen. Gesundheit wird es einfacher machen, die Türen des Tempels für die ewige *Essenz des Lebens* zu öffnen.
17) Der *Körpertempel* wird durch gut zentrierte Asanas gestärkt, was zu einer harmonischen und ausgewogenen Verteilung des Prana in alle Gliedmaßen führt.
18) Der *Verstandestempel* wird durch positive Gedanken während der Affirmationen, die die Haltungen begleiten, verschönert.
19) Der *Geisttempel* wird durch eine Bewegung der „Nach-innen-und-oben-Aufrichtung" der Energie (Prana) gestärkt, die in den Himmel steigt.
20) Ananda-Yoga wird im Laufe der Zeit zu einer natürlichen Selbsthingabe an die *Essenz des Lebens.*
21) Körper, Geist und Seele sind miteinander verbunden und beeinflussen sich gegenseitig. Keines darf vernachlässigt werden.
22) Der Verstand ist höher als der Körper; die Seele ist höher als der Verstand. Nur wenige verstehen diese Wahrheit und bleiben deshalb weit von der *Essenz des Lebens* entfernt.
23) Yoga ist ein Weg, auf dem Shakti und Shiva zusammen tanzen: Die beiden werden schließlich eins, in mystischer Ehe, in Vereinigung.
24) Wer über diese Offenbarung meditiert und sie unerschütterlich verwirklicht, wird dem Selbst näherkommen: der *Essenz des Lebens.*

Einheit

Aashta: „Danke für alles und für deine Freundschaft."

Yogibala: „Zum Glück sind wir nicht allein. Viele Yogis sind mit uns auf der Reise des Pfades nach oben, viele teilen mit uns den yogischen Lebensstil. Lasst uns darum einander helfen, mit unserem inneren Licht in Kontakt zu kommen und es in der Welt zu manifestieren.

Lasst uns immer versuchen zu erkennen, wie die Große Quelle des Lichts ihre Schönheit in unseren Freunden ausdrückt. Und lasst uns dankbar sein, dass wir zusammen wachsen können und uns gegenseitig helfen, wann immer wir können. Unsere Aufgabe besteht darin, unser Gefühl für das, was wir sind, zu erweitern und die anderen als Teil unseres eigenen Selbst zu spüren. Wir sind Seelenbegleiter, und das macht die Yogafamilie so wertvoll.

Möge dieses Licht und diese Liebe in uns allen wachsen. Und lasst uns mit vereintem Herzen eine Verneigung vor dem großen Licht machen, das uns auf den yogischen Weg gebracht hat. Voll Liebe spüren wir unsere Einheit. Yoga ist Einheit, und Einheit ist nur durch Liebe möglich."

Letztes Lied: Im Gebet vereint
von Swami Kriyananda

Im Gebet vereint, verehren wir Dich,
Lichtstrahlen, die Sonne suchend;
viele Tropfen formen zusammen das Meer,
wie unsere Liebe, zu einer vereint,
wie unsere Liebe, zu einer vereint!

Anmerkungen

1) aus dem Buch: **God is for everyone**

2) Die **Hatha Yoga Pradipika** ist der älteste erhaltene Text über das Hatha-Yoga. Sie stammt aus der post-klassischen Periode und wurde etwa im 15. Jahrhundert v. Chr. verfasst. Sie wird in diesem Buch immer wieder in Anmerkungen zitiert, obwohl Swami Kriyananda sie nicht für einen Text hielt, der im Zustand der Erleuchtung geschrieben wurde, da sie aus dem sogenannten Kali Yuga stamme. Dennoch zeigt sie ganz klar die ursprünglichen Absichten des Hatha-Yoga auf, die im Westen zweitweise verloren gegangen sind.

3) Einer der meistrespektierten Autoritäten der Yogatheorie und –geschichte, 1947-2012.

4) Interessanterweise spricht auch die Hatha Yoga Pradipika von 84 Haltungen: „Shiva lehrte 84 Haltungen. Von diesen werden die ersten vier die wesentlichen genannt und ich werde sie hier erläutern. Diese vier sind: Siddhasana, Padmasana, Simhasana und Bhadrasana."

5) Seine Geschichte kann man auf der Webseite von Bishnu Gosh – http://goshyoga.com/lineage/ lesen.

6) Yoganandas ursprüngliche 84 Asanas sind nicht überliefert. Manash Mukkerjee, der Enkel von Yoganandas engstem Jugendfreund Tulsi Bose, praktizierte zusammen mit Bishnus Sohn jahrelang Yoga. Manesh berichtet: „Bishnu übernahm viele Asanas von Yogananda, aber im Laufe der Zeit wurden viele Varianten in seinen authentischen Stil gebracht."

7) Hier in Mysore trafen Yogananda, Bishnu und Buddha den jungen BKS Iyengar im Mysore-Palast, wo dieser vor dem Vortrag von Yogananda Yogahaltungen vorführte (vgl. auch Michaelis, E., **A History of modern Yoga**, S. 196).

8) Vgl. Journey to Self-Realization, SRF

9) Vgl. Journey to Self-Realiszation, SRF

10) Diese Praxis wird in Kapitel 9 genauer beschrieben.

11) Swami Kriyananda war nicht der einzige, der die Haltungen von Yogananda auf diese ungewöhnliche Weise lernte. Er berichtet, wie sein Mitbruder und Schüler Norman sie auf dieselbe Weise lernte:
„Norman erzählte mir, nachdem er zum ersten Mal die Yogahaltungen vor Gästen vorgeführt hatte: Bisher hatte ich die Yogahaltungen immer irgendwie blind gemacht. Dieses Mal jedoch, als ich die Haltungen einnahm, zeigte der Meister jedes Mal mit seinem Finger auf mich. Einige Yogahaltungen waren schwer und ich hatte schon immer Probleme damit gehabt, sie einzunehmen oder zu halten. Als der Meister jedoch mit dem Finger auf mich deutete, konnte ich sie plötzlich in voller Perfektion ausführen und auch halten." Aus dem Buch: *Conversations with Yogananda*, Gespräch 124

12) Vgl. „*The story behind the Story*" von Swami Kriyananda

13) Später wurde das Buch in „*Ananda Yoga for Higher Awareness*" umbenannt und die Studienlektionen wurden als Buch veröffentlicht, das den Titel „*The Art and Science of Raja Yoga*" erhielt. Sie sind beide bei Ananda Edizioni in Italien erhältlich.

14) Einige sind anderen Büchern oder seinen Vorträgen entnommen.

15) Dies ist die uralte Lehre der *Samkhy*-Philosophie, die erklärt, woraus unsere Welt besteht und wie daraus das dreifache Leid entsteht – im Körper, im Geist und in der Seele des Menschen. Seine Hauptschrift, die *Samkya Karika*, beginnt mit den Worten: „Durch die Turbulenzen des dreifachen Leids entsteht das Verlangen, zu verstehen, wie es dazu kommt, damit man es beenden kann." *Samkhya* lehrt *Moksha* (die Befreiung), lehrt dazu aber keine spezifischen Techniken, um sie zu erreichen. Das ist die Aufgabe von Yoga. Deshalb sagt Krishna auch in der *Bhagavad Gita* (2,39) zu Arjuna: „Ich habe dir die höchste Weisheit von *Samkhya* erklärt. Aber jetzt musst du dich mit der Weisheit des Yoga beschäftigen, die mit dem ausgestattet ist, mit dem du, oh Partha (Arjuna) die Bindungen des Karma in dir lösen kannst".
16) . *„The Divine Romance"*, SRF, S. 208
17) *„Man's Eternal Quest"*, S. 102
18) Pracecepta Lessons (1938)
19) Wissenschaftliche Heilmeditationen, 1924
20) Patanjali beschreibt in seinen Yogasutras (1:30) Krankheiten als eins der Hindernisse.
21) Aus Yoganandas Gesprächen über Patanjalis Yogasutras
22) Vgl. Swami Kriyananda, A life in God, S. 127
23) Weitere Informationen zu diesem wichtigen Thema im Buch „Respira che ti passa" aus dem Verlag Ananda Edizioni.
24) Johannes 10:34
25) Mandykya Upanishad
26) Praecepta Lektionen, 1938
27) Die Energetisierungsübungen können auch mithilfe einer DVD plus Handbuch gelernt werden. Sie trägt den Titel „The Energetization Exercises" und ist bei Ananda Edizioni erhältlich.
28) Yoga Sutra 1:30
29) Tatsächlich sind die *Mudras* in den Heiligen Schriften des Hatha-Yoga keine Handpositionen, wie man meist denkt. Sie sind Praktiken, um die Kundalini zu erwecken. Die *Hatha Yoga Pradipika* etwa betont im Kapitel 3, das den Titel „Die Mudras" trägt, die Notwendigkeit, die Kundalini zu erwecken. Dafür werden dann zehn *Mudras* gelehrt, die so genannten *Bandhas*, die Körperverschlüsse, sowie einige Körperhaltungen. Das bedeutet, dass die *Bandhas* sowie bestimmte Haltungen als *Mudras* angesehen wurden, weil sie die Kundalini erwecken. Die *Gheranda Samhita* lehrt 25 Mudras, darunter die *Bandhas*, verschiedene Haltungen und auch Konzentrationsübungen (beispielsweise die Konzentration auf das Dritte Auge sowie die Konzentration auf die fünf Elemente).
30) Manash Mukharjee, der Enkelsohn von Yoganandas engstem Kinderfreund Tulsi Bose, weist nachdrücklich daraufhin, dass Yogananda, als er die Asanas in sein System des Kriya-Yoga aufnahm, seine Schüler Pranayamas zusammen mit den Asanas üben ließ. Wir können ein „Überbleibsel" dieser Praxis in Yoganandas Version des *Maha Mudra* sehen, bei der diese klassische Hatha-Yoga-Position zusammen mit einem Pranayama aus dem Kriya-Yoga kombiniert wird.
31) Das Buch „Yoga als Gebet" kann als nützliche Inspirationsquelle dienen (Ananda Edizinioni).
32) Psalm 46:10
33) In Wirklichkeit ist die Frage nicht, ob du Yogalehrer werden möchtest, sondern ob es dein Dharma ist, einer zu werden. Einst wählte Yogananda sorgfältig einige Schüler aus, die dem Publikum die Yogahaltungen bei der Eröffnungsfeier seines Heiligtums am Lake Shrine vorführen sollten – Swami Kriyananda war einer von ihnen. Ein junger Mann bat den Meister, ob er nicht auch Teil der Gruppe werden dürfe, obwohl er nicht in der Lage war, einige der Asanas zu meistern. Dennoch spekulierte er, als er an die wundersame Hilfe dachte, die der Meister

anderen zuteil werden ließ, sodass sie die Asanas gänzlich ohne Schwierigkeiten halten konnten, dass Yogananda ihm vor all diesen Menschen während dieser überaus wichtigen Zeremonie helfen würde, denn es war ein Ereignis, das viele Menschen angezogen hatte. Auch der Gouverneur von Kalifornien würde kommen sowie viele andere Honoratioren und zahlreiche Pressevertreter. Yogananda zögerte, aber der junge Mann bettelte und bettelte. Schließlich gab der Meister nach. Aber während der Zeremonie, während alle zuschauten, war der junge Mann nicht in der Lage, die schwierigsten Asanas einzunehmen, ganz gleich, wie sehr er dies auch versuchte. Das war eine harte Lektion für ihn: das zu tun, was *richtig* war, nicht, was er *wollte*.

34) Du kannst die Lehren von Yogananda und Kriyananda dazu in dem Buch „Risveglia i chakra“, erschienen bei Ananda Edizioni, finden.

35) Aus ästhetischen Gründen zeigen alle Umkehrpositionen nur eine gefaltete Yogamatte, keine Decke. In Wirklichkeit solltest du aber eine Decke einsetzen!

36) Für die Lehrer: Die Zeiten gelten für deine eigene persönliche Praxis. Wenn du unterrichtest, erklärst und korrigierst, wirst du wenigstens zweimal so lange brauchen.

37) Alle Zitate dieses Kapitels stammen aus dem Buch von Swami Kriyananda, *Raja-Yoga*.

38) Tatsächlich erläutert auch die *Hatha Yoga Pradipika*, dass *Siddhasana* und *Padmasna* die wichtigsten und gleichzeitig wohltuendsten aller Asanas sind. „Shiva lehrte 84 Asanas. Von diesen sind die ersten vier die wichtigsten und ich werde sie hier erläutern. Diese vier sind: *Siddhasana*, *Padmasana*, *Simhasana* und *Bhadrasana*. Von diesen vier Haltungen ist *Siddhasana* die bequemste, deshalb sollte man sie immer praktizieren… Andere Haltungen haben keinen Nutzen, wenn man erfolgreich in *Siddhasana* sitzen kann.“

39) Vielleicht liegt das daran, dass Sitkari ein kühles Nervensystem erzeugt, einen Zustand der Harmonie bewirkt und Überreizungen eliminiert, dass die *Hatha Yoga Pradipika* Folgendes dazu sagt: „Wenn man es so praktiziert, wird man dem Gott der Liebe (*Kamadeva*) ähnlich… Das *Sattwa* des Körpers wird frei von allen Störungen. Wahrlich, er wird zum Herrn der Yogis dieser Welt.“

40) Swami Kriyananda erläutert in seinem Buch *Paramhansa Yogananda – Eine Biografie,* dass die wechselseitige Nasenlochatmung durch das linke und das rechte Nasenloch eine ähnliche Technik ist wie die, die im *Kriya-Yoga* angewandt wird, obwohl Yogananda sagte, dass es schwieriger sei, sein Bewusstsein nach innen zu wenden, wenn man die Hand an die Nase hält. Später wurde Kriyananda gefragt: „Warum ist diese Technik ähnlich?“ Er antwortete: „Weil sie mit *ida* und *pingala* arbeitet.“

41) Um dies zu differenzieren, nennen wir jetzt im Ananda-Yoga das Zusammenziehen des analen Sphinkers „Aswini Mudra“ und das Hochziehen des Perineums „Mula Bandha“.

42) Die *Hatha Yoga Pradipika* erläutert: „*Uddhiyana* wird so genannt, weil der große Vogel Prana, wenn er daran festgebunden wird, ohne jede Erschöpfung weiterfliegen kann.“

43) Die *Hatha Yoga Pradipika* lehrt *Tribandha* folgendermaßen: „Indem du die Energie von unten nach oben ziehst (Mula Bandha) und den Nacken zusammenziehst *(Jalandhara Bandha)* und indem du die Mitte des vorderen Körperteils zurückziehst (*Uddiyana Bandha),* wird Prana in den *Brahma Nadi* (den Kanal innerhalb des *Sushumna)* eintreten.

44) Hatha Yoga Pradipika

45) vgl. *Mejda*, Self Realization Fellowship, S. 294

46) Das andere könnte *Sambhavi Mudra* sein, wie es in Kapitel 10 beschrieben wird. Die *Hatha Yoga Pradipika* nämlich bringt sie zusammen: „Die beiden Zustände – *Sambhavi* und *Kechari* – unterscheiden sich im Hinblick auf ihre Lage, aber beide verursachen Glück, denn der Geist wird in die *Chita sukha Rupa atmana* (den glückseligen Seelenzustand), der Leere ist, absorbiert.“

47) vgl. *Conversations with Yogananda,* Crystal Clarity Publishers

48) Die *Hatha Yoga Pradipika* lehrt uns: „Es gibt keine Asana, die *Siddhasana* gleichkommt, kein *Kumbakha* (Atemverhaltung) wie *Kevala* (der natürliche Zustand der Atemlosigkeit). Es gibt kein Mudra, das *Kechari* gleichkommt und kein *Laya* (Klang) wie das *Naad* (OM)."

49) Die *Hatha Yoga Pradipika* fängt, wie wir gesehen haben, mit folgenden wichtigen Worten an: „Gruß an Adinatha (Shiva), der das Wissen des Hatha-Yoga ausführlich erklärte, das den Suchenden wie eine Treppe zum höchsten Gipfel des Raja-Yoga führt."

50) Dieses Gedicht kann in der *Autobiografie eines Yogi* nachgelesen werden.

51) Die zehn yamas und niyamas werden einzeln noch einmal im nächsten Kapitel besprochen, sie sind aber auch schon im Kapitel 8 besprochen und auf die Yogahaltungen angewendet worden.

52) Yoga-Sutra 1,23, *Ishwara pranidhana* – was Yogananda übersetzt mit: „Oder (Samadhi wird erreicht), indem man auf Gott meditiert."

53) Yoga-Sutras 1.27, *Tasya vacakah pranavah* „Sein (Gottes) Symbol ist OM".

54) „Der Klang des Prana (OM) fließt kontinuierlich, wie der Fluss des Öls und wie der lange Klang einer Glocke." *Yoga Chudamanya Upanishad* 80

55) Yoga-Sutras 1.28: *Taj japas tad artha bhavanam* – „Dieses (OM) zu chanten (führt zu) einem Verständnis seiner Bedeutung."

56) Wenn du Interesse daran hast, diese Wissenschaft näher kennenzulernen, empfehlen wir das Buch *Kriya Yoga* (Ananda Edizioni)

57) Bengalische Schreibweise

Weitere Bücher aus dem Verlag Via Nova:

OM

Die Melodie der Liebe
Joseph Bharat Cornell

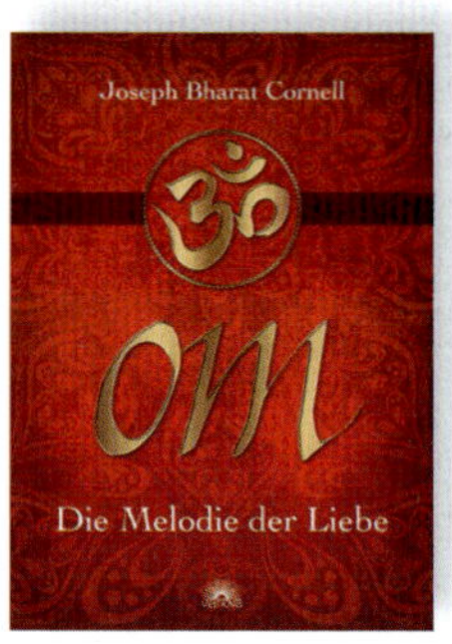

Hardcover, 160 Seiten, 38 Fotos, ISBN 978-3-86616-323-2

OM ist einer der geheimnisvollsten Klänge der Welt. In ihm, so sagt man, offenbart sich die gesamte göttliche Schöpfungskraft, die kosmische Wahrheit und Liebe des Seins. Joseph Bharat Cornell, langjähriger Schüler von Swami Kriyananda aus der Tradition des weltberühmten Paramahansa Yogananda, beschreibt in diesem Buch, wie man diesen Klang im eigenen Inneren zum Klingen bringen und wie das heilige OM so zu einer direkten Erfahrung des göttlichen Einsseins werden kann. Von der ersten Seite an tief berührend, voller Hingabe, Liebe und Wahrhaftigkeit geschrieben, zieht das Buch seinen Leser sofort in den Bann des göttlichen Bewusstseins und gibt – wohl erstmals in dieser Form – dem ernsthaft Suchenden konkrete Übungen mit auf den Weg, das Wunder des OM selbst zu erfahren.

Der Aufstieg der Seele

Meditationsübungen des Raja-Yoga
Swami Kriyananda

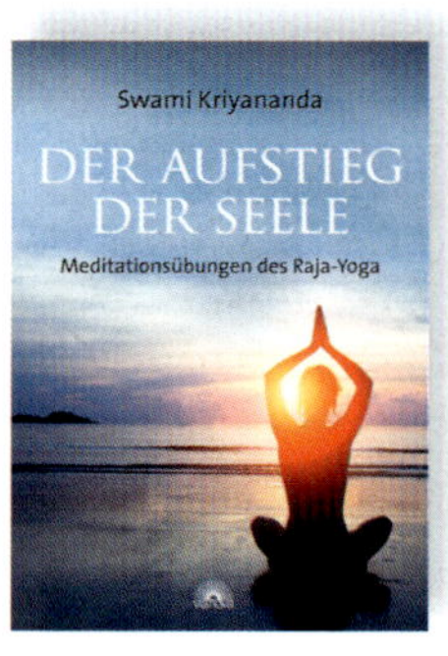

Paperback, 240 Seiten, ISBN 978-3-86616-298-3

Wer sich auf die Übungen dieses ungewöhnlichen Buches einlässt, ganz gleich ob Anfänger oder Fortgeschrittener, der kann mit dem hier erstmals vermittelten Wissen zu höchstem Bewusstsein gelangen. Die detaillierten, praxisnahen Beschreibungen sowie die sehr konkreten Meditationsanleitungen aus der Tradition des Raya-Yogas führen den Leser Schritt für Schritt zum Erwachen des Geistes. Auch die Auswirkungen auf die Physiologie sowie der Nutzen für das tägliche Leben werden sehr ausführlich beschrieben. Selten zuvor hat es solch klare Anweisungen für den Prozess der Erleuchtung gegeben wie in diesem Buch, das inspiriert ist von der großen Weisheit des berühmten Paramahamsa Yogananda, Autor des Weltbestsellers „Autobiografie eines Yogis".

Die Essenz des spirituellen Weges

Die Weisheit des Paramhansa Yogananda
Swami Kriyananda

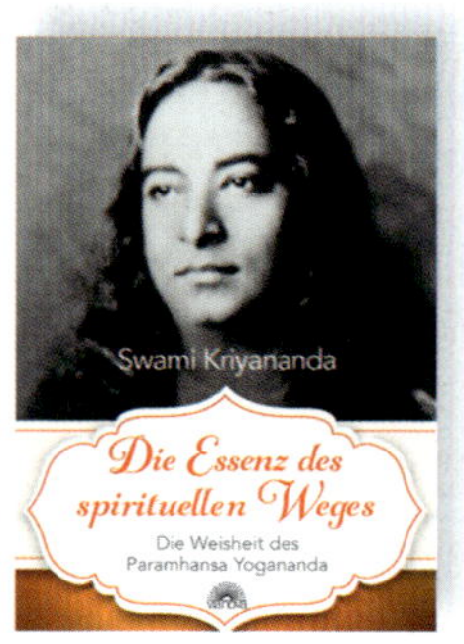

Paperback, 224 Seiten, ISBN 978-3-86616-380-5

Die aufgezeichneten Texte dieses Buches sind ein strahlendes Juwel der spirituellen Literatur, ein kostbares Geschenk für jeden Menschen, der nach den letzten Antworten sucht. In jedem Abschnitt, in jedem Kapitel atmet es die Aura des erleuchteten Geistes von Paramhansa Yogananda, einem der bedeutendsten geistigen Lehrer des zwanzigsten Jahrhunderts und Autor des weltberühmten Meisterwerkes „Autobiografie eines Yogi". Aufbewahrt und aufgeschrieben von einem seiner engsten Schüler und selbst berühmt gewordenen Lehrer Swami Kriyananda begegnen wir hier den zeitlosen universellen Wahrheiten aller wichtigen Menschheitsthemen. Dieses Buch gibt Antworten auf alle wirklich bedeutenden Fragen des spirituellen Lebens und führt zur Selbstverwirklichung. Es ist von Liebe, Weisheit und der einmalig spirituellen Klarheit eines erleuchteten Meisters erfüllt.

Intuition für Anfänger

Der inneren Führung vertrauen

Swami Kriyananda

Taschenbuch, 112 Seiten, ISBN 978-3-86616-382-9

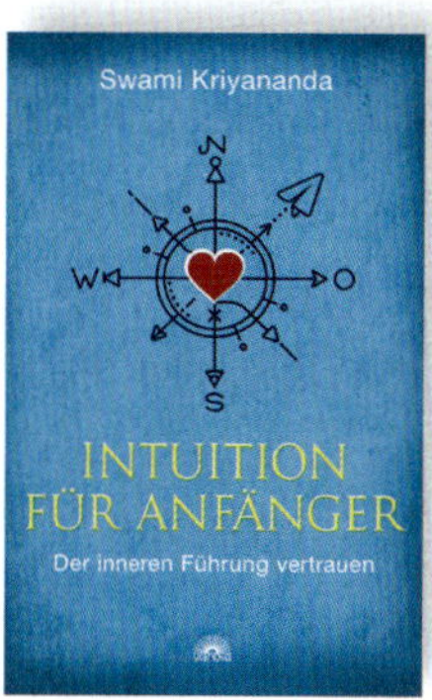

Wenn dieses Buch Ihr Interesse weckt, dann steckt dahinter vielleicht schon die Kraft Ihrer Intuition! Gut so! Denn dieses in Fachkreisen hochgelobte Buch ist ein echter Schatz für alle, die einen ganz praktischen und unmittelbaren Zugang zu ihrer eigenen Intuition finden möchten. Es zeigt, dass diese innere Weisheit nicht einfach nur ein vages Bauchgefühl oder eine Vermutung ist, sondern eine angeborene menschliche Fähigkeit, die sich ganz gezielt trainieren und schulen lässt. Die eigene Intuition immer klarer zu erkennen und zu unterscheiden, ihr mehr und mehr zu vertrauen, sie bewusst einzuüben und für Entscheidungen des Alltag zu nutzen, darum geht es in diesem Buch!

Vollkommene Gesundheit und Vitalität

Paramhansa Yogananda

Taschenbuch, 144 Seiten, 10 Fotos, ISBN 978-3-86616-402-4

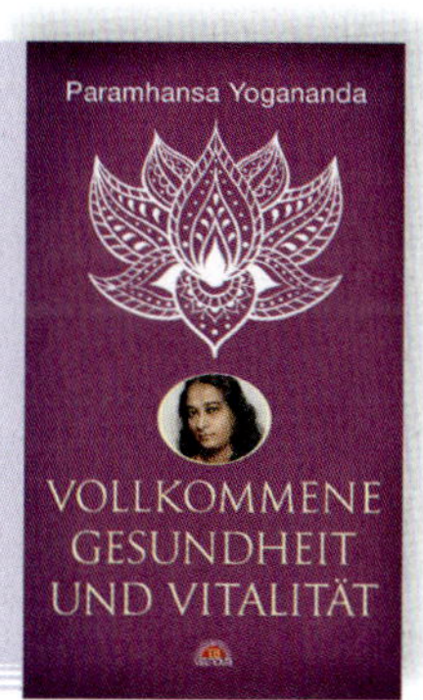

Dieses Buch stammt direkt aus der Quelle der Weisheit eines der bedeutendsten spirituellen Lehrer des 20. Jahrhunderts, und es vermittelt ein einzigartiges und außergewöhnliches spirituelles Wissen. Es zeigt umfassend, wie Sie ganz praktisch und konkret im Einklang mit den natürlichen kosmischen und göttlichen Energien leben können und sie gezielt und effektiv für die Erhaltung Ihrer Gesundheit und Vitalität nutzen können. Behandelt werden alle essentiellen Themen, die ein lebenslanges Wohlergehen ermöglichen, von den vielfältigen Aspekten der Ernährung, über Techniken der Entspannung, Regeneration und Verjüngung bis hin zur bewussten Lenkung kosmischer und göttlicher Energien. Das Buch vermittelt Gesundheitswissen von unschätzbarem Wert, das bei jedem Menschen zu lebenslangem Wohlbefinden beitragen kann.

Karma und Wiedergeburt

Paramhansa Yogananda

Taschenbuch, 128 Seiten, ISBN 978-3-86616-463-5

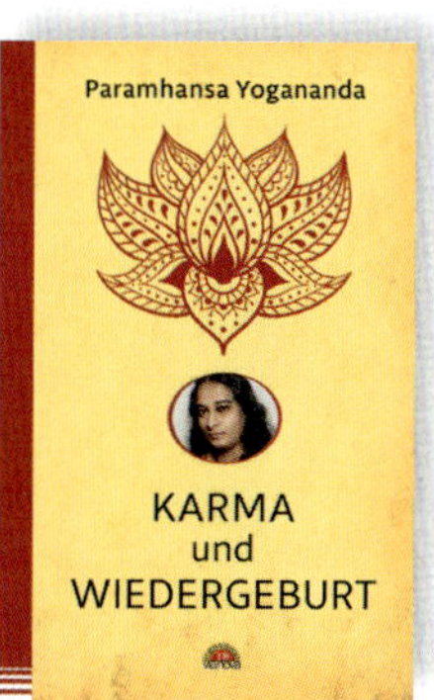

Einem wahrhaft erleuchteten Meister zu begegnen, ist für jeden Menschen, so sagt man, eine große Gnade. Auch wenn Paramhansa Yogananda, der weltberühmte spirituelle Lehrer und Autor von „Autobiografie eines Yogi", körperlich nicht mehr auf dieser Erde wandelt, so sind sein Geist und seine Lehren lebendiger denn je, wie in diesem kleinen Handbuch. Seine Botschaften entstammen aus anderen Sphären und geben uns Antworten auf die essentiellen Fragen des Menschseins: über die wirkliche Bedeutung von Leben und Sterben, von Karma und Wiedergeburt. Unerschütterlich in der Wahrheit ist in jeder Zeile die Strahlkraft und Liebe des erleuchteten Meisters zu spüren, der uns lehrt, freudvoll unser Leben auszurichten, im Vertrauen auf die universellen Gesetze der göttlichen Schöpfung.

Die spirituelle Dimension des Hatha-Yoga

Erwachen in ein höheres Bewusstsein

Gyandev McCord

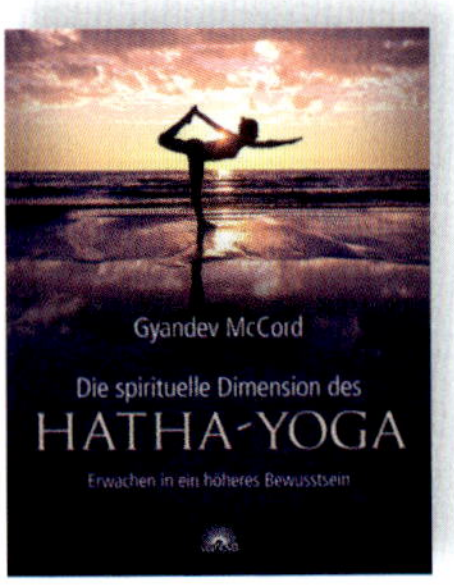

Klappenbroschur, 256 Seiten, 180 farbige Fotos, ISBN 978-3-86616-386-7

Das Üben von Yoga ist wohltuend und gesund für Körper und Seele, doch in der Essenz ist es ein geistiger Weg der Selbsterkenntnis und inneren Transformation. Mit diesem Buch werden Sie die Yoga-Praxis in einer ganz neuen spirituellen Dimension und Kraft kennen lernen, sein wahres Potential und seine außergewöhnlichen Wirkungen auf Bewusstsein und Energiekörper entdecken. In der Tradition des berühmten Lehrers Paramhansa Yogananda, Autor des weltbekannten Bestsellers „Autobiografie eines Yogis", zeigt Gyandev McCord, wie Yoga zu einem einzigartigen Werkzeug spirituellen Wachstums werden und zu wahrhaftigem innerem Frieden und Glück führen kann.

Die stärkende Kraft der Meditation – innere Ruhe und Klarheit gewinnen

Paramhansa Yogananda

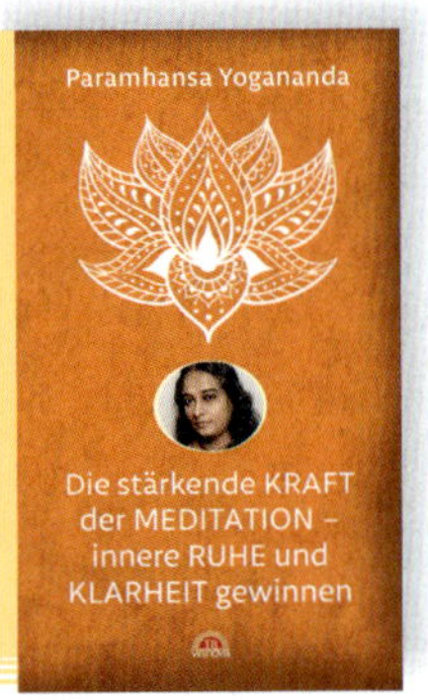

Taschenbuch, 128 Seiten, ISBN 978-3-86616-441-3

Dieses Buch des weltberühmten Yogameisters Paramhansa Yogananda (Autor von „Autobiografie eines Yogis") ist ein „Juwel der Weisheit", denn es zeigt uns klar und direkt den Pfad zu wahrer innerer Kraft und Stärke und legt dar, wie wir als Menschen unser größtmögliches Potential realisieren können Denn alles, was wir suchen, ist schon da: in uns selbst, ein „göttlicher Samen", der nur befreit werden muss von inneren Hindernissen, negativen Gedanken und belastenden Gefühlen. Die hier erstmals in deutscher Sprache veröffentlichten Texte mit vielen praktischen Übungen, Affirmationen und Meditationen weisen den Weg in eine neue Dimension des eigenen Lebens. Ein Buch für alle, deren sehnlichster Wunsch es ist, rückhaltlos ihre höchste Bestimmung zu leben und ihr ganzes inneres Licht strahlen zu lassen!

Erfolg ist, wenn deine Seele dein Leben berührt

Paramhansa Yogananda

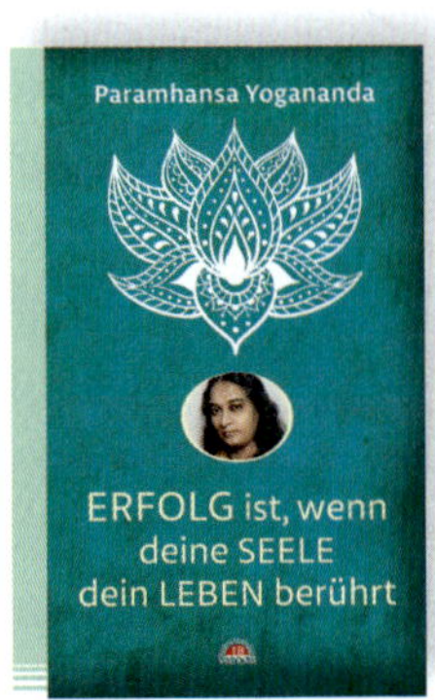

Taschenbuch, 144 Seiten, ISBN 978-3-86616-451-2

Kann es sein, dass es universelle Kräfte gibt, von denen zu träumen wir kaum wagen und die nur darauf warten, dass wir sie uns zunutze machen? Die alten Heiligen und Weisen Indiens sprachen davon, und mit diesen hier erstmals in deutscher Sprache veröffentlichten Texten von Paramhansa Yogananda wird dieses alte Wissen in diesem Buch neu zusammengefasst. Einer der bekanntesten spirituellen Lehrer des 20. Jahrhunderts zeigt geistige Zugänge und praktische Methoden, wie wir Menschen zu unserer wahren göttlichen Natur gelangen und so die uns innewohnenden Fähigkeiten, Talente und Potentiale in ihrer vollkommenen Qualität entfalten und manifestieren können. Dieses Wissen von unschätzbarem Wert kann Ihr Leben von Grund auf verwandeln und auf allen Ebenen der Existenz zu wahrer Fülle und echtem Erfolg führen.

Umarme dein Leben, wie es ist

Nicht das Glück suchen, sondern glücklich sein

Jeff Foster

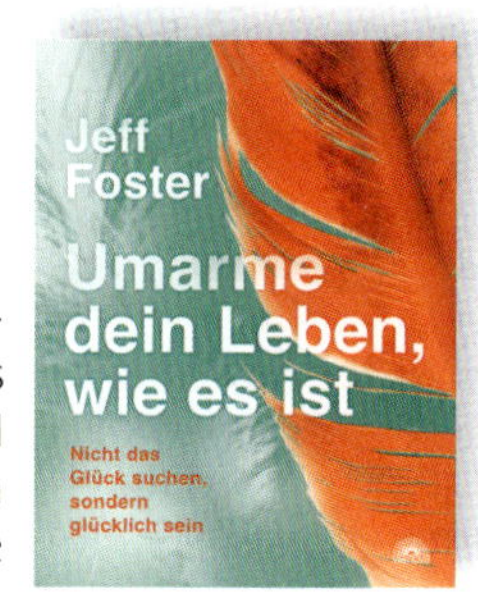

Paperback, 304 Seiten, ISBN 978-3-86616-421-5

Jeff Foster kennt die Wege und Irrwege der spirituellen Suche aus höchst eigener Erfahrung und sendet uns in diesem Buch inspirierende Botschaften aus dem unmittelbaren Erleben des Erwachens: Gedichte, Selbstreflektionen und Aufsätze, in denen jederzeit spürbar ist, wie sehr es ihm ein Herzensanliegen ist zu vermitteln, dass das „Ankommen im Jetzt" viel einfacher ist, als wir alle denken. Kann man wirklich in jedem Moment zur Ruhe kommen, ganz gleich, wie hoch die Wellen schlagen? Ja! Jeff Foster zeigt uns, dass das Geheimnis offen vor uns liegt: Vertraue auf die kreative Lebendigkeit und Intelligenz des eigenen Seins! Umarme dich und dein Leben, ganz gleich, wie es sich gerade gestaltet! Liebevoll, tiefgründig, heiter und poetisch – eine großartige Inspirationsquelle für spirituell Erwachte!

Wie Männer zu sich selbst finden

Bewusst leben

John Gray / Arjuna Ardagh

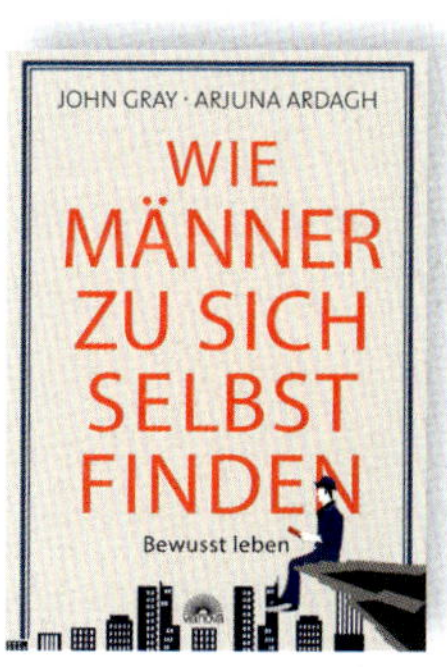

Paperback, 272 Seiten, ISBN 978-3-86616-422-2

Dieses Buch ist deshalb ein so außergewöhnliches Ereignis, weil sich hier zwei herausragende Persönlichkeiten und Bestsellerautoren mit über 60 Jahren gemeinsamer spirituell-therapeutischer Erfahrung zusammengetan haben, um sich mit dem Thema „bewusste Männlichkeit" zu beschäftigen. Entdecken Sie, was die „Mission Mann" im 21. Jahrhundert abseits von Klischees und Rollenspielen bedeuten kann und welcher mutiger Qualitäten es bedarf, um den Herausforderungen im 21. Jahrhundert verantwortlich zu begegnen. Sind Sie bereit, als Mann Ihr volles Potential zu aktivieren, Ihrer wahren Bestimmung zu folgen, mit Ihrer ganzen Kraft, Verletzlichkeit, Liebe und Weisheit? Dann haben Sie mit diesem Buch einen der wohl großartigsten, effektivsten und pragmatischsten Coaching-Ratgeber dieses jungen Jahrhunderts an Ihrer Seite!

WHY SHIT HAPPENS

Warum guten Menschen schlimme Dinge zustoßen

Chuck Spezzano

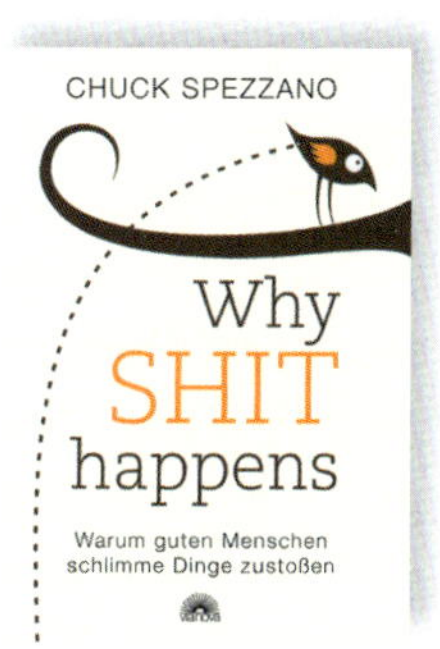

Klappenbroschur, 240 Seiten, ISBN 978-3-86616-450-5

Ganz gleich, was uns im Leben begegnet, welche Hürden sich in unserem persönlichen Entwicklungsprozess, in unseren Beziehungen oder unserem Beruf zeigen, es gibt nur einen Weg, der wirklich heilt, und der heißt: vollständige Selbstverantwortung. Welche Prinzipien und Dynamiken im menschlichen Bewusstsein dabei wirken und wie wir lernen, die Rolle der Selbstverantwortung in seiner ganzen Dimension zu verstehen und unmittelbar anzuwenden, das erfahren wir in diesem neuen Meisterwerk in einzigartiger Klarheit. „Nach 45 Jahren therapeutischer und beratender Tätigkeit fühlte ich mich jetzt erst bereit, dieses Buch zu schreiben", sagt der weltberühmte Weisheitslehrer Chuck Spezzano und gibt uns damit einen Begriff von der fundamentalen Bedeutung des Themas für Bewusstwerdung und Transformation.